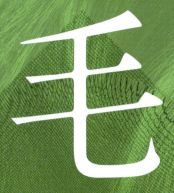

ガイドライン2017を踏まえた治療update

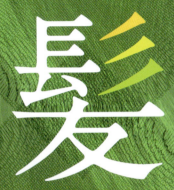

編著 武田 啓 北里大学医学部形成外科・美容外科学

克誠堂出版

執筆者紹介

(五十音順，敬称略)

天羽　康之	北里大学医学部皮膚科
石井　良典	大宮スキンクリニック
出田　立郎	(株)資生堂リサーチセンター再生医療開発室
伊藤　泰介	浜松医科大学皮膚科
乾　　重樹	心斎橋いぬい皮フ科 大阪大学医学部皮膚科学
今川賢一郎	ヨコ美クリニック
植木　理恵	順天堂東京江東高齢者医療センター皮膚科
大山　　学	杏林大学医学部皮膚科学教室
小川　元之	北里大学医学部解剖学
長田　真一	秋田大学医学部皮膚科学・形成外科学講座
岸本　治郎	(株)資生堂リサーチセンター再生医療開発室
倉田荘太郎	別府ガーデンヒルクリニックくらた医院
齊藤　典充	横浜労災病院皮膚科
佐藤　明男	北里大学医学部形成外科・美容外科学
武田　　啓	北里大学医学部形成外科・美容外科学
辻　　　孝	国立研究開発法人理化学研究所多細胞システム形成研究センター (株)オーガンテクノロジーズ
豊島　公栄	北里大学医学部再生医療形成外科学寄付講座 理化学研究所多細胞システム形成研究センター (株)オーガンテクノロジーズ
長井　正寿	AGAルネッサンスクリニック福岡院
柳生　邦良	紀尾井町クリニック
吉竹　俊裕	北里大学医学部形成外科・美容外科学
Young Geun, Ryu	For hair clinic Korea

【謹　告】
■本書に記載の製品名・薬剤名・会社名等は2018年3月現在のものです。
■本書に記載されている治療法に関しては，発行時点における最新の情報に基づき，正確を期するよう，著者ならびに出版社は最善の努力を払っております．しかし，医学的知識は常に変化しています．本書記載の治療法・医薬品・疾患への適応等が，その後の医学研究や医学の進歩により本書発行後に変更され，記載された内容が正確かつ完全でなくなる場合もございます．
　したがって，読者自らが，メーカーが提供する最新製品情報を常に確認することをお勧めします．また，治療にあたっては，機器の取扱いや疾患への適応，診療技術等に関して十分考慮されたうえ，常に細心の注意を払われるようお願い致します．
■治療法・医薬品・疾患への適応等による不測の事故に対して，著者ならびに出版社はいかなる責務も負いかねますので，何卒ご了承下さい．

編集にあたって

　近い将来，多くの分野でAI（人工知能）が人間の代わりをするといわれている。医療の世界でも手術場にロボットが登場した。しかし手術では，細かい仕上げの部分にやはり人の手は欠かせない。科学が進歩するほど，逆に手縫いの重要性は高まる。

　毛髪外科の領域も外科医の手によってさまざまな改良が行われた。単純なようで繊細な手縫いの世界である。ただ，「匠の技」でもあり，これまでこの分野についてのまとまった成書はなかった。そこで本書では，毛髪に関する外科的治療についてできるだけ紙面を割くことにした。「植毛ケースファイル」として具体的な症例も提示しながら，手技や機器の進歩を紹介し，個々の方法の利点や欠点は何か，現時点でいかに成績を上げられるか，そのための工夫やコツはあるか，そのあたりも追求した。

　一方，脱毛症の病態に関する基礎的研究の成果によって治療も大きく変化してきており，2017年末には日本皮膚科学会のガイドラインが改定された。本書では，内科的治療についても最新の情報となるように，新しいガイドラインを踏まえた解説となっている。また，次世代の治療として期待される毛髪再生医療についても踏み込んだ。標準的な治療についての現状を把握し，次なる可能性についても理解を深めることができると思う。最後に，「知っておくべき毛の基礎」として毛髪に関する広範な知識をもう一度整理し，ブラッシュアップした。

　盛りだくさんの内容となったが，1つ1つが欠かせない項目になったと思う。

　3年前に企画された本書は，ガイドラインの改定を待ったため編集の期間が長くなり，執筆者にはかなりのご負担をお掛けした。各項目を担当していただいた諸氏に厚くお礼申し上げる。

　また，克誠堂出版の皆様，特に堀江拓氏には完成に向けて辛抱強く取り組んでいただき，ご尽力いただいた。ここに深く感謝申し上げる。

　本書が毛髪にかかわる方々に少しでもお役に立てれば執筆に携わった全員の幸せである。

2018年3月

北里大学医学部形成外科・美容外科学　武田　啓

編集にあたって	武田　啓	v
毛髪医療「概論」	武田　啓	viii

第Ⅰ章　植毛ケースファイル

case 1	前頭部男性型脱毛症（1）（Norwood-Hamilton クラスⅢ）	今川賢一郎	2
case 2	前頭部男性型脱毛症（2）（Norwood-Hamilton クラスⅢ）	長井　正寿	6
case 3	前頭部男性型脱毛症（3）（Norwood-Hamilton クラスⅢ）	石井　良典	8
case 4	前頭部男性型脱毛症（4）（Norwood-Hamilton クラスⅣ）	石井　良典	10
case 5	前頭部男性型脱毛症（5）（広範囲脱毛例：Norwood-Hamilton クラスⅤa）	石井　良典	12
case 6	前頭部広範囲脱毛（外傷性脱毛）	長井　正寿	16
case 7	前頭部ヘアーラインを損なわない植毛（Norwood-Hamilton クラスⅡa）	佐藤　明男	18
case 8	前頭部外傷後瘢痕に対する植毛	佐藤　明男	20
case 9	躯幹，上肢およびひげへの植毛	今川賢一郎	22

第Ⅱ章　外科的治療

1．植毛術の必要性とインフォームドコンセント	柳生　邦良	28
2．植毛術の4つのプロセスと生着率を上げるコツ	長井　正寿	32
3．生着した毛包の構造と機能	豊島　公栄ほか	47
4．植毛術各論		
①FUT	今川賢一郎	52
②Choi式植毛術（single & bundle hair transplantation）	石井　良典	63
③FUEおよびロボット植毛	長井　正寿ほか	71
④特殊な植毛術（1）─瘢痕への植毛─	柳生　邦良	81
④特殊な植毛術（2）─陰毛，眉毛，ひげ，睫毛─	石井　良典	89
⑤そのほかの方法─皮弁法，ティッシュ・エキスパンダー法など─	吉竹　俊裕	97

第Ⅲ章 内科的治療

1. 「男性型および女性型脱毛症診療ガイドライン 2017」をどう読むか？ ……… 植木 理恵 … 110
2. DHT阻害薬 ……… 佐藤 明男 … 114
3. ミノキシジル ……… 長田 真一 … 121
4. かつら —その適応と効果— ……… 乾 重樹 … 128

第Ⅳ章 再生医療

1. 毛根鞘細胞培養 ……… 岸本 治郎ほか … 136
2. 毛包上皮性・間葉性幹細胞による毛包器官再生 ……… 辻 孝 … 143
3. iPS細胞 —薄毛治療にiPS細胞は必要なのか— ……… 大山 学 … 155

第Ⅴ章 知っておくべき毛の基礎

1. 頭部の解剖 ……… 小川 元之 … 162
2. 毛包の構造と毛周期 ……… 天羽 康之 … 168
3. 代表的な脱毛症について ……… 伊藤 泰介 … 178
4. 頭髪・脱毛の評価法 ……… 佐藤 明男 … 189
5. 男性型脱毛症と分類 ……… 齊藤 典充 … 192
6. 植毛に関する用語の整理 ……… 倉田 荘太郎 … 199
7. 植毛術の歴史 —奥田庄二先生の業績を中心に— ……… 乾 重樹 … 207

- ●索引 ……… 214
- ●編者紹介 ……… 217

毛髪医療「概論」

北里大学医学部形成外科・美容外科学　武田 啓

　毛髪はさまざまな外的刺激から頭部を保護し，感覚器官としても働くなどの生物学的な機能ももつ。しかし，現代人では徐々にこれらの生物学的な役割は薄れており，個人のアイデンティティーを表現する社会的な機能が重要になっている。遺伝的素因や，自己免疫疾患などによる組織の破壊，熱傷や外傷，腫瘍などといったさまざまな要因により毛髪は失われ，脱毛症を引き起こす。見た目の問題としてもQOL（quality of life）に影響を与え，患者の悩みは時に深刻になる。脱毛症に対する治療は，医療者のみならず患者にとっても関心の高い分野となっている。

ガイドライン2017に至るまで

　男性型脱毛症は，思春期以降に始まり徐々に進行する脱毛症である。生理的な現象ではあるが，外見上の印象を大きく左右する。近年，男性型脱毛症の病態解明が進んだことで，有効な外用薬や内服薬が開発され，積極的に使用されるようになった。それでもなお医学的に無効ともいえる育毛療法が存在しており，これらの治療を漫然と続ける例も少なくなかった。

　2010年に日本皮膚科学会から男性型脱毛症に対するガイドラインが発表されたことで，科学的根拠に基づいた適正な情報が提供されるようになり，大きなトピックスとなった。ガイドラインは医療者と患者の双方に標準的治療を提示し，診療の水準を向上させるという役割を果たしてきたが，その後の新しい治療薬や治療手段が登場したことなどより，今回，7年ぶりに改訂が行われた。「男性型および女性型脱毛症診療ガイドライン2017」として2017年12月に公表された。今回の改訂版では，女性の男性型脱毛症に対する概念や未承認の毛髪再生医療についても触れられている。

ガイドライン2017

1. 内科的治療

　内科的治療では，男性型脱毛症においてテストステロンを強力なジヒドロテストステロン（DHT）に変換する5α還元酵素の阻害剤が高い有効性を示し，推奨度も高い。今回のガイドラインでもフィナステリドに加えデュタステリドについて記載されている。これらは広く用いられるようになってきているものの，一方で長期使用例や進行例に対しては効果に限界があることも認識されつつある。ミノキシジルの外用も前回同様有効とされているが，十分とはいえない。

　治療にはLEDなどの照射やアデノシン，かつらの着用などについても追加されたが，再生医療については現時点では行わない方がよいとする慎重な判断が出された。また，今のところ女性のびまん性脱毛症の治療については確立されていないことも明らかになった。これら最新の情報について整理しておきたい。

2. 外科的治療

　一方，これまで毛髪の外科では禿頭皮膚の切除縮小術や植毛術が主に行われてきた。植毛術についてはさまざまな進化が見られるものの，生着の割合，ドナーの採取による侵襲性，ドナーの有限性，適用疾患が限られることなどの課題がある。ガイドラインでは，熟練した医師による自毛植毛術は効果のある方法として推奨度が高くなっている。移植する毛包を含む個々の組織が，より小さ

な単位になったことで瘢痕が少なくなった。そのため，より自然な結果が得られるようになり，男性型脱毛症に対して皮弁法などはほとんど行われなくなっている。一方，瘢痕性の脱毛症など脱毛部位の境界が明らかなものに対しては，皮弁やティッシュ・エキスパンダーは有用な方法である。自毛植毛術は，これまで多くの症例に施行されており臨床上は有効であると考えられるものの，この分野の性質上，エビデンスとなる論文が少ないため，推奨度は男性型脱毛症でBに留まっている。また，女性型脱毛症ではびまん性であることもあり，推奨度はやや低くなっている。さらなるデータの蓄積が必要である。

3. 再生医療

これまで述べてきたような治療法には，いくら成績が向上しても毛包の数そのものを増やすことはできないという決定的な弱点がある。こうした背景から，皮膚の再生医療への期待が高まる。近年，それを十分に期待させる研究成果が出つつある。毛包は細胞生物学の発展により，皮膚の恒常性を保つ幹細胞のプールとしての機能を担っていることが明らかとなった。また，毛包は神経，筋，脂肪や免疫細胞などと連携することが示され，皮膚全体の恒常性維持に不可欠な器官として位置付けられている。皮膚付属器という用語はもはや逆転して，皮膚の中心となる器官となりつつある。

また，毛包は胎児期に毛包原基より発生し完全な機能を獲得した後，持続的に再生を繰り返している。長年にわたってこの特有の現象に着目し，再生させるための技術が研究されてきた。その結果，毛包の発生や毛周期の分子機構の解明が進められ，上皮幹細胞と毛乳頭細胞とを組み合わせれば成熟した毛包を再生させることも可能となっている。さらに毛包誘導能を保ったままこれらの細胞を増やすことができれば，数が増やせないという決定的な弱点を克服し，まだ治療法のない脱毛疾患の解決に向け大きなブレイクスルーとなるはずである。

毛髪医療のこれから

一方，形成外科は，皮弁やマイクロサージャリーなど手術手技の開発において大きく進歩を遂げてきた。その根底にあるものは，愛護的な扱いによる組織移植と，早くきれいに治す創傷治癒の技術と知識である。そして，最終的なゴールはエステティックマインドをもった治療にある。これらの観点から，毛髪医療は形成外科・美容外科的な考え方や技術を必要とし，まだまだ外科的に取り組んでいくべき課題の多い分野であるといえよう。

毛は1つの繊維としても，これまで人類の生活に大きくかかわってきた。毛織物はその吸水性，保湿性，保温性，伸縮性などに優れている。そして，織物は縦糸と横糸がそろうことで完成する。毛髪医療の未来では，内科的・外科的さらには再生医療などの分野がそれぞれに発展し，機織りの縦糸と横糸のように融和して今まで以上に集学的な治療となることが望まれる。また，そうなることこそ，脱毛症の治療に大きく貢献していくことになると確信する。

第Ⅰ章

植毛ケースファイル

case 1
前頭部男性型脱毛症（1）
（Norwood-Hamilton クラスⅢ）

今川賢一郎　ヨコ美クリニック

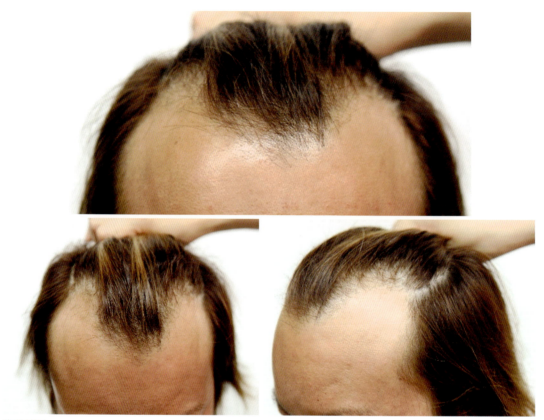

術前所見

── 患者
36歳，男性。剃りをなくし，ヘアーラインを少し下げてほしいという主訴で来院した。

── 手術計画
ヘアーライン正中部は現状のまま眉間から7cmに設定すると，移植部位の面積は約50cm^{2}であった。患者はFUTを選択したため，30〜35株/cm^{2}の植え付けで，初回の施術に必要な株数は1,500〜1,750株と説明した。

── 施行内容
後頭部の採毛部の毛髪の太さはやや細め，毛髪密度は60〜72FU/cm^2，Mayerによる伸展度係数は26％であった。

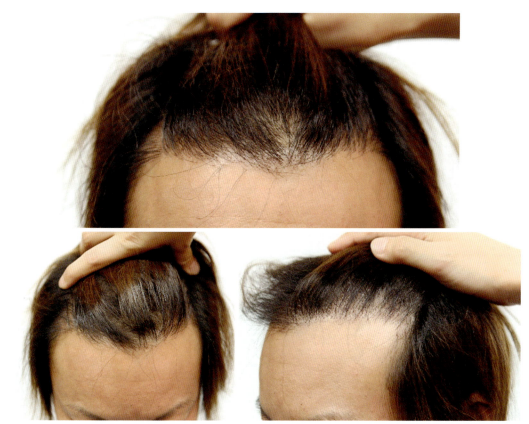

1回目の術後1年の所見

　採毛部のデザインは19×1.2cm（21.5cm^2）とし，採取時にはミダゾラム6mg静注と，0.5%リドカインとテュメセント溶液の併用で局所麻酔を行い，採取後には4-0 PDSによる皮内縫合と4-0バイクリルラピッドによる皮膚縫合を行った。4人のスタッフで株分けを行った後，移植部位にはミダゾラム5mg静注，ヘアーライン前列に1%リドカイン，その他の部位には0.5%リドカインとテュメセント溶液を併用して局所麻酔を行った。

　植え付け過程は，1本毛は21ゲージ，2本毛および3本毛は19ゲージの注射針でスリットを作成して，株の挿入にはJeweler鑷子を用いた。施術時間は5時間5分，株の内訳は1本毛270株，2本毛1,124株，3本毛331株で，合計1,725株3,511本であった。

── 術後の創部管理

　特記すべき点はなく，経過は順調であったが，もう少し濃く，また剃り込みを数mm下げたいとの強い希望があり，施術から1年後に2回目の施術を行った。2回目は1本毛139株，2本毛1,232株，3本毛459株，合計1,830株3,980本を植え付けた。1回目と2回目の合計は3,555株7,491本であった。

第Ⅰ章 植毛ケースファイル

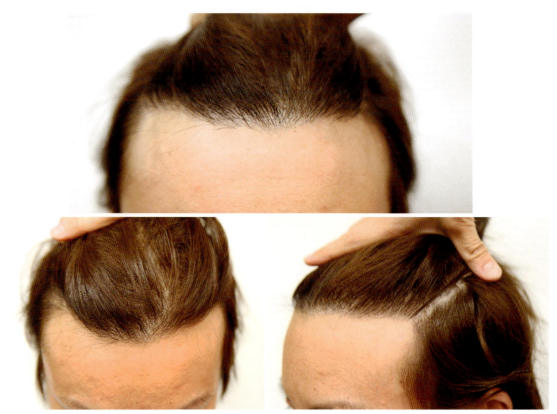

2回目の術後1年6カ月の所見

ふり返って

　植毛術では，ヘアーラインへの植毛を希望する症例が最も多い。ヘアーラインの形成は最も重要な要素であり，また医師の技量が顕著に現れる部位である。植毛術の目標は「自然さ」と「十分な濃さの達成」の2つだが，ヘアーラインはほかの場所と比較して特に自然さが求められる。デザインでは，①適切な高さのヘアーラインを設定すること，②直線を避け適度な不規則さを作ること，③通常前頭部と側頭部の交叉する角度を90°以下にして小児型のヘアーラインにしないこと，がポイントである。生え際の最前列には1本毛を，奥はより大きな株を配置してしだいに濃くなるtransition zoneを再現したり，frontal forelockと呼ばれる部位を最も濃く見えるようにするなど，いわゆるミクロの自然さも必要である。

　一方，「濃さの達成」については，日本人の多くは黒髪で直毛であるために地肌が透けて見えやすく，白人に比べボリュームアップ効果が得られにくいというハンデがある。そのため，複数回の施術の必要が多かったが，最近は高密度の植え付けによって，1回の施術で満足が得られる症例も多くなった。

　ヘアーラインの形成では以上のような技術的な側面以外に，術者のアーティスティックな感性も必要である。日本人の顔貌は白人と比較して彫りが浅く平面的で，頭骨も短頭という特徴を有しており，ヘアーラインは白人のベル型よりフラットに，またその高さも低く設定する方が患者から受け入れられやすい。人種的な特徴をよく理解してデザインする必要がある。

case 1 前頭部男性型脱毛症（1）

case 2

前頭部男性型脱毛症（2）
（Norwood-Hamilton クラスⅢ）

長井正寿　AGA ルネッサンスクリニック福岡院

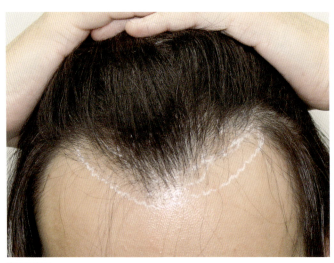

術前所見

── 患者

38歳，男性。28歳時（10年前）より，生え際の薄毛に気がついたが特に治療などは受けずにいたところ，その後頭頂部まで進行してきた。

視診，触診，画像診断，マイクロスコープ所見から男性型脱毛症（Norwood-Hamilton クラスⅢ）の診断となった。

── 手術計画

両眉毛上縁を結んだラインから生え際正中までの高さを 7cm とし，既存のヘアーラインから 0.5cm 下げた点を起点に，左右の M 字ラインを残したまま適度にヘアーラインを下げた。移植部面積は 31cm^2 となり，移植部頭皮の状態が良かったため，移植グラフト数は 40FU/cm^2 の高い密度で計算して，1,260 グラフトとなった。マイクロスコープでグラフト採取部位は成長期毛の割合が多く，密度も 66FU/cm^2 と十分であったため，FUE（毛包単位くり抜き採取）による植毛術を選択した。

── 施行内容

FUE 法にて 1,260 グラフトを採取した。採取時間は 2 時間 20 分，株分け時間は 3 時間でスタッフは 4 人で行い，移植時間は 3 時間であった。

麻酔法は，すべて 1％キシロカイン＋Ｅと 0.25％マーカインにて局所麻酔と，移植部位は上眼窩神経ブロック，採取部は後頭神経ブロック下で行った。

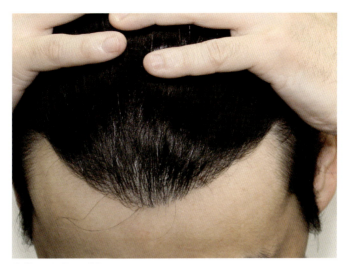

術後9カ月の所見

━━ 術後の創部管理

　採取部は術直後から止血しており，特に何も付けずに自然治癒した．移植部は術後3日間，痂疲予防のために適宜湿った綿棒などで塗布を施行した．

　施術7日前から術後瘢痕形成防止の目的でトラニラストを3T3×で服用を開始して，1カ月で終了した．

第Ⅰ章 植毛ケースファイル

case 3

前頭部男性型脱毛症（3）
（Norwood-Hamilton クラスⅢ）

石井良典 大宮スキンクリニック

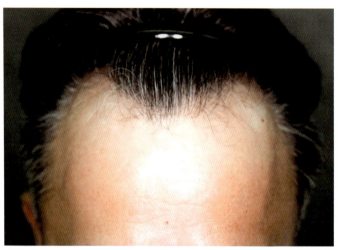

術前所見

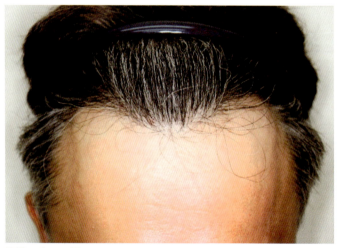

術後 1 年の所見

━━ 患者

49歳，男性。病歴はなく，前治療もしていない。

━━ 手術計画

予定移植本数は1,000本とした。術式はChoi式植毛術で，採取部は後頭部とし，1回の植毛を予定した。

施行内容

ドナー採取時間は40分で，株分け時間は1時間，スタッフは4人，移植時間は1時間半で，局所麻酔下に行った。

麻酔法は，採毛部歯科用含エピネフリン2％キシロカイン®を31G針にて毛根より浅い部分に注入し，脂肪織内に含エピネフリン0.1％キシロカイン®をテュメセント法にて注入した。植毛部は含エピネフリン2％キシロカイン®を31G針にて注入している。眼窩上神経，滑車上神経へのブロック麻酔を併用した。

術後の創部管理

被覆はせず，採取部位は術後2日よりシャンプーの使用を許可した。移植部は術後2日より微温湯で軽く流す程度で，10日目より通常通りの洗髪を許可した。抜糸は術後14日で施行した。

後療法としては，フィナステリド内服を行った。

> **ふり返って**
>
> 一見するとM型の男性型脱毛症のように見えるが，実際には中央部も軟毛化を起こしている。このような場合，患者はM型の部分への植毛を希望することが大半であるが，希望通りにM型の部分のみに植毛を行うと良い結果を得ることが難しい。むしろ中央部に植毛を行い，M型の部分への植毛を控えめに行うことによって，より自然な結果が得られる。男性の場合，M型の部分の毛量が中央部より多いことはまれである。前頭部に毛のボリュームが出ているため，髪留めが浮かび上がっている。
>
> この前頭部中央の毛量を増やすという考え方が，frontal forelock[1] である。

引用文献 1）Beehner ML: The frontal forelock. Hair Transplant Forum international 5: 1-5, 1995

case 4

前頭部男性型脱毛症（4）
（Norwood-Hamilton クラスⅣ）

石井良典　大宮スキンクリニック

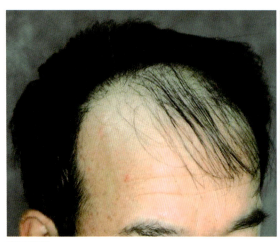
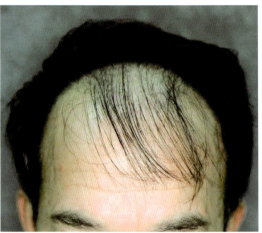

術前所見

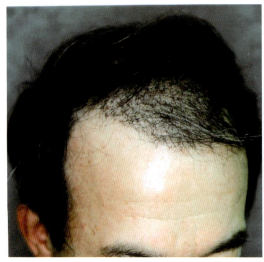
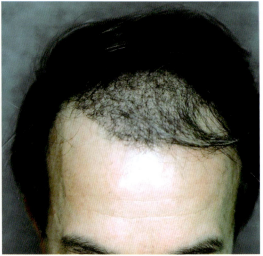

術後6カ月の所見

━患者

54歳，男性。病歴はなく，前治療もしていない。

━手術計画

予定移植本数は2,000本とした。術式はChoi式植毛術で，採取部は後頭部とし，1回の植毛を予定した。

case 4 前頭部男性型脱毛症（4）

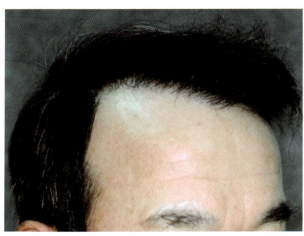
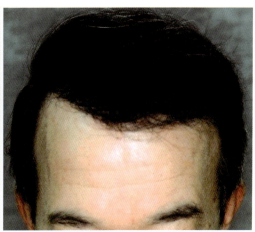

術後 1 年の所見

━ 施行内容

　ドナー採取時間は 40 分で，株分け時間は 2 時間，スタッフは 4 人，移植時間は 2 時間半で，局所麻酔下に行った。
　麻酔法は，採取部歯科用含エピネフリン 2% キシロカイン® を 31G 針にて毛根より浅い部分に注入し，脂肪織内に含エピネフリン 0.1% キシロカイン® をテュメセント法にて注入した。植毛部は含エピネフリン 2% キシロカイン® を 31G 針にて注入した。眼窩上神経，滑車上神経へのブロック麻酔法を併用した。

━ 術後の創部管理

　被覆はせず，採取部位は術後 2 日よりシャンプーの使用を許可した。移植部は術後 2 日目より微温湯で軽く流す程度で，10 日より通常通りの洗髪を許可した。抜糸は術後 14 日で施行した。
　後療法としては，フィナステリド内服を行った。

ふり返って

　前頭部の脱毛を主訴として来院した症例である。このような症例の場合，しばしば患者は脱毛部全体の植毛を希望する。しかし，前頭部全体の植毛を行うと，移植数が多くなり，一度の手術で移植できる総数に限界があるため，十分な密度や毛量を得ることが難しい。年齢的なことも考慮して M 字部分の植毛を行わず，中央部のみの手術を行うことで，少ない移植数で高い効果を得るようにデザインを行っている。採取部が有限であることや加齢による将来の変化を考慮したうえでも有用である。
　また，実際のヘアーラインは単純な直線ではなく，いくつかのピークをもった複雑な曲線である。しかし，患者にこのことを説明しても患者はピークとピークの間を大きな欠損と考え，自然ではあるが複雑なヘアーラインを好まない傾向がある。さらに，小さなピークを多数連続して作る方法では単純な直線とほとんど変わることがないので，あまり有効な方法とはいえない。
　患者が単純なヘアーラインを希望した場合には，ヘアーライン付近の毛髪の密度を部分的に変化させることで自然な結果を得るという方法がある。具体的には，通常ヘアーラインから数えて 5〜10 列までは single hair を植えるか，部分的にヘアーラインから数えて 1，2 列 single hair を植え，すぐに bundle hair[1] を植えることによって，その部分の毛の密度を上げ，ヘアーラインの印象を自然に見せる。M 字部分に植毛を行わなくとも，年齢や術前のイメージを考慮すると自然な結果を得ている。

引用文献 1) Choi YC: Single hair transplantation using the Choi hair transplantation. J Dermatol Surg Oncol 18: 945–948, 1992

case 5
前頭部男性型脱毛症（5）
（広範囲脱毛例：Norwood-Hamilton クラス Va）

石井良典　大宮スキンクリニック

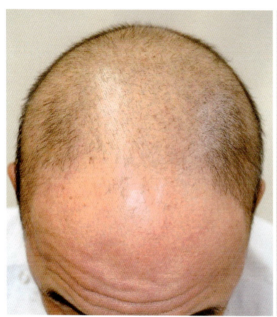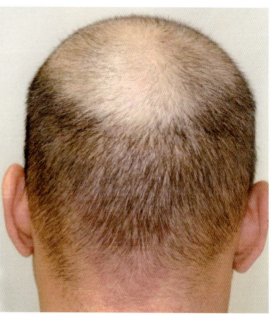

術前所見

― 患者

44歳，男性。病歴はなく，前治療もしていない。

― 手術計画

予定移植本数は2,000本とした。術式はChoi式植毛術で，採取部は後頭部とし，1回の植毛を予定した。

― 施行内容

ドナー採取時間は40分で，株分け時間は2時間，スタッフは4人，移植時間は2時間半で，局所麻酔下に行った。

麻酔法は，採毛部歯科用含エピネフリン2%キシロカイン®を31G針にて毛根より浅い部分に注入し，脂肪織内に含エピネフリン0.1%キシロカイン®をテュメセント法にて注入する。植毛部は含エピネフリン2%キシロカイン®を31G針にて注入している。眼窩上神経および滑車上神経へのブロック麻酔を併用する。

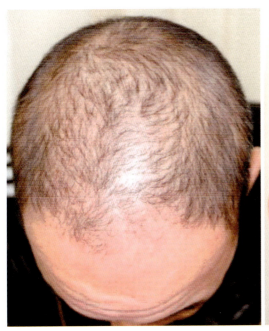
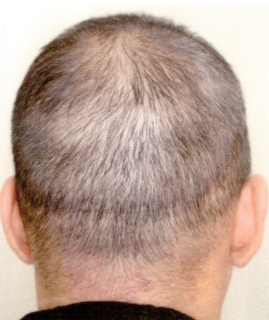

術後6カ月の所見

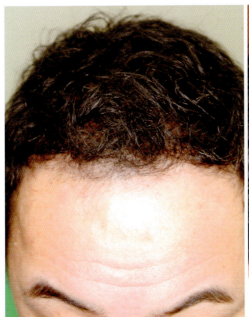
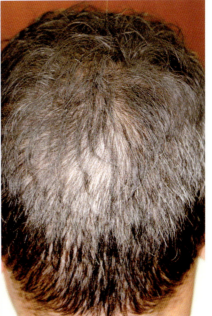

術後4年の所見

── 術後の創部管理

　被覆はせず，採取部位は術後2日よりシャンプーの使用を許可した。移植部は術後2日より微温湯で軽く流す程度で，術後10日より通常通りの洗髪を許可した。抜糸は術後14日で施行した。

　後療法としては，フィナステリド内服を行った。

ふり返って

本症例では，前頭部から頭頂部さらには後頭部まで広範な脱毛を来たしている。このような場合，採取部が有限であることや1度の手術で移植できる移植数に限界があること，また毛渦の中心より後頭部にかけては毛流が下方に向くため，十分な毛量を得ることが難しいことを考慮し，前頭部を中心に植毛術を行い，そのほかの部分についてはフィナステリド内服による治療を行った[1]。

いずれの部位も良好な結果を得ている。また，術後4年の経過も良好である。

引用文献 1）佐藤明男：男性型脱毛症．毛髪疾患の最新治療，平山峻編，pp70-76，金原出版，東京，2005

case 5 前頭部男性型脱毛症（5）

前頭部広範囲脱毛
（外傷性脱毛）

case 6

長井正寿　AGA ルネッサンスクリニック福岡院

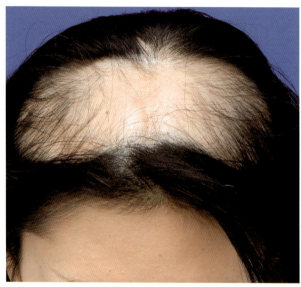

初診時所見

― 患者

38歳，女性。10歳時にアストロサイトーマを開頭術にて除去後，放射線療法に加えて抗癌剤治療を受けた。

初診時に外傷性，放射線性，瘢痕性脱毛症を認めた。

― 手術計画

移植予定部の状態から，最初はテスト植毛を行う予定とした。一般的には30グラフト程度だが，移植部の面積が約120cm^2 とかなり大きいため152グラフト施行予定とし，結果が良ければ本手術を2～3回に分けて行い，最終の移植株密度を30FU/cm^2 以上とすることをゴールとした。

― 施行内容

すべて strip harvesting 法で行い，採取部位は後頭部とした。

❶初回の施術

1回目のテスト植毛では152グラフトで行い，1本毛47グラフト，2本毛97グラフト，3本毛8グラフトで計265本であった。採取時間は40分で，株分けスタッフは1人で施術時間は約30分，移植スタッフは2人で移植時間は40分で行った。

瘢痕部位では，線維化と菲薄化が見られた。

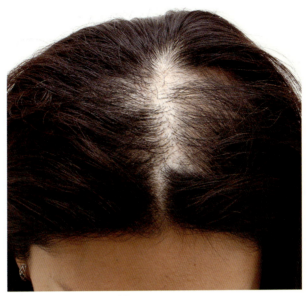

3回目施術後1年の所見

❷ 2回目の施術

1,374グラフトで行い，採取時間は1時間，株分け時間は3時間で，スタッフは3人で行い，移植時間は3時間半であった。

❸ 3回目の施術

1,249グラフトで行い，採取時間は1時間，株分け時間は3時間で，スタッフは3人で行い，移植時間は3時間であった。

― 麻酔方法

すべて1％キシロカイン® ＋ E と0.25％マーカイン®にて局所麻酔を行い，移植部位は上眼窩神経ブロック，採取部は後頭神経ブロック下で行った。

― 術後の創部管理

採取部は術直後から特に何も付けずに自然治癒させ，14日後に抜糸を施行した。移植部は術後3日間，痂皮予防のために適宜湿った綿棒などで患者自身が清拭した。

施術14日前からトラニラスト服用を開始して，3カ月処方を続けた。

ふり返って

脱毛部位に関して，全体的に白色で特に前頭縫合に一致するように瘢痕皮膚の菲薄化が見られ，頭皮の運動も乏しかったため，移植毛が生着するか否か，テスト移植を行った。

面積に合わせて152グラフト移植を行ったが，6カ月後98％の生着率であったため，正式な植毛を2回に分けて行った。皮毛角および毛流を正確に合わせて移植を行ったため，非常に自然に仕上がった。今後，最後の植毛手術を予定している。

case 7
前頭部ヘアーラインを損なわない植毛
（Norwood-Hamilton クラスⅡa）

佐藤明男　北里大学医学部形成外科・美容外科学

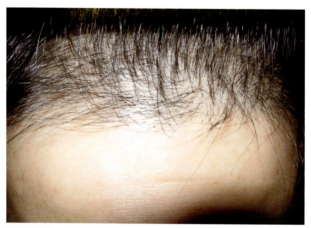
術前所見

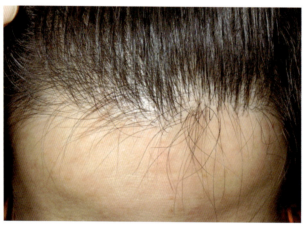
術後3年の所見

― 患者

　32歳，男性，罹病期間7年。脱毛を主訴に来院した。初診時AGAの診断にてフィナステリド1mg錠を投与した。その後，フィナステリドの効果が低いとの訴えがあり，内服開始1年後に前頭部に対して自家植毛術を予定した。

― デザイン

　前頭部のヘアーラインにある固有の毛髪より後方に，前方部は1本毛，後方に向け2〜3本毛と，グラデーションを付けるようにデザインした。

── 手術計画

採皮部（ドナー）は大後頭結節より下方になるように，短径11mm 長径120mm の紡錘形のデザインで頭皮皮膚全層（毛乳頭直下まで）を切除した．創は，3-0 PDSⅡにて皮下縫合を4〜5カ所行い，表皮は3-0 黒ナイロン糸にて縫合した．

株分けでは，採取した毛包が太く肉眼で確認可能なことより，実体顕微鏡を用いずに株分けを施行した．

植毛では，採取し株分けして得た681 毛包をChoi 式植毛針を用いてオリジナルの皮毛角に平行に移植した．

麻酔法は，ドナー部では，切開線皮下に30G，2.5ml のディスポ注射器で切開線1cm あたり約1ml の1% キシロカイン®+E を注射し局所麻酔効果を得た．さらに，毛球部直下の脂肪組織を拡張させ，良好で安全な剥離層を得るためTumescent 法にて，切除部皮下に，22G カテラン針，10ml のディスポ注射器で生食8倍希釈の1% キシロカイン®+E を適量注射した．移植部では，滑車上神経および眼窩上神経ブロックを行う．27G，5ml ディスポ注射器，マーカイン®3ml+1% キシロカイン®+E 2ml を片側に2〜2.5ml 注射した．数分おいて，ブロックの効果が出現してから，止血効果と局所麻酔効果を得を得る目的で，27G，2.5ml ディスポ注射器にて1% キシロカイン®+E を真皮下層に10cm^2 あたり約2.5ml 注射する．

── 術後の創部管理

術直後，移植部・ドナー部ともにガーゼ保護して包帯固定を行った．術後1日でガーゼを除去し，術後3日から弱めのシャワーで流すことを許可した．術後4日以降，シャンプーも可能とし，7日目に抜糸を行った．

ふり返って

前頭部のヘアーラインにはオリジナルの毛髪が残存しているので，それより鼻側に植毛をしないようにデザインした．移植後3年で，自然な生え際と後方に向かう頭髪のボリュームが確認できる．

case 8
前頭部外傷後瘢痕に対する植毛

佐藤明男　北里大学医学部形成外科・美容外科学

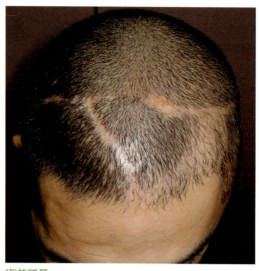

術前所見

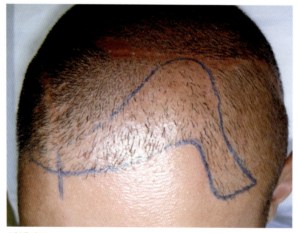

デザイン

患者

29歳，男性。27歳時に交通事故にて頭部外傷を受傷した。他院にてティッシュ・エキスパンダーによる外傷性瘢痕修正術を行うも，左角額部より前頭部に頭髪密度の低下した部位があり，自家植毛術を希望して紹介され受診した。まず，瘢痕の減量目的で外傷性瘢痕修正術を行った。1年後，左角額部より前額部の頭髪密度が低下した部位に対して自家植毛術を予定した。ドナーは，後頭部瘢痕周囲より瘢痕と一塊に切除した正常皮膚を用いた。

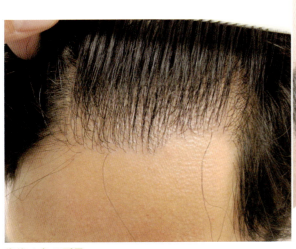
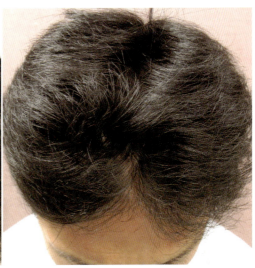

術後1年の所見

― 手術計画

左角額部より前頭部に頭髪密度の低下した部位の毛密度を上げるように，1cm²あたり25毛包移植するようにデザインした。

― 手術計画

ドナーは，大後頭結節を斜めに横切るように瘢痕があったので，この瘢痕を含めるように頭皮皮膚全層（毛乳頭直下まで）を切除した。創は，3-0 PDS Ⅱにて皮下縫合を4〜5カ所行い，表皮は3-0黒ナイロン糸にて縫合した。

株分けでは，採取した毛包が太く肉眼で確認可能なことより，実体顕微鏡を用いずに拡大鏡で株分けを施行した。

植毛では，株分けして得た405毛包をChoi式植毛針を用いてオリジナルの皮毛角に平行に移植した。麻酔はcase 7と同様の方法にて行った。

― 術後の創部管理

術直後，移植部，ドナー部ともにガーゼ保護して包帯固定を行った。術後1日でガーゼを除去し，術後3日から弱めのシャワーで流すことを許可した。術後4日以降，シャンプーも可能とし，7日目に抜糸を行った。

ふり返って

初診時の所見では，左角額部より前頭部にかけて頭髪密度が右側と比較して低下していた。植毛術後1年の所見では十分な密度が得られており，自然な頭髪のボリュームが得られた。

case 9

躯幹，上肢およびひげへの植毛

今川賢一郎 ヨコ美クリニック

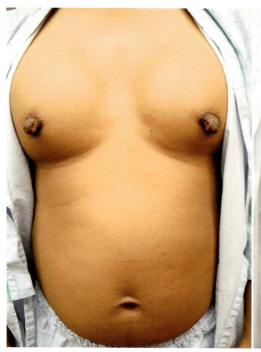
術前所見

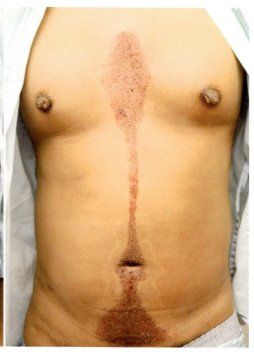
1回目の術直後の所見（植え付けのデザインは患者の希望）

── 患者

48歳，男性。胸毛，ひげおよび全身の体毛を濃くしてほしいという主訴で来院した。

── 手術計画

初回は胸毛と恥毛など躯幹への施術を行い，胸毛の中心部をなるべく濃く，可能な限り多く移植をしてほしいこと，以後の施術で1回目の範囲の周辺にグラデーションを作り，植え付けより自然に見せ，また，ひげやそのほかの場所にも植え付けてほしいという希望であった。多数の株を必要とし，また費用も高額になるためFUTを選択すべきだと助言し，患者もそれに同意した。

── 施術内容

❶ 初回の施術

後頭部の採毛部の毛髪の太さは中程度，毛髪密度は62〜68FU/cm^{2}とそれほど大きくはないが，Mayerの伸展度係数は30%と良好であった。採毛部のデザインは29×1.5cm（42cm^2）とし，麻酔方法はミダゾラム6mg後0.5%リドカインとテュメセント溶液を使用した。採取部頭皮切除後は4-0バイク

case 9 躯幹，上肢およびひげへの植毛

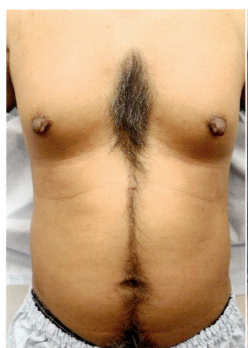
2回目の術前所見（1回目の術後9カ月）

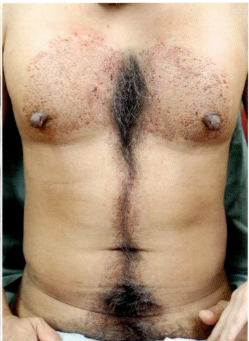
2回目の術直後の所見

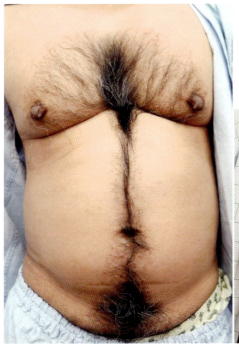
3回目の術前所見（2回目の術後7カ月）

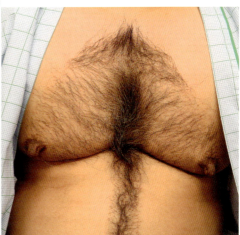
3回目の術後2年の所見（躯幹）

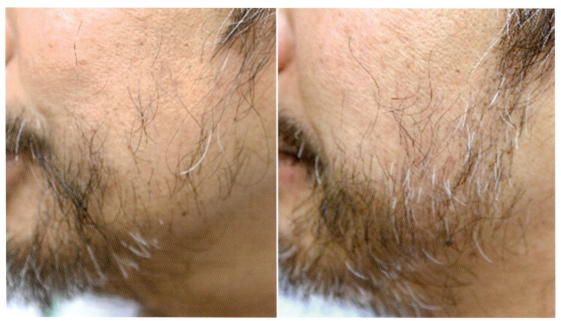

2 回目の術前所見（ひげ）　　　　　　　　2 回目の術後 1 年 2 カ月の所見（ひげ）
両側で 1,047 株，1,094 本移植した。

リルラピッドによる皮膚縫合と 3-0 ナイロン糸による支持縫合を行い，採取頭皮は 5 人のスタッフで株分けしたが，この際にほとんどの株を 1 本毛にするように指示した。

移植部位の麻酔には，0.5％リドカインでリングブロックと 0.3％リドカインを併用し，テュメセント溶液は使用しなかった。植え付け過程では 1 本毛は 21 ゲージを，2 本毛は 19 ゲージでスリットを作成し，株の挿入には Jeweler 鑷子を用いた。施術時間は 10 時間 25 分，株の内訳は 1 本毛 2,467 株，2 本毛 1,504 株で，合計 3,971 株 5,475 本であった。

術後はしばらくして移植部に毛囊炎のような炎症症状が出現したが，埋入毛を抜去する処置を行い改善した。

❷ 2 回目の施術

初回から術後 9 カ月で，線状瘢痕の下縁から 31 × 1.5cm の採取部頭皮を採取し，初回同様の手順の施術を行い，躯幹と頬ひげへの移植を行った。内訳は 1 本毛 3,387 株，2 本毛 670 株で，合計 4,057 株 4,727 本であった。

❸ 3 回目の施術

2 回目から術後 7 カ月で前回までの範囲の密度アップを行ったが，今回は両腕および手背側の指節間にも少数の株を移植してほしいという趣旨の依頼を受け，経験のない事例でもあり，発毛は約束できない旨を説明し同意を得た。

採毛部のデザインは線状瘢痕の上縁から 30 × 1.2cm として，前回施術した範囲および両腕と指節間に移植を行った。内訳は 1 本毛 2,284 株，2 本毛 307 株で，合計 2,591 株 2,898 本であった。

術後の経過は良好であった。

計 3 回の施術の内訳は 10,619 株 13,100 本であった。

case 9 躯幹，上肢およびひげへの植毛

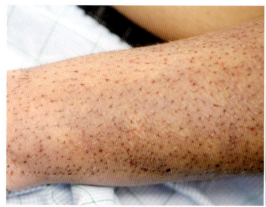
3回目の術直後の所見（両腕）

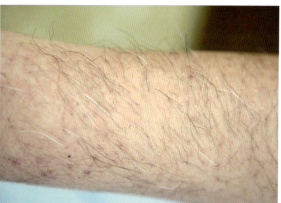
3回目の術後7カ月の所見（両腕）

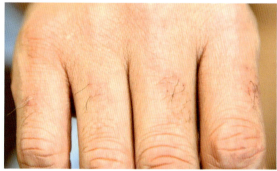
3回目の術後7カ月の所見（指節間）

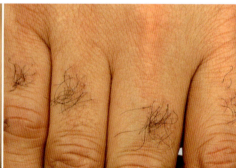
3回目の術後2年所見（指節間）

ふり返って

「全身を毛深くしたい」という，非常にまれな主訴の患者の植毛を経験した．頭髪をほかの部位に移植しても違和感はなく，自然さの点ではそれほど問題はないこと，躯幹とひげでは発毛率は良好であったが，腕と指節間では劣ること，適切にスリットを作成したつもりでも，株が深く挿入されすぎると埋入毛となって炎症反応を惹起することなどを，この症例から学んだ．

植毛術は頭部がほとんどを占めるが，そのほかの部位に対する症例も増加傾向にあり，2015年の国際毛髪外科学会会員のアンケートによると，眉毛5.5％，ひげ3.7％，睫毛0.6％，胸毛0.2％，恥毛0.2％とのことであった．特に最近は，ハリウッドの俳優などの影響でひげを生やすことがクールというイメージが定着し，世界的にひげ植毛が増加している．一方，わが国では眉毛と恥毛以外の報告は皆無である．頭部とほかの部位の毛包は形態や毛周期などの点で差異があり，それらの特徴を理解して施術を行う必要がある．

第Ⅱ章

外科的治療

第Ⅱ章 外科的治療

1 植毛術の必要性とインフォームドコンセント

紀尾井町クリニック　柳生 邦良

はじめに

インフォームドコンセントは,「告知に基づく同意」と訳される。同意書や承諾書ともいわれ,手術や検査・治療に際して,医師から医学的事実と必要性やその危険性などを説明されたうえで,患者が与える同意の書類のことを指す[1)2)]。以前は習慣的に和製ドイツ語の「ムンテラ」と表現されていた。これは「ムント（口）」と「テラピー（治療）」の合成語であるが,それに比べるとインフォームドコンセントは,正しい言葉の意味と内容が表現されていると思われる。植毛手術に限らず,あらゆる医療行為を行う際は,その治療内容に関して,後に説明内容や同意事項が確認できるように内容を文書で残す必要があり,その書類の形式や記載内容は重要である。

I 内　容

手術や検査・治療の前に,その内容と随伴する合併症の可能性を患者とその家族に説明するのは医師の義務である。そして説明内容と同意事項を確認して,治療を受けることに同意した旨を文書に記載して記録に残す必要がある。

医療に関して専門的な教育や知識のない患者とその家族は,医師が説明した内容をもとに判断するしかない。しかし,基礎知識なしで専門的な内容を正しく理解できる患者は少ないであろう。このため,医師はできるだけわかりやすい表現で説明して,患者の理解を得るよう努力する必要がある。かといって,あらゆる可能性をすべて説明しても,初めて聞く内容を長時間話されると,約1/10程度の内容しか聞き手の記憶に残らない,しかも断片的な記憶になるというデータもある。そこで,説明内容を文書化して残すことが,お互いに重要な意味をもつことになる。

インフォームドコンセントの内容に関しては,診断名,病気の内容,検査・治療の内容,手術の具体的な方法,起こり得る合併症の可能性とその確率,対処方法,予想される結果,将来追加の植毛手術が必要になる可能性,医師が細心の注意を払って治療を行っても絶対の保証はないことなどを文章で記載しておくことが有用である。

II 法的意味

インフォームドコンセントに事前に同意の署名を得ていても,もし治療中に事故が起これば,医師が責任を免除されることはなく,その責任を問われることに変わりはない。インフォームドコンセントには,事故が起こっても責任を問われないという法的な効力はないのである。「医師が事前にすべて説明したので,もし合併症が起きても,それを承知で選択した患者の責任であり,医師には責任はない」と主張しても,法的にはそのような免責の効力はない。インフォームドコンセントは,治療前に十分に内容を説明し,患者の理解を得たという事実の確認にすぎない。実際には,患者の知性や言語能力,感情の安定性などによって説明内容の理解度は変わる。どんなに完全な情報を提供しても相手が理解できない場合は,インフォームドコンセントの意味はなくなる。

また,インフォームドコンセントは起こり得るすべての合併症のリストを列挙するだけでは意味がない。すべての可能性を列挙して,それらの長所や短所を専門用語で書くのではなく,医師が自分の言葉で自分の意見を述べる方がよい。一般的

なガイドラインを書くのもよい。あるいは，医師がなぜその治療法を推薦するのか，その理由を書いてもよいだろう。

Ⅲ 認識のずれ

　手術前に医師のアドバイスに従おうとしない患者がいた場合は，話が複雑になる。医師が患者を強く説得した結果，患者が心の中で本当に求めていた内容ではない，より保守的な内容で手術を受けたとする。植毛手術の結果，患者は例えば生え際が濃くなったことを認めても，本来の希望する形の生え際にならなかったことで，結果に対して不満をもち，再度，生え際の修正治療を要求するかもしれない。患者が間違った認識で誤ったデザインの生え際の植毛を希望した場合，医師は事前に十分説明して患者の誤解を解く努力をする。それでも患者が自分の希望を変えずに，その希望通りの植毛手術を望んだ場合，手術を行う医師の選択は困難なものになる。患者の誤った希望通りに手術しないことが正しい選択だと医師が思っても，それが常に正しい答えになるとは限らない。若い患者は当面のことしか考える余裕がないので，自分の希望通りでない植毛手術の結果には満足しないだろう。つまり，個人個人によって目的や価値観が違う，ということの認識が必要である。

　医師はいつも，患者にとって最善の目的を達成できる手術を行う努力をしなければならないが，時にそれは困難な状況になる場合もある。たとえ医師が正しいと信じて，少し高い位置で生え際を設定したり，深いM字の剃り込みを作っても，それは患者にとっては良い選択ではないのかもしれない。しかし，誤ったデザインとわかっていながら患者の希望通りに手術することは，医師の良心に反することになる。

Ⅳ 手術内容

　植毛医は，手術のすべての作業を自ら行うのではなく，手術のある部分は看護師などほかの者が行うことを，患者にあらかじめ説明しておくべきである。患者には，さまざまな面で手術を介助したり代行したりする看護師の能力や訓練度を説明しておくことも重要である。自分が植毛手術を受ける時は，ベテランの看護師を指名したいと希望する患者は多い。

　植毛手術の間，さまざまな局面でスタッフが関与することを事前に患者に説明しておくと，術中や術後の患者の不安を取り除くことができる。そうしないと，植毛手術のすべてを医師が行うと誤って信じている患者がいるかもしれない。1つの解決方法としては，看護師が手術中の手技の一部を行うことを，インフォームドコンセントの一部に記載して，書面で同意を得ておくことも有効であろう。

Ⅴ 法的なトラブル

　手術治療に合併症はつきものであり，さまざまな訴訟の可能性が潜んでいるので，インフォームドコンセントの言葉使いには最大限の配慮と注意を払うべきである。術前に妥当な同意書（承諾書）が得られていなければ，執刀医は手術を始めるべきではない。

　たとえ実際の手術が成功して手術結果に問題がなくても，インフォームドコンセントを与えられなかった患者は，「潜在的な危険性があると事前に知らされていれば手術を受けなかった」と主張するかもしれない。それに類した理不尽な患者の要求はしばしば経験する。最初から金銭を目的に言いがかりをつけてくる患者もいれば，精神的な問題があって医療者に不満を押し付ける患者もいる。

　植毛手術は一般的に安全な手術であり，合併症は何も起こらない場合が多いが，インフォームドコンセントの書類には，起こり得る合併症の予想や死亡を含めて，重篤な合併症の可能性もあり得ることなども列記しておく方がよいかもしれない。

　患者は，これらすべてについて事前に十分に質問する機会を与えられ，インフォームドコンセントに書かれた内容を理解し，自発的に同意書に署

名するようでなければならない。もちろんそれは手術直前ではなく，また当然，術前に鎮静剤や鎮痛剤を投与される前でなければならない。

重要な内容を説明した後は，判断に十分な時間を与える必要がある。また，患者がその説明を受け，内容を理解したかどうか尋ねるとよい。原則的に，医師自身が患者に直接説明して同意を得るべきである。

すべての手術が計画通りに，望んだ通りの結果になり，予想以上に良くできるとは限らない。逆に，想定通りの結果にならなかったりすることがある。想定以下の結果に終わった患者は，結果に不満を抱き，怒りを覚え，ついには訴訟を起こすかもしれない。すべての患者が同じように反応するとは限らないが，植毛治療を提供する医師は，予定以下の結果しか得られない可能性も事前に伝えて文書に残しておく方が賢明であろう。「もしも移植毛が生えなかった場合の補償はあるのか？」と術前に質問する患者は割と多い。

VI 植毛手術の結果

植毛手術は，自分の髪が長く伸びて初めて結果を実感できるので，実際に結果を確認できるのは術後1年〜1年6カ月後になる。髪はゆっくり伸びるので，周囲の者も患者自身もその変化に気づきにくい。不自然な仕上がりであれば，移植毛が生えたことには誰でも気がつくが，自然な仕上がりであればあるほど，移植毛が生えたことを自覚しにくいものである。その結果，植毛手術後の変化を実感できないといったクレームを受けることになりやすい。

多くの患者は，結果に対する不安から相談してくるので，同情心をもちつつ，自信をつけさせるよう丁寧な説明を行う。多くの患者は手術前の状態を忘れているので，術前の写真を記録しておいて仕上がりの写真と比較することは，変化を認識させるために大変有益である。このため，術前の患者の画像を記録して残しておくことは重要である。

VII 守秘義務

植毛手術を受けた後，新しい外見への期待で気分が浮き立っていても，患者が自分から周囲に植毛手術を受けたことを話すことはまれである。1年後に期待した以上の結果が得られて喜んでいる場合でも，植毛手術を受けたことは友人や家族にも秘密にしておきたいと願う患者は多い。妻にも内緒で植毛手術を受ける患者も意外と多い。いずればれるだろうと思うが，いつ告白するかは本人の判断である。まして医療従事者には，患者の秘密を守る絶対的な義務がある。医学的に，あるいは法的に強制されない限り，治療内容のプライバシーを守らなければならない。

また，治療や手術の内容を第三者の前で議論することは避けなければならない。有名人の手術を行ったことを周囲に自慢したい誘惑にかられても，本人の承諾なく外部に情報をもらすことは非倫理的行為であり，そのことを裁判で訴えられた場合，医師は訴訟に負けることを覚悟しなければならない。

VIII 訴　訟

最後に，不幸なことであるが，医療担当者を相手に訴訟を起こす患者がまれにいる。訴訟は時間と費用とエネルギーを消耗し，努力が報われることは少ない。どんなに患者のために良かれと思って行った治療行為でも，患者の理解が得られない場合は訴訟に至る可能性がある。特に美容外科系の治療では，理想と結果が一致せず，患者が結果に満足できない可能性が生じやすい。しかも，インフォームドコンセントには，どんな状況にも耐える定型書式はない。

一般的に，法律は患者保護の観点で作られているため，トラブルが起きたら医師が不利になることが多い。そこで，インフォームドコンセントを整備しておく必要が出てくる。法律は時に変更されるし，地域によって内容も違うので，インフォームドコンセントに普遍的な書式はない。さら

に，裁判官は医療を知らない素人である。医学的知識も経験もない裁判官が司法の場で裁くので，医療現場に従事する者にとっては，受け入れ難い判例も数多く見られるのが現実である。

時に，医師の説明した内容が患者に理解されない場合がある。専門用語が正しく理解されなかったり，複雑な疾患の概念や，治療法の妥当性が十分に理解されなかったりすることがあるので，インフォームドコンセントはわかりやすい言葉で表現することが求められる。長すぎる説明が多いと理解されにくい。長文の説明を読む気になれない人は意外と多い。読まれないインフォームドコンセントは意味がないのである。

引用文献
1) Unger W: Preoperative preparation and instructions. Hair Transplantation (5th ed), edited by Unger W, et al, pp 202-203, Informa Healthcare, New York, 2011
2) Neff M, Rose P: Medicolegal issues in hair replacement. Hair Transplantation (5th ed), edited by Unger W, et al, pp 514-515, Informa Healthcare, New York, 2011

第Ⅱ章 外科的治療

2 植毛術の4つのプロセスと生着率を上げるコツ

AGA ルネッサンスクリニック 福岡院　長井 正寿

■ はじめに

　正しく植毛を行うためには，正確な外科手技を行えることは当然であるが，良好な結果を得るためには，術前診断，プランニング，ドナー採取，株分け，移植といった5つのステップを踏むことが肝要である。

Ⅰ 術前診断

1．薄毛になった経緯

　薄毛に気づいた時期や思いあたる原因，どの部位から薄くなったのかなどの進行の程度を聞く。また，フィナステリドやミノキシジルなどの処方歴があれば，その効果の有無が診断の一助になる。

2．既往歴

　糖尿病，甲状腺機能亢進症・低下症，貧血，膠原病などに加えて，精神疾患や抜毛症，拒食症の有無，女性においては生理不順，閉経などについて聞く必要がある。

3．家族歴

　できる限り詳細に聞き，Norwood-Hamilton 分類や Ludwig 分類にあてはまるか，また患者と同じパターンの血縁者がいるかどうかも聞く。いる場合，血縁者と同じようなパターンになる可能性がある。

4．視　診

　視診で得られる情報（髪型や毛髪の長さ）などは，正確さに欠ける場合がある。しかし毛髪のハリやコシに加えて，ヘアーライン（生え際）の不明瞭さの有無は男性型脱毛症（androgentic alopecia：以下，AGA），女性型脱毛症（female androgenetic alopecia：以下，FAGA）の補助診断となり得る。また，マイクロスコープ（拡大鏡）を使用した視診は有用である。

　AGA においては，患者は頭頂部から薄毛が始まっていると感じていたのに，実際はヘアーラインの進行が最も進んでいる（Norwood-Hamilton 分類Ⅳ型）といった例や，頭頂部自体はつむじの生え方によって薄く見えただけで，軟毛化自体は実は見られないこともある。その際は，患者の思い込みと実際の状態との解離を根気強く訂正しなければならない。

　また，頭皮の状態からも重要な情報が得られる。すなわち，炎症所見，毛穴，痂皮などの有無である。特殊な脱毛症が疑われる場合は，病理診断まで行う必要がある。

Ⅱ プランニング

　ここでは植毛術の具体的なプランについて解説する。治療の対象は，①AGA，②FAGA，③瘢痕性脱毛症，④そのほかの脱毛症である。

1．AGA に対する植毛

　まず AGA の進行度を明確にする。初診時の患者の自己診断では，自分の AGA 進行に関して2段階程度軽く考えていることが多い。

　「男性型脱毛症診療ガイドライン」[1]では，未治療の患者においてはフィナステリドなどの内服治療の効果を待って，移植部位を決定することが推奨されている。効果が見られれば移植部位の範囲

も減り，移植株の数も減ずることができるからである。

しかし，植毛希望で来院する患者の大多数は，植毛を受けないと治らない，逆にいえば植毛することがすべてだと思っていることが多い。その場合も，AGAは進行性の疾患であり，服薬が治療の主軸であることを理解してもらい，手術を行っても継続的な服薬が必要であることを納得してもらう。

肝機能低下や薬剤に対するアレルギーなど，処方ができない明確な理由がある場合を除いて，処方を受け入れない場合は手術自体を行わない方が賢明である。もしも移植毛の生着が十分であったとしても，AGAの進行が上回った場合，手術を行ったために薄毛が進行したと患者が思うことがあるからである。

前述の内容を患者と確認したうえで，移植部位を決定してデザインを行う。AGAの場合，分類にあるように，ほぼすべてのケースにおいてヘアーラインから始まり，一般的なパターンではそのまま順に頭頂部に向かっていくが，vertex（頭頂部）タイプではヘアーラインから前頭部を飛び越えて頭頂部が薄くなる。

このvertexタイプでは，患者自身がヘアーラインの薄毛に気が付いていない場合も決して少なくない。そのため，vertexへの植毛を第一に望んで来院することが往々にしてある。しかし，vertexタイプでも前頭部を介して進行するタイプでも，Norwood-Hamilton分類IV型以降は同じパターンの進行となる。

AGAにおいては，ヘアーラインでの薄毛の進行は初期から始まるので，最も時間が経過している。このため，内服薬による治療で改善しにくい部位でもあり，植毛に最も適した部位ともいえる。

1）ヘアーラインへの植毛

ヘアーラインの頭髪を上方に流して正面から観察すると，AGAでは軟毛化が進み，ヘアーラインが不明瞭になっている。患者の訴えの中でこの部分が最も多い。また，このために髪を上げることができなくなり，髪を下ろして隠すようになる

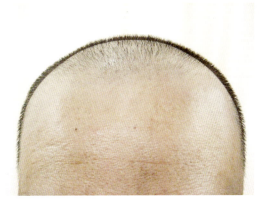

図1　短い髪型（不明瞭なヘアーライン）

が，その際にM字の部位が透けてしまう。ここも治したいという訴えが次に多くなる。

このように，ヘアーラインが明確でない場合は著しく髪型が制限される。これを目立たなくするために，非常に短い髪型にするのも1つの選択肢になり得るが，この場合でも，やはり明確なヘアーラインは見られない（図1）。

それでは，どうプランニングしたらよいだろうか？　絵画や写真などには額縁が用いられるが，額縁は作品を保護するだけでなく，展示物を際立たせるという効果がある。有名な絵画でも額がないと物足りないものに見えてしまう。飾る絵や写真を引き立たせたければ，作品よりもさらに濃い色の額縁にするとコントラストが増す。

黒髪のアジア人よりも金髪の西洋人の方が薄毛は目立たないことや，東洋人が髪を茶色に染めると皮膚と毛髪の境界がわかりにくくなり，薄毛が目立たないことからも，頭髪は顔の額縁であるといえる。すなわち，ヘアーラインは顔全体とのバランスが重要になる（図2）。

多くのAGA患者は，少しでも低いヘアーライン（狭い額）を望んでいるが，もしも過剰に生え際を下げてしまうと，それだけ移植部位の面積が増えてしまい，移植に必要な毛の数も増えてしまう。また将来，予想以上に薄毛が進んだ場合は，移植毛で作成したヘアーラインが「離れ小島」のように下方に取り残される可能性もある。Unger[2)]が述べているように，これらを踏まえて，少なくとも5年以上先の髪型を見据えたプランを

第Ⅱ章 外科的治療

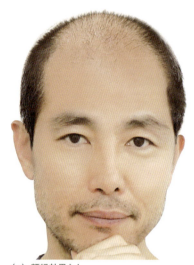

(a) 額縁効果なし

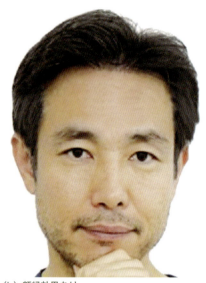

(b) 額縁効果あり

図2 ヘアーラインの額縁効果

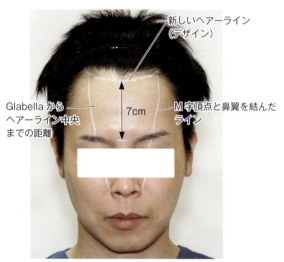

図3 ヘアーラインデザインの作成法

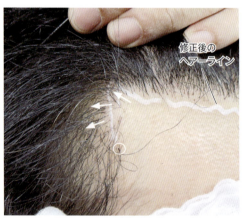

図4 セオリーを無視した植毛
白矢印：不適切な移植毛の毛流，白丸：不自然に見える2本毛・3本毛

立てる[3]）。

　具体的には，ヘアーラインの正中の高さは，眉毛上縁を結んだライン（glabella）から7cmよりも下方には下げない。ヘアーラインがかなり高い位置にある場合も，これより1.5cm以上は下げないことが肝要である。また，M字ラインの修正は，M字頂点と鼻翼外縁を結んだライン上に新しいM字を作成すると自然さを保つことができる（図3）。

　基本的に男性のヘアーラインにはM字がある

ことが自然である。時に，M字頂点を消して丸いラインで移植を行っている症例を見かけるが，これは非常に不自然である（図4）。その理由は，M字頂点がないということに留まらず，丸いライン部位の移植毛の生え方（植え方）に起因している。この不自然な移植毛は，取り除かなければ問題解決にはならない（図5）。

　ヘアーラインの左右上縁（superior borer）の毛髪は，それぞれ前外側に向かって生えているが，こめかみの毛髪はほぼ下方に向かって生えて

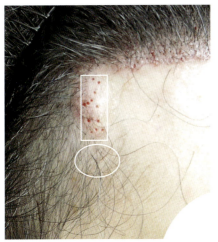

図5　いびつな移植毛のくり抜き修正
白丸：不自然に見える2本毛・3本毛

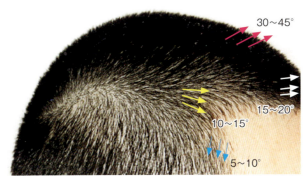

図6　部位別皮毛角
（Ronald Sより提供）

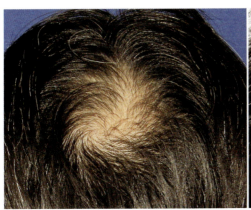

(a) 術前所見

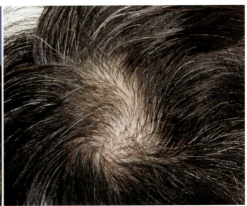

(b) 600グラフト移植後6カ月の所見

図7　47歳，男性，vertex植毛

いる。また，毛髪の生えている角度も，生え際は30〜45°程度であるが，こめかみでは5〜10°程度と，毛髪の生える向きも角度も部位によって異なる（図6）。つまり，M字の頂点こそがその2種類の毛髪の切り替えし地点になる。加えてこめかみの毛髪は，採取部の移植毛と比べて細い傾向がある。このような点からも，丸いヘアーラインを作成する移植は行うべきではない。

2) vertexに対する植毛

ヒトの顔を真正面から観察した際に頭の頂点に見える部位は，実は前頭部の一部である。つまり，この頂点と新しいヘアーラインに毛髪があれば，額縁を作ることができる。一方，これより後方にあるvertexは前から見ても見えないので，基本的には移植は行わない。しかし，患者の年齢が40歳以上でNorwood-Hamilton分類Ⅱ〜Ⅲ型vertex程度と比較的軽度で，ヘアーラインの進行が緩徐かつ採毛部毛が十分にある場合に限り，移植を行ってもよい。ただし，ヘアーラインへの植毛とは違い，基本的にvertexの移植対象部位は，無毛部ではなく，軟毛が高い確率で残っていることが多い。これを可能な限り傷つけないように毛流（hair flow）には最大限の注意を払って，外側から内側に向けて必要最小量の移植を行う必要がある（図7）。

2. FAGAに対する植毛

FAGAについては，病態と分類自体がまだ明

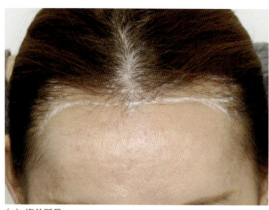
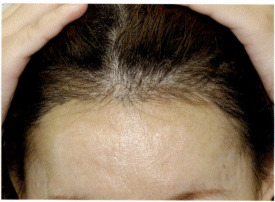

(a) 術前所見　　　　　　　　　　　　　　　　(b) 術後6カ月の所見
図8　24歳，女性，フェミニンヘアーライン植毛（1,200グラフト）

確に確立されていない。現在わかっているのは，男性と同じように後頭部は比較的健常な毛髪が保たれるが，そのほかの部位に全体的に薄毛が広がる脱毛症であるということである。

　Ludwig分類では，前頭部正中の毛髪の分け目のラインから薄毛が全周性に広がっていくように見える。しかし，われわれがマイクロスコープで診察した経験によると，Ludwig分類Ⅰ型でさえ前頭部から側頭部上縁のあたりまで同様の薄毛が見られる。にもかかわらずなぜ正中から始まっているように見えるのかというと，この部位は毛髪が重ならないからにほかならない。

　このような症例に対して正中分け目の周囲に限定的な植毛を行っても，FAGAが進行すると効果は得られない。そのため，FAGAに対する植毛はAGA以上に慎重に行わなければならないし，効果の持続は限定的である可能性を必ず説明して納得のうえで行う。

3. 瘢痕性脱毛症に対する植毛

　瘢痕性脱毛症（scaring alopecia）は，診断の際に外傷性脱毛症（traumatic alopecia）と判断してしまうこともあり，混乱を招きやすい。しかし，瘢痕性脱毛症の本態は炎症性の脱毛であり，外傷性脱毛症は瘢痕性脱毛症の一種と考える[4]。

　そのほかにも瘢痕性脱毛症の原因として，炎症を引き起こす円形脱毛症や乾癬，アトピー性皮膚炎などが挙げられる。炎症が鎮静化していれば外傷性脱毛症への植毛は行えるが，炎症が続いている場合には行えない。円形脱毛症であれば，再発がなくなってから少なくとも1年半，できれば2年待って移植を考える。

　確定診断には組織検査を行う[5]が，必ずしも患者の同意が得られないこともあるので，この場合もマイクロスコープでできる限りの診断を行う[6]。また，移植部全体に植毛を行う前にテスト植毛を行うことを勧めている。これは，もしも生着率が低い場合でも移植毛をできるだけ無駄にせず，また患者に過度の期待をもたせずにすむためである。

　もちろんテスト植毛後に炎症性脱毛症の再燃がなく，ある程度の生着率が認められれば移植部全体への移植を行うことができる。この時に，瘢痕部位の生着率は良好な場合でも50％程度となることと，場合によっては複数回の植毛術が必要となることを伝える。

4. そのほかの脱毛症に対する植毛

1）健康な女性やトランスジェンダーに対する植毛

　ヘアーラインがM字を伴うような男性型のヘアーラインに対して，女性らしく柔らかいフェミニンヘアーラインに変える植毛を行う場合がある。このような場合，以下の点に注意しなければならない。

①脱毛症と異なり，ヘアーライン最前列まで高い

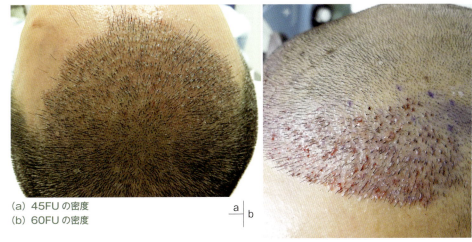

(a) 45FUの密度
(b) 60FUの密度

図9　ヘアーラインのグラフト密度

密度で健康な毛髪が生えているため，密度差を目立たせないように比較的高い密度で植える必要がある。
②整容的に強いこだわりをもっている可能性が高いので，術前説明を十分に行い，理解してもらったうえで施術する必要がある。

フェミニンヘアーラインは，男性のヘアーライン以上に繊細に皮毛角と毛流を再現することが肝要である（図8）。

2）眉毛の植毛

重要なことは，①頭髪と比べて密度が極端に低い，②毛が皮膚に沿うように生えている，③毛流が眉毛のアウトラインを形成している，④毛の太さが頭髪に比べて細い場合が多い，⑤ヘアーサイクルが短い，⑥顔の中心にあるので，結果がシビアに反映されてしまう，という点である。これらを詳しく説明して理解してもらえた場合のみに，移植を計画すべきである。

Ⅲ ドナー採取

1. グラフト数（移植株）の計算

1）グラフト数の算出方法

移植株には，グラフト，follicular unit（以下，FU）またはFU株など，複数の呼称があるが，ここではグラフトと記す。

グラフトの移植密度の数と生着率を比較した報告もある[7]が，その中では対象となる母数が少なく，また1cm²などの限定された面積に植えている。これと比較して，実際には広範囲に植えていくので，血流の問題や炎症の波及の可能性などがあって同様の条件とは考えにくい。

2）移植可能な最大密度（maximum density）

Nakatui[8]が30グラフト/cm²を超える密度でも移植毛の損失に優位な差はないと述べている一方で，Keene[9]は，整容的な密度（cosmetic density）は必ずしも最大密度ではないと指摘している。

著者の経験では，30グラフト/cm²であれば，年齢や喫煙および糖尿病などの基礎疾患の有無にかかわらず，安定した結果が出ている。

3）ヘアーラインのグラフト密度

Nakatui[8]が，ヘアーラインに関して60〜65グラフト/cm²を勧めているように，頭皮の状態が良く，比較的若年で患者がそれを希望し，その方がより良い結果になると判断した場合には，著者はアジア人であることを加味してこの部位の密度は45〜60グラフト/cm²で施術するようにしている（図9）。これらを無視して施術を行うと悲惨な結果が待っている（図10, 11）。

著者は，実測した採取部面積×30グラフト/cm²で採取株数の基準を算出し，患者の要望に沿ってヘアーライン分を追加して，合計採取株数

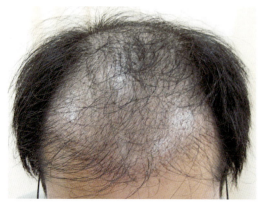

図10　不適切な植毛術後

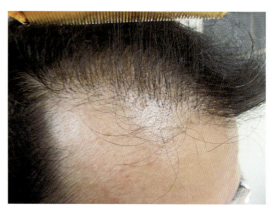

図11　低い生着率の植毛術後

を決定している。

2．採取部デザイン

1）採取部位の密度計算

ドナー毛採取に関して，移植予定株数からデザインを正確に決定するために試行錯誤した結果，後頭部正中と外側では，時に10グラフト/cm²以上の密度の差があることがわかった。

このため，ドナー採取予定部位に1cm²のマス目を5個作成して平均密度を計算し，これで移植株数を割ると正確な採取部位面積の算出が可能となる。

2）採取部デザイン面積決定

採取部デザインを決定する際に，創部が縫合可能であることはもちろんだが，術後瘢痕を可能な限り避けることを念頭に置く。つまり，デザインにおける高さ（縦の長さ）の算出が非常に重要である。

また，この際に採取部皮膚の上下の可動性を確認する。上から下方へと，下から上方への可動性について，いずれも1cm以上であれば可動性良好，片方が1cm以上であれば可動性可，いずれも0.5cm以上1cm未満であれば可動性並，どちらかが0.5cm以下であれば可動性不良と著者は判断している。

西洋人においては，採取部デザインの高さは1.5cmが適切で，2.0cmを超えると瘢痕のリスクが増加するとされている[10]。一方，われわれアジア人は頭皮の可動性，瘢痕形成のリスクのいずれもが高い。そのため著者は，良好の場合の最大の高さを1.2cm，それ以外は1cm以内としている。

3．採取の範囲

ドナー毛採取部位は，耳介上縁のラインよりも2cm下の範囲が一般的である。この部位からの採取であれば，その採取毛がAGAの影響を受ける可能性が低く安全である。しかし，頭頂部の薄毛が始まるAGA Norwood-Hamilton分類Ⅳ～Ⅶ型においては，このラインを越えて下方へ薄毛が進行する場合もある。そのため，ドナー採取部位上方の毛髪は，移植した後に将来的に抜けてしまっても整容的に支障をあまり来たさないので，ヘアーラインの前列から移植を行うとよい。また1,000グラフト以内の採取であれば，最初のデザインはできる限り左側へ寄せて行う。将来2回目のデザインを右側に置けば，採取部の頭皮に無駄な張力をかけずにすみ，瘢痕形成を軽減できると考えている（図12）。

4．採取の方法

ドナー毛採取の方法には，strip harvesting（切開）法と，1毛穴ごとに採取していくfollicular unit extraction（以下，FUE：くり抜き）法の2つがある。FUEに関しては別項（「4．植毛術各論 ③ FUEおよびロボット植毛」本書p.71～80）で詳しく述べるため，ここでは切開法についてのみ述べる。

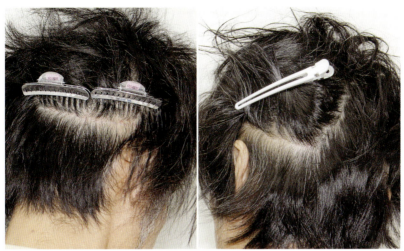

(a) 右側切開後の所見　　(b) 左側切開後の所見
図12　左右にオフセットした切開のデザイン

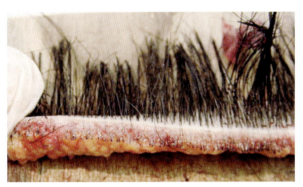

図13　ブラインドオペによる毛根切断

1) strip harvesting（切開）法

後頭部に帯状に適切なデザインを行い，これをメスで切開し採取するというやり方である。しかし，従来の切開法はブラインドテクニックであるがゆえに，毛根切断が起きることで正確に予定グラフト数を採取できないことがある（図13）。

著者はこれらの問題を解決する方法として，ドナー毛を正確に無駄なく採取する長井式2段階切開法と，2段階縫合法を考案して行っている[11]）。

2) 長井式2段階切開法

まず採取部デザインに合わせて，第1段階の切開を1mm程度のごく浅い深さで行う。上縁は右端から左端まで切開を行うが，下縁右端近傍はカーブしていて毛根ごと容易に切断してしまうため，比較的直線的な（左端から約3cm離れた）部位から，右端へ切開を行う。この切開において

は毛根を切断することはほとんどなく，もし切断してもバルジエリアや毛球からは距離が離れているために，この毛髪自体を損なうことはほぼない。

2段階目に，採取部左端の切開線上縁と下縁を交互に牽引しながら，直視下に毛球部まで丁寧に剥離する。その後，採取部を鉗子で助手に引き上げてもらいながらまた交互に牽引切開を行い，2〜3cm程度で採取部を上方に牽引しながら，直視下に真皮下層・皮下脂肪組織を置いて用手的にこれを剥離していく。その際に可能な限り後頭動脈分枝は頭皮側に残すように，しかし毛球も傷つけないように進めていく。可能であればドナー採取前にドップラー・血流計にて後頭動脈の部位を同定しておくと，採取部剥離時に温存しやすくなる。

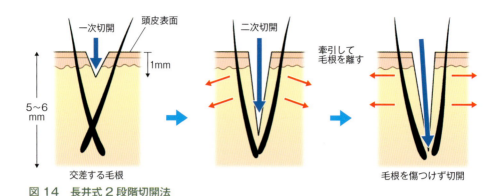

図14 長井式2段階切開法

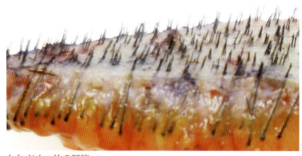

(a) ドナー片の断端

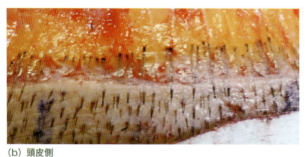

(b) 頭皮側

図15 採取部拡大図

　採取部組織が長い場合は，横径の半分程度剝離が進んだところで分断し，株分け作業のスタッフにわたすと，作業時間の短縮になる．分断の際も切開線を開き，必ず直視下に作業を行う．採取部デザイン右端近傍で下縁の未切開の部位に到達したところで，また2段階切開を行うが，ここまでの作業で直視下に毛球や皮下組織を確認することができるため，カーブを描いていても毛根を切断することはほとんどない．

　この方法で採取を行うことで，瘢痕や外傷後などの特別な場合を除いては，99％の毛根採取率が可能となる（図14）．この採取部切除縁と頭皮側切除縁ともに，ほぼすべての毛球が保たれていることを肉眼で容易に確認することができる（図15）．

　切除後，頭皮断端上縁と下縁を用手的に引き寄せて緊張の程度を確認する．十分に縫縮可能であれば，undermining（帽状腱膜下剝離）はできるだけ行わない．もしも必要があれば，最低限で帽状腱膜と帽状腱膜下層の疎な組織の間を，丁寧に剝離していく．重要なことは，underminingを行うのであれば，片側のみ行うのではなく，上下縁を平均して右端から左端まで行い，張力の解除も平均化することである．

　止血は最低限で行う．断端からの軽度な出血であれば，縫縮の際に圧迫止血が可能である．断端

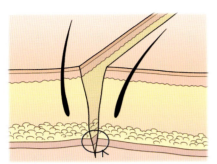
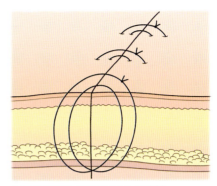

(a) 第1段階（帽状腱膜下縫合）　　　(b) 第2段階（変形マットレス縫合）

図16　長井式2段階縫合法

縁の既存毛の血流保持が重要である。採取部の底部からの出血の場合にのみ，電気凝固を行う。

3）長井式2段階縫合法

次に縫合を行うが，1段階目は可能な限り断端縁へかかる張力を軽減するために帽状腱膜下縫合を行う。この際，3-0 PDS-Ⅱ吸収糸を使用している（図16-a）。

次に2段階目の縫合であるが，著者は好んで3-0ナイロン糸による変形マットレス縫合を行っている（図16-b）。ドナー切開時に行った上縁と下縁の切開ラインの深さ・角度（傾き）はいずれも創縁の毛髪の生え方に沿っているため，微妙な長さ（深さ）の差が生じるからである。

変形マットレス縫合は，創縁から10mm程度の部位から刺入して，創縁の高さを正確に合わせるために，反対側の断端縁から5mm程度の部位で糸を出し，また反対側5mmから刺入して，最後に対側10mmから針を出す。この手技で行うと，簡単に創縁を合わせてさらに断端へかかる張力も軽減することができる（図17）。

Ⅳ　株分け

strip harvestingで採取した採取片やFUEによる毛包単位から，適切な移植株を作成する。

1．均一な形状の株分け

第一に重要なことは，毛根鞘を傷つけることなく，均一な形で毛包単位に分けていくことである。以前は肉眼にてこの作業を行っている施設もあったが，毛包単位という概念が取り入れられてからは，毛根鞘を確認できる顕微鏡を使用することが一般的になりつつある。著者は，イギリスのマンティス社の3D実像顕微鏡を使用している（図18）。これは，人間工学に基づいた姿勢をとれ，また対象物を立体として捉えることができるので，作業するスタッフの疲労は軽減されて，質の良いFU株を作ることができる。

適度に周囲組織を残してFU株を作成するが，通常は1本毛，2本毛，3本毛（まれに4本まで）と毛包単位あたりの毛の数で分ける。これをcut to numberという。

2．均一なサイズの株分け

われわれは移植部頭皮への接着力を高めて生着率を上げるために，アジア人の場合には1本毛は0.8mm，2本毛は0.9mm，3本毛は1.0mmと毛包ごとに均一な大きさに分けるというさらに緻密な作業を行う。これをcut to sizeという（図19）。

正確にこれを行うために，株分け技術者1人1人のテーブルに各自が作成した株のサイズをチェックするための見本を置いて，簡単に比較できるようにしている（図20）。毛の本数ごとに分けるよりも，本数ごとのサイズを均一にすることで，術後に痂皮がほとんどできないという，患者側のQOL向上にもつながっている。

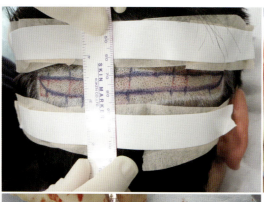
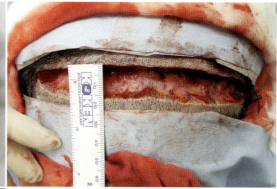
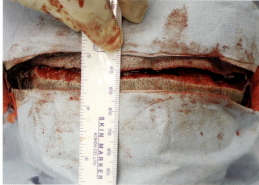

(a) 10mm幅の採取部デザイン
(b) ドナー採取後（幅17mm）の所見
(c) 帽状腱膜下縫合後（幅4mm）の所見

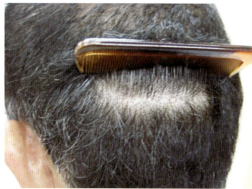
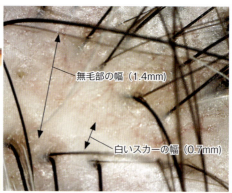

(d) 術後6カ月の所見
　1mm以下の採取部瘢痕が見られる。
図17　42歳，男性

3. 株の保存

　この株分けの行程で採取した移植株は，乾燥を防ぐために生理食塩水中に保存する。保存の温度は，室温でも6時間までは90％以上の株が生存するとBeehnerら[12]が報告しているが，Parsley[13]は4℃で保存することで，さらに生存率は上がるとしている。そのため，われわれは専用の冷蔵保存装置を使用してこれを実践している。
　さらに肝臓や腎臓などと同様に，乾燥だけでなくpH，緩衝系，イオンチャンネルなど移植株を最適な環境に保つ保存液として，Hypothermasol®（ハイポサーマソル：Cole instruments社，米国）があり[14]，生理食塩水と比べて株の保存状態が良い。また，3日間Hypothermasol®で保存した毛包を移植したところ，高い確率で生着したという報告もある[14]。そのため，希望する患者にはこれを使用して施術している。

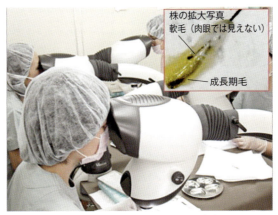

図18 3D実像顕微鏡（マンティス社製）

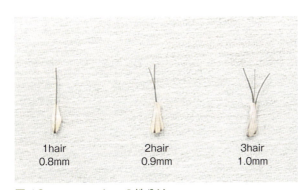

図19 cut to size の株分け

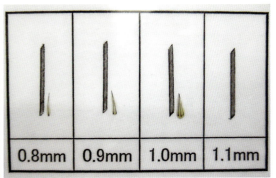

図20 グラフトサイズチェックボード

V 株の移植

1. 移植部位デザイン

1) 整容的に自然な美しさとなる条件

(1) 毛の性質

毛幹の太さ，直毛かカールしているか，皮膚の色とのコントラストの程度，という移植毛自体の要素を評価する。

(2) グラフトの配置

1本毛，2本毛，3本毛のうち，どのグラフトを，どの部位に，どのような配置で植毛するかで，見た目の印象はさらに大きく変わる。健常部位と同様の密度で，薄毛になる前と同じ外観になるように移植を行うためには，ドナー採取部も移植部と同じ面積から採取しなければならない。Norwood-Hamilton 分類Ⅳ型以上においては，事実上不可能である。著者の経験では，30グラフト/cm^2 という密度であれば，年齢や喫煙および糖尿病などの基礎疾患の有無にかかわらず安定した結果が出ている。

2) グリッドの作成

移植を行う際には「新しい毛穴」を作成するが，この際に移植部に 1cm^2 のグリッド（マス目）を作成する。このグリッドにより，実際に達成すべき密度がわかるのは当然であるが，その縦と横の線により，既存毛の毛流と毛の向きを理解しやすくなり，正確な毛穴を作成できる。また，頭皮から生える毛の角度（皮毛角）も忘れてはならない重要な要素である。これに加えて，ヘアーラインの形はできるだけ元のラインを真似て，微細なジグザグ（micro irregularity）を作成して，前列から 4～5列程度は高密度で，額縁効果を創造する。

頭皮の状態が良く，比較的若年者で患者が希望

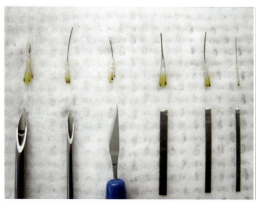
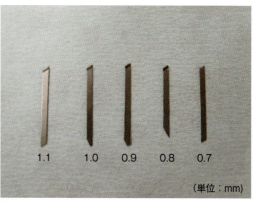

(a) 毛穴作成器具の比較（Jerry W より画像提供）　(b) 0.7〜1.1mm まで，0.1mm 刻みのブレード

図21　毛穴作成機器とマイクロブレード

しその方がより良い結果になると判断した場合には，アジア人であることを加味してこの部位の密度は 45〜60 グラフト/cm² で施術を行うようにしている。

3）毛穴（ラインスリット）の作成

前述したことを常に念頭に置いて毛穴作成を行う。毛穴の形には，ニードル（針）にて作成するラウンドスリット（ホール）と，マイクロブレードにて作成するラインスリットがある。Jerry[15]は，ニードルやそのほかの機材と比較しても，マイクロブレードが最もグラフトのサイズに近い毛穴が作れると述べている。著者はどちらも使用経験があるが，現在は線状のスリットを作成している。

1本毛，2本毛，3本毛それぞれ，0.8mm，0.9mm，1.0mm のマイクロブレードを使用して，可能な限りスリットを移植株と同じ大きさにすることで，株との接着面積を広げて生着率を向上させる（図21）。移植床への物理的ダメージを避けて血流を保ち，固い頭皮でも株の保持を容易にして，ポップアップによる脱落を防ぐためである。0.6mm のラウンドスリットよりも 0.8mm のラインスリットの方が毛穴面積は小さい。また毛穴作成は，3倍の拡大鏡を使用し，肉眼では見えない既存軟毛の切断を避けて，毛穴の形（刺入部の形状）を確認しながら行う。

当然，麻酔やテュメセメント容液の注射を行う際も，既存毛を傷つけないように，常にその皮毛角に合わせて刺入を行う。毛の流れ（hair flow）は，左右対称であることはほぼないので，既存毛をよく観察する（図22）。

左右どちらかの片側の手のみで毛穴を作成すると，反対側において（右手なら左側）手がねじれて刺入部の形状もよじれることがある。これを避けるため，著者は患者頭皮の右側は右手で，左側は左手で毛穴を作成している。正確に作成されたスリットは，移植前であるにもかかわらず，それだけでも見た目に美しい（図23）。

デザインの項でもふれたが，ヘアーラインはほぼ等しく1本毛でできている。ただでさえ既存毛と比べて後頭部からの移植毛は太いのに，ここに2本毛や3本毛を植えてしまうと，たとえうまく生着しても見た目の違和感はぬぐえない。そのため必ず，前列から4〜5列目までは1本毛を使用している。

よく見てみると，実は採取した移植毛にも比較的細い1本毛が10％程度混ざっている。このため，この細い毛を集めて，できるだけ最前列から使用することでさらなる自然さを追求している。移植の際は作成した毛穴を見逃さないように，10倍希釈したメチレンブルーを移植部に塗布しておく（図23）。

4）鑷子によるグラフトの把持

移植株を実際に把持する際は，ストレートとアングルの鑷子を使用する。利き腕でストレートを，反対側でアングル鑷子を持ち，アングル鑷子の尖端でスリットを優しく開口する。利き手のストレート鑷子で，毛球周囲組織を愛護的に把持す

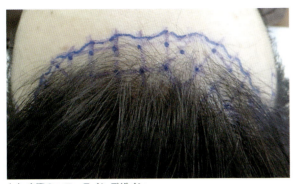
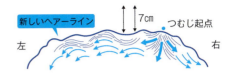

(a) 実際のヘアーラインデザイン　　　　　　　　(b) 毛流のイメージ

図22　自然な毛流に合わせたデザイン

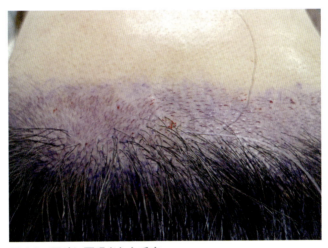

図23　正確に再現された毛穴

る。その際に毛球直下の脂肪組織ごと把持すると，移植株と鑷子の向きを最も合わせやすいが，FUEで採取した株ではこの部に余剰組織が残らないことが多い。その場合は直上を把持するとよい（図24）。

5）グラフトの移植（placing）

鑷子の傾きを移植部既存毛の向きに合わせてスリットに入れていくと，あるタイミングで毛幹の向きが変わる。この時にアングル鑷子でこれをつかみ，さらに奥に送っていく。抵抗を伴って挿入した場合は，この移植株の頭皮近傍部を把持して上下に出し入れしてみる。時に毛球が折れ曲がった状態で見られることがあり，このままでは下方に向けて生えていくことになるので，その際は再度移植し直すようにする。移植にあたっては，鑷子の先端をスリットの内壁に刺さないように気を付け，出血に注意する。

6）移植開始部位の決定

移植を開始する部位は，万が一スリットから出血しても視野が確保できるように，下方から順番に，仰臥位であれば頭頂部，前頭部，ヘアーラインの順番で始めていく。また，左右から2人で植えていく場合は，バランスを考えて左右のM字部分から始めると効率が良い。最高で3人まで同時に移植が可能である。

7）移植株の生着率

そのほかに，高い生着率を達成するためには，移植株が受けるストレス（graft injury）を少なくすることが必要である。すなわち，採取，株分け，生理食塩水への保存，鑷子による把持，これらはすべてストレスになり得る。前述した数々の工夫はこれを軽減するためといっても過言ではない。一般的に，痂皮ができて術後2週間～3カ月程度の間でほぼ一度抜け落ちるとされている移植

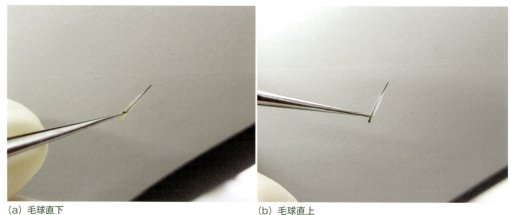

(a) 毛球直下　　　　　　　　　　　　(b) 毛球直上

図24　グラフト把持の適切な部位

株であるが，この5つの方法を丁寧に行うことで，痂皮がほぼできなくなるだけでなく，術後1週間で50％前後の移植毛が伸長している．さらに経過の良いケースでは，同様に50％程度の移植毛が抜けずにそのまま成長期毛として生着するようになった．これはまさにストレスの軽減によるものと，移植後の栄養が遮られることなく移植毛に届き，接着が良かったためと考えられる．

植毛はまさにチーム医療であり，術者1人だけで結果を出すことはできない．それぞれのパートで最高を目指してこそ，最高の結果を得ることができると考えている．

引用文献
1) 坪井良治，坂見智，乾重樹ほか：男性型脱毛症診療ガイドライン．日皮会誌 120：977-986, 2010
2) Unger WP: A Surgical planning and organization. Hair transplantation (5th ed), edited by Unger WP, et al, pp109-137, informa healthcare Deccker, New York, 2010
3) Shapiro R: 12F2 Principles of creating a natural hairline. Hair transplantation (5th ed), edited by Unger WP, et al, pp374-382, informahealth care, New York, 2010
4) 坪井良治：瘢痕性脱毛症．皮膚科臨床アセット6；脱毛症治療の新戦略，坪井良治ほか編，pp150-158，中山書店，東京，2010
5) Roberto S: Scalp biopsy technique for the hair surgeon. Hair transplant forum 23: 157-163, 2013
6) 平山峻：頭部毛髪疾患の分類．毛髪疾患の最新治療；基礎と臨床（植毛），平山峻編，pp34-58，金原出版，東京，2004
7) Akaki Tsilosani: One hundred follecular units transplauted into 1cm^2 can acheve a survival rate greater than 90%. Hair Transplant Forum 19: 1, 6-7, 2009
8) Nakatui T: Maximum density vs. cosmetic density. Hair transplantation (5th ed), edited by Unger WP, et al, pp163-168, informa healthcare, New York, 2010
9) Keene S: Cosmetic density. Hair transplantation (5th ed), edited by Unger WP, et al, pp165-168, informa healthcare, Newyork, 2010
10) Malvin L: Evaluation of scalp elasticity. Hair transplantation (5th ed), Unger WP, et al, pp267-270, informa healthcare, New York, 2010
11) 長井正寿：アドバンス植毛；マイクロスリットFUTからロボットFUEまで．PAPERS 98：30-39，2015
12) Beehner ML: 96-hour study of FU graft "out of body" Survival comparing saline to Hypothermosol/ATPsolotion HairTransplant Forum lntl 21: 37, 2011
13) Parsley W: Studies on graft hair survival. Hair transplantation (5th ed), Unger WP, et al, pp328-334, informa healthcare, New York, 2010
14) Aby J: A review of cellular biopreservation considerations during hair transplantation. Hairtransplant forum 23: 7-11, 2013
15) Jerry W: Mega session follicular unit transplantation. Hair transplantation (5th ed), Unger WP, et al, pp363-370, informa healthcare, New York, 2010

第Ⅱ章 外科的治療

3 生着した毛包の構造と機能

[1] 北里大学医学部再生医療形成外科学寄付講座
[2] 国立研究開発法人理化学研究所多細胞システム形成研究センター
[3] (株)オーガンテクノロジーズ

豊島 公栄[1,2,3]
辻 孝[2,3]

はじめに

重篤な外傷や疾病による機能不全に陥った臓器（器官）の機能を代行させるために，ほかの正常な臓器や組織を移植する移植医療は，腎臓，肝臓，および心臓などの主要な臓器に対してほとんど他家移植として適用されている。一方，皮膚領域については自家と同種移植の両者が行われているものの，移植された同種皮膚は一時的に機能するが永久生着しないことから，広範囲の重症熱傷患者の救命治療として位置づけられ，さらに人工被覆材により補完・代替が試みられている。これと同様に歯科領域においては，外傷による欠損歯を人工歯やインプラントにより補綴する治療が一般的であるが，若年者に残存する智歯を抜去して自家移植する治療法が新たな選択肢となった。脱毛症に対する移植医療では，ほかの臓器移植と同様に正常な自己毛包を脱毛部位に移植する治療が実用化され，技術的な進歩により毛包単位植毛術（follicular unit transplantation：以下，FUT）として大きな治療実績を上げてきた。

一般に生体内にて臓器が完全に機能し維持されるためには，ほかの器官と構造および機能的な連携や相互作用が基盤となることから，それを外科的な手法により再現することが重要な課題である。したがって，毛包を一個の器官とし，FUTを臓器移植と認識するならば，毛包および周辺組織の構造と機能，および皮膚内へ移植して生着した毛包の機能的再生に関する基礎的知見の理解は，より高い治療結果と毛包再生医療を含めた医療技術の進歩に対して一助となると考えられる。さらに近年，毛包が皮下脂肪や感覚神経といった周辺組織と相互作用することにより，より高度な機能や恒常性維持に大きな役割をもつことが示されてきた[1,2]。

そこで，本稿では，皮膚器官系を構成する一個の器官である毛包の構造と機能，毛包周辺組織との連携およびその機能について概説し，FUTのグラフト形成や移植との関連について考察するとともに，マウス体毛をモデルとした同所性FUT動物実験系により得られた移植毛包の機能的再生の結果と組織構造的な背景を含めて解説したい。

I 器官発生により作られる毛包の構造

器官発生は器官原基から開始され，胚発生のボディプランに従って形成される器官誘導場によって器官種と器官原基の形成位置が決定されると考えられている[3]。毛包は，胎児性表皮の一部が肥厚したプラコードとそれを裏打ちする間充織細胞の集塊（真皮集塊：図1）より形成される毛包原基より器官発生する（毛芽期：図1）。毛芽の形成位置と密度および分布パターンはNogginやBMP4といった分子が反応拡散理論にもとづいた自発的パターン形成により決定され，体表面領域ごとの毛密度や配置として固定される[4,5]。ヒト頭部の有毛部皮膚では，胎齢9週より毛包原基が形成され，胎齢4〜5カ月まで体幹部から四肢に向かって毛包の器官発生が進行し，掌と足裏を除いたほぼ全身の皮膚に分布する。

すべての器官と同様に，毛包の形態形成は生物の発生プログラムに従って複雑な上皮間葉相互作用することにより，毛包原基より発生する[3]。毛包原基は細胞増殖して真皮集塊細胞を取り囲みながら真皮内へ陥入し，真皮集塊は毛乳頭へと変化する（毛杭期前期：図1）。毛乳頭細胞の分化誘導シグナルにより，上皮細胞は毛母細胞へ分化す

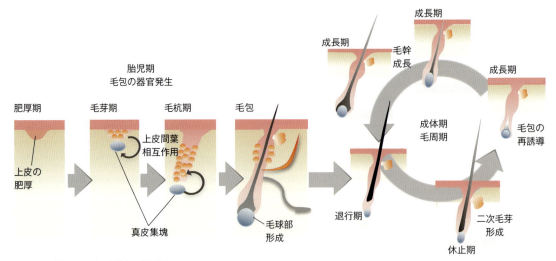

図1 毛包の器官発生と毛周期
　胎児性表皮細胞と間充織細胞により毛包の器官原基（毛芽）が形成され，上皮間葉相互作用により毛包へと器官発生する．成体期を通じて毛包は，退行と毛包の再誘導および毛成長を繰り返す唯一の器官である．

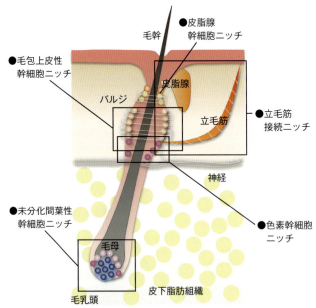

図2 成体毛包の構造
　成体毛包の幹細胞ニッチにより維持される種々の成体幹細胞が，毛乳頭と毛母よりなる毛球において増殖と分化誘導されることにより，機能的な毛幹が産生されて体表面より成長する．

る．毛母細胞は盛んに増殖しつつ分化して内毛根鞘と毛幹へ変化し，毛包に特有な層状の上皮組織構造を形成し，毛幹を体表面へと成長させる（毛杭期後期：図1）．

　一方，上皮増殖による成長に伴い毛球部より隔てられた毛包上部は外毛根鞘の一部が膨隆し始め，毛包上皮性幹細胞のニッチを含むバルジ領域となる．また，真皮内に散在していたメラノブラストもバルジ領域を含む毛包不変部へ遊走して，メラノサイト幹細胞ニッチを形成する[6)7)]．バルジ領域より上方では皮脂腺が分化し，皮膚表皮層と連接する漏斗部に皮脂腺が開口して皮脂分泌機能を獲得する（図1，2）．さらに毛包の成熟に伴い，バルジ領域には立毛筋が接続し，感覚神経

や交感神経の終末端へと接続し，皮膚および中枢系と連携して機能的に完成する[8]（図2）。

一般的に哺乳類の器官発生は胎児期に一度だけ起こり，ごく限られた組織修復の能力のみを有する成体幹細胞として維持されるのみである。それに対して毛包は，個体の生涯にわたり毛周期として再発生を繰り返すことから，器官発生する能力を有した幹細胞を保持していると考えられてきた[4)9)]（図2）。多くの幹細胞探索研究により，毛包可変部のみならず皮脂腺や皮膚表皮細胞へ分化し得る上皮性幹細胞をはじめ，色素性幹細胞，末梢神経系に分化し得る神経堤由来幹細胞などが不変部の幹細胞ニッチにおいて維持されており，さらに毛乳頭および真皮毛根鞘には，自己複製能のみならず脂肪細胞や真皮線維芽細胞などの間葉系細胞へと分化し得る幹細胞が分布することが明らかとなった[10)11)]（図2）。

これらのことから，毛包内の幹細胞ニッチに保存された種々の幹細胞が個体の生涯にわたって供給されることが，毛包の完全な機能再生に対して最重要であると考えられた。さらに，毛包は皮膚や皮下組織の幹細胞のプールとしての機能を担い，皮膚全体の恒常性維持に必要不可欠な器官として位置付けられつつある[4)]。

II 毛包周辺組織との連携機能

器官は体内で独立して機能しているわけではなく，機能的に類似した複数の器官と構造的に連なり器官系をなしている。また，血管や結合組織と連絡することにより生理的恒常性を維持し，さらに神経との接続により中枢神経支配を受けて全身的に連携機能する。器官と接続する組織の種類や接続様式は器官種に応じて制御されている。毛周期により退行と再生を繰り返して大きな構造変化が生じる可変領域に対し，種々の幹細胞ニッチが分布しており，恒常的に維持される不変領域には末梢神経や立毛筋が接続して連携機能する（図2）。一部の毛種を除き，すべてのヒト毛包やマウス体幹部体毛には立毛筋が接続しており，立毛による体温調節や皮脂分泌を制御している。

近年，毛包上皮と接続している神経終末端はShhを分泌しており，上皮幹細胞ニッチの領域性や機能維持に重要であることが示された[12)]。これらの知見より，生着した毛包が神経と再接続するかどうかは，毛包の機能的再生において重要な問題であると考えられた[3)5)]。

正常ヒト頭髪毛包の可変領域は皮下脂肪層に向かってダウングロースしており，成長期の毛包可変領域の周囲は皮下脂肪組織により満たされてい

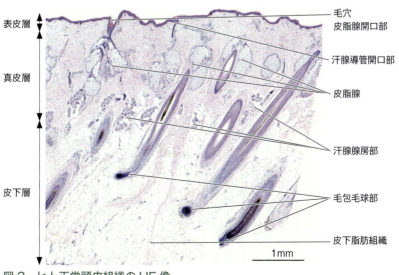

図3　ヒト正常頭皮組織のHE像

る（図3）。古くから男性型脱毛症患者の頭皮は硬くなるという通説があるが，頭皮の病理組織を用いた研究で，禿頭と頭皮（皮膚と皮下組織）の厚さに関連性があることが報告された[13]。さらに，一部の瘢痕性脱毛症において皮下脂肪層の減少が認められ，脂肪摂取を抑制することにより脂肪細胞の成熟化を阻害した動物実験において，毛包の退行が亢進することも報告されていることから，毛包と皮下脂肪の相互作用と脱毛症との関連が示唆されてきた[14]。

近年，皮下脂肪の脂肪前駆細胞が分泌したPDGF-Aが休止期毛包の上皮幹細胞に作用して成長期への移行を抑制し，一方で休止期から成長期への移行期の毛包上皮細胞は，脂肪前駆細胞を脂肪細胞へ分化誘導する相互作用があることが明らかとなった[15]。この知見により，皮下脂肪組織と毛包上皮の相互作用が，休止期の延長を特徴とする女性型脱毛症の病態と関連することが示唆された。毛包と皮下脂肪の相互作用が毛周期と脂肪細胞分化に重要であると考えられた。

男性型脱毛症治療のFUTでは，毛包周囲の脂肪組織を残存させることが一般的であるが，生着した毛包が皮下脂肪組織にどのような影響するかは今後の研究課題である。

III マウス体毛をモデルとした同所性FUT移植により生着した毛包の構造と機能的再生

男性型脱毛症に対するFUTは，良好な治療効果が認められている。これまで男性型脱毛症治療

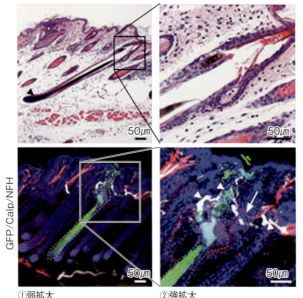

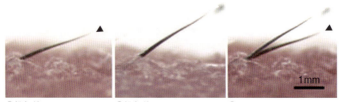

①投与前　　②投与後　　③Merged
(b) 生着した毛包に対してアセチルコリン投与を行い，立毛応答した様子

図4　マウス体毛FUTにより生着した毛包

(a) マウス皮膚より分離した単毛包をヌードマウス背部へ移植し，生着した毛包の組織顎的解析
上段はHE染色像であり，下段にてカルポニン（Calp）と神経線維（NFH）の免疫染色像を示す。

におけるFUTの効果について学術的な報告は散見されるものの，治療による発毛率や，審美的な効果，採皮方法や移植機材による技術的比較などに限られている．男性型脱毛症患者からの治療部位の生検は困難であり，自家移植であることから移植毛包とレシピエント毛包を識別することも困難である．本稿にて論じてきたように，FUTによる完全な機能的再現は，移植後の毛包がドナー毛包と組織学的に同等であり，ドナー毛周期が維持され，末梢神経や立毛筋との接続が適切な様式にて再生することにより示すことができると考えられた[16]．

ヒト手術材料を用いた免疫不全マウス皮膚へのFUTモデルは報告されているが，採取部と移植部の種間差と，ヒトとマウス皮膚の構造と組織学的な差が大きく，移植された毛包の機能的な再生を評価することは困難である．そこで，マウスの体毛を単毛包化し，マウス皮膚上にてFUTを再現するマウス実験モデルを構築した．その結果，生着した毛包の毛周期長は約19〜20日間でドナー毛包と同等であり，機能的再生が示唆された．さらに組織学評価により同所的FUTにより生着した毛包バルジ領域には立毛筋と神経線維が接続していることが示され，アセチルコリン投与により立毛角度が変化することが観察された（図4）[16]．これらの結果より，生着したFUT毛包は立毛筋と神経との接続を再生し，成体皮膚においても機能的に再生し得ることが示唆された．これらの動物実験により，FUTにより生着した毛包が周辺組織と再接続し得ることが明らかとなった．

今後も毛包の構造と機能および皮膚の周辺組織との連携について研究することにより，FUTドナー採取分離や移植技術の改良，ひいては治療効果の改善に結びつくと考えられる．

基礎と臨床がさらに結びつくことにより，多くの脱毛症関連疾患への応用も期待される．

引用文献
1) Brownell I, Guevara E, Bai CB, et al: Nerve-derived sonic hedgehog defines a niche for hair follicle stem cells capable of becoming epidermal stem cells. Cell Stem Cell 8: 552-565, 2011
2) Rivera-Gonzalez G, Shook B, Horsley V: Adipocytes in skin health and disease. Cold Spring Harb Perspect Med 4:a015271, 2014
3) Sasai Y: Cytosystems dynamics in self-organization of tissue architecture. Nature 493: 318-326, 2013
4) Schneider MR, Schmidt-Ullrich R, Paus R: The hair follicle as a dynamic miniorgan. Curr Biol 19: R132-142, 2009
5) Toyoshima KE, Asakawa K, Ishibashi N, et al: Fully functional hair follicle regeneration through the rearrangement of stem cells and their niches. Nat Commun 3: doi: 10.1038/ncomms1784, 2012
6) Nishimura EK, Jordan SA, Oshima H, et al: Dominant role of the niche in melanocyte stem-cell fate determination. Nature 416: 854-860, 2002
7) Nishimura EK, Granter SR, Fisher DE: Mechanisms of hair graying: incomplete melanocyte stem cell maintenance in the niche. Science 4: 720-724, 2005
8) Fujiwara H, Ferreira M, Donati G, et al: The basement membrane of hair follicle stem cells is a muscle cell niche. Cell 144: 577-589, 2011
9) 大島秀男：皮膚の貯金箱；毛包の幹細胞．毛の悩みに答える皮膚科診療；毛髪最前線，板見智ほか編，pp27-35，南山堂，東京，2006
10) Jahoda CA, Whitehouse J, Reynolds AJ, et al: Hair follicle dermal cells differentiate into adipogenic and osteogenic lineages. Exp Dermatol 12: 849-859, 2003
11) Jahoda CA, Reynolds AJ: Hair follicle dermal sheath cells: unsung participants in wound healing. Lancet 358: 1445-1448, 2001
12) Brownell I, Guevara E, Bai CB, et al: Nerve-derived sonic hedgehog defines a niche for hair follicle stem cells capable of becoming epidermal stem cells. Cell Stem Cell 8: 552-565, 2011
13) 高梨利一郎，菅原修，松木由法：男性型禿頭症の形態発生について．診断病理 18：339-343，2001
14) Rivera-Gonzalez G, Shook B, Horsley V: Adipocytes in skin health and disease. Cold Spring Harb Perspect Med 4: a015271, 2014
15) Festa E, Fretz J, Berry R, et al: Adipocyte lineage cells contribute to the skin stem cell niche to drive hair cycling. Cell 146: 761-771, 2011
16) Sato A: Single follicular unit transplantation reconstructs arrector pili muscle and nerve connections and restores functional hair follicle piloerection. J Dermatol 39: 1-6, 2012

4 植毛術各論
① FUT

ヨコ美クリニック　今川 賢一郎

■ はじめに

　採毛部位から3～4mm径の株を直接くり抜くパンチ式植毛術が1960年から20年間にわたって行われたが，黒髪で直毛の日本人には大きな株の不自然さが際立つために不評であり，むしろ人工毛植毛が盛んに行われた。Marritt[1]はmacrograftの不自然さを克服する手段として，macrograftを分割してヘアライン最前列に用いたが，後にUebel[2]は採毛頭皮を一塊に切除して株分けを行い，micrograftとminigraftのみを用いた症例を1991年に報告した。さらに90年代半ばにはLimmer[3]，Bernsteinら[4]が毛包単位（follicular unit：以下，FU）ごとに株分けを行うfollicular unit transplantation（以下，FUT）を提唱し，標準術式となった。

I FUTの定義

　micrograft（1～2本/株），minigraft（3～6本/株），macrograft（7本～/株）は株のサイズによる分類だが，現在すべての株はFUの概念により，広義のmicrograftとmulti-follicular graft（以下，MFG）に分類されている（表1，2）[5]。

　広義のmicrograftとは，要するに1つの毛包単位に見える株のことで，FUをさらに細分化した狭義のmicrograft，単独のFUを含むfollicular unit graft（以下，FUG），2個のFUが近接して

表1　FUの定義
- 1～4本の硬毛
- 1～2本の軟毛
- 起立筋
- 平均9個の皮脂腺の分葉

FUはこれらを有し，周囲をコラーゲン線維の帯で囲まれた解剖学的単位と定義される。

表2　株の新しい分類

	株のタイプ	ヘア数	FU数
micrograft（広義）	micrograft（狭義）	1～4	1またはそれを細分化したもの
	FUG	1～4	1
	follicular family graft	5～6	2つのFUが0.2mm以下の距離でくっついてあたかもFUGに見えるもの
MFG	microslit grafts (cut to number of FUs)		
	double FU	3～5	2
	triple FU	5～8	3
	quadruple FU	6～12	4
	traditional slit grafts (cut to size)	3～12	2～4
	slot grafts　(cut to size)	4～8	4～8
	round grafts (cut to size)（"standard" punch graftsも含む）	5～30+	2～15+

表3 FUT の要件
- ドナーを採取する時にマルチブレードナイフを使用しない
- すべての株分けを顕微鏡下で行う
- すべての株は原則として1つの FU を含む
- おのおのの FU の間の皮膚（hairless skin）は取り除く
- 株を植え込む際にスリットを用い，パンチは用いない

表4 FUT と FUE の比較

	FUT	FUE
瘢痕の形状	線状	無数の小さな点状
採毛部の瘢痕を隠せる頭髪の長さ	2.5〜3cm 以上	FUT より短くても可
抜糸	有（5〜10日）	無
術後のダウンタイム	7〜10日	2〜3日
術後の疼痛	±〜+	−〜±
施術時間	短い	長い
必要なスタッフ数	多い	少ない
株の生着率	85〜95%	FUT より低い
1株ごとの費用	X/株	1.5X〜2.0X/株

FUG に見える follicular family graft を含む。ちなみに，単一植毛法でいう bundle hair graft は FUG と同義語である。

一方，MFG は一株中に複数の FU を含む株の総称で，以前の分類の minigraft や macrograft がこれに当たる。FUT は前者のみを用いる術式であり，MFG を併用する場合には複合移植（combination method）と表現すべきである（表3）。成書では FUT と複合移植を総称して follicular unit strip surgery（FUSS）または単に strip surgery と表現している。

II FUT の特徴および長所・短所

現在のトレンドの FUT と follicular unit extraction（以下，FUE）は，以前の方法と違い，頭皮に点状に FU だけを植え付けるため，同じ大きさの株ならより多くの移植毛が得られ，小さなスリットで植え付けられるために高密度植毛が容易で，毛包と同じ株のため仕上がりが自然であるなどの利点を有している。

最近は FUE の人気が急上昇して，世界的にも FUT とのシェアは相半ばといったところだが，一言でいえば，FUE は短髪が好みでどうしても線状瘢痕が嫌な人向け，FUT は短髪にするつもりがなく，採毛部位を広く剃られるのはまっぴらで，結果が良ければ方法にはあまりこだわらず，安価であればなお良い人向け，ということになる。FUT と FUE の比較を示す（表4）。

1. FUT の長所

1) 採れる株数が多い

日本人は白人と比較して，毛髪密度が低く頭皮の伸展度が低いなどの不利な条件はあるが[6]，FUT では一度に採取可能な最大株数は 2,500〜4,000 株，複数回の施術で採れる総株数は 5,000〜7,000 株である。一方，FUE では 2,000〜2,500 株，総株数は 4,000〜4,500 株である。多量植毛を 2,500 株以上と定義すれば，日本人の場合 FUT による多量植毛はほぼ可能だが，FUE では困難ということになる。

2) 移植毛の損失が少ない

Tan ら[7] によると，FUT の毛包切断率は平均 1.25%（内訳は，ドナー頭皮採取時に 0.18%，スライス時に 0.28%，株分け時に 0.79%）だが，FUE では電動式のパンチを用いた場合 1.7〜15%（平均 6.14%）[8]，ARTAS ロボットでは 0.4〜32.1%（平均 6.6%）と報告されている[9]。ただし，毛包の一部だけが切断される partial transection も含めれば，実際の数字はそれ以上

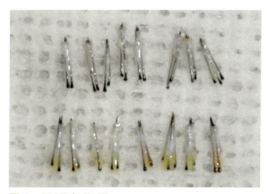

図1 FUE と FUT
上は FUE の skinny graft，下は FUT の chubby graft である。

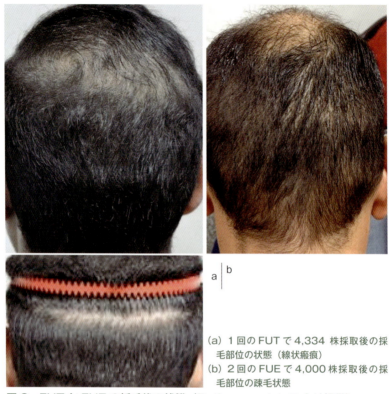

(a) 1回のFUTで4,334株採取後の採毛部位の状態（線状瘢痕）
(b) 2回のFUEで4,000株採取後の採毛部位の疎毛状態

図2　FUTとFUEの採毛後の状態（Pathomvanich Dより提供）

　になる。

3）発毛率が高い

　毛包周囲の組織を多く含んだ株は，細い株に比べ発毛率が高いことが多くの実験で実証されているが，FUTのchubby graftは，小さなパンチでくり抜かれ周囲の組織がほとんどないFUEのskinny graftより発毛率が高いとする報告が多い（図1）[10]。

4）AGAの影響を受けない採毛部位から株を採取できる

　FUTは多量植毛の場合でも男性型脱毛症（androgenetic alopecia：以下，AGA）の影響を受けない範囲から移植毛を採取するが，FUEは広い採毛部位が必要で，安全な範囲を逸脱して株が採取される場合がある。一方，すべての患者がNorwood-Hamilton分類クラスⅥ以上になるわけではないので，家族歴を詳細に検討し症例を選択すれば問題ないという意見もある。

2. FUTの短所

1）イメージ

　患者にとって手術のイメージが強く，低侵襲が好まれる最近の風潮にそぐわない。

2）スタッフ数

　株分けのためにより多くのスタッフと長時間の研修が必要である。

3）術後の疼痛が強い

　FUTの術後の疼痛がFUEより強いのは確かだが，一般的に軽微であり，鎮痛剤を3日以上服用する症例は10％以下である。

4）採毛部位に線状瘢痕が生じる

　FUTが敬遠される一番の理由はこの点であるが，実際にはほとんどの症例で線状瘢痕はそれほど目立たない。むしろFUEによるびまん性の疎毛状態の方が厄介な合併症かもしれない（図2）。

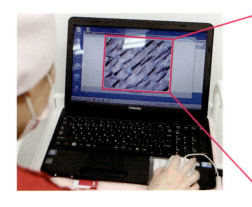

枠は5mm四方で、4倍すると1cm²の株数が算定される。

図3 採毛部の密度と移植毛の太さの測定

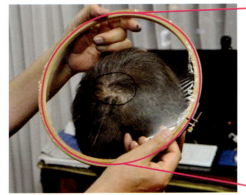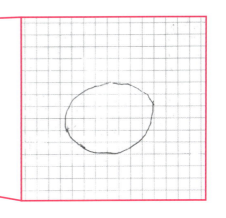

図4 ラップを用いた脱毛部位の面積の測定

Ⅲ 手術前の準備と患者への注意点

初診時に家族歴などの問診，全身所見と局所所見を検査する。全身所見は一般手術のそれに準じる。局所所見では脱毛症の鑑別診断，AGAではNorwood-Hamilton分類による進行度の判定，女性型脱毛症ではAGAによるもの，びまん性脱毛あるいはその他の脱毛との鑑別を行う。さらに頭髪の太さ（デジタルマイクロメーターによる径の計測），色調，直毛か縮毛か，頭皮の伸び具合，頭髪密度を検討する（図3）。また，アスピリンやワーファリンなどの抗血液凝固剤，出血を増加させる恐れのある薬物やビタミンEなどのサプリメントは術前5日間ほど中止させる。

Ⅳ 実際の手技

1. 移植株数の算定

脱毛部位の面積を測定するために，ラップを脱毛部位に被せてマジックペンでその輪郭をトレースする。それを1cmの方眼紙に重ねてコピーし，コピーされた用紙の升目数をカウントして面積（cm²）を算出する（図4）。次いで，予定の植え付け密度（FUG数/cm²）を想定して必要なFUG数を算定するが，著者はヘアラインでは35〜40FUG/cm²，頭頂部〜後頭部および瘢痕部位は30〜35FUG/cm²を目安にしている。

2. 麻酔

ジアゼパムの服用またはミダゾラムの静脈注射

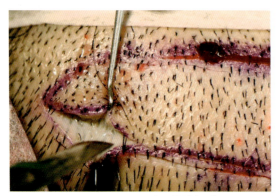

図5　open technique による頭皮切除

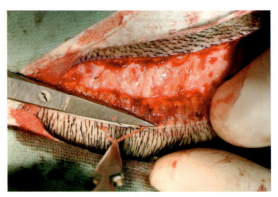

図6　trichophytic 縫合

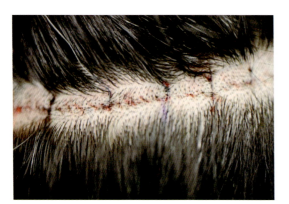

図7　3-0 ナイロン糸による支持縫合

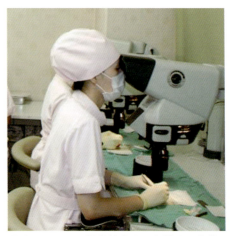

図8　Mantis 顕微鏡を用いた株分け作業

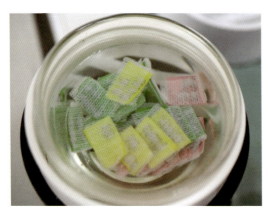

図9　組織培養液を用いた株の保存

とバイブレーターやアイスキューブによる患部の冷却の併用が，疼痛の緩和に有効である．局所麻酔剤は 1/10 万のエピネフリン添加 0.5% キシロカイン溶液とテュメセント溶液を併用する．ヘアラインに対しては 0.25% マーカインまたは 1% キシロカインによる眼窩上神経ブロックも考慮する．

3. 採毛頭皮のデザインと採取

後頭部では左右の耳介上縁を結んだ線より下部の 6〜8cm，側頭部では耳介の上部 6〜8cm が将来にわたって AGA による脱毛の危険性のない範囲であり，移植毛はそこから採取する．必要な FUG 数 ÷ 採毛部位の毛髪密度（FU 数 /cm^2）＝採毛頭皮の面積（cm^2）となり，それにより採毛部のデザインを決定するが，長さは 30〜35cm まで，幅は通常 1〜1.2cm である．採毛部位は 2〜3mm の長さに刈り上げて，拡大鏡下でデザインに沿って 10 番メスで表面にごく浅い切開を加え，創の両縁を 2 本の鉤で牽引しながら，15 番メスで毛根を直視しつつ数 mm ずつ切開する（open technique：図5）[11]．

頭皮を採取した後，創下縁の表皮 1mm 程度を

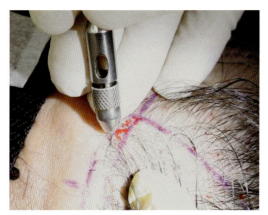

図10 注射針によるスリットの作成

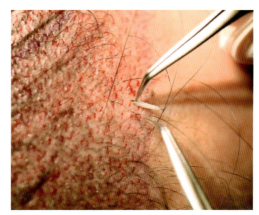

図11 Jeweler鑷子を用いた植え付け

剪刀でde-epithelializationする（trichophytic縫合：図6）。縫合には4-0バイクリルラピッド糸による連続縫合と3-0ナイロン糸による支持縫合を併用し，原則として皮内縫合は行わない（図7）。

4. 株分け

帯状に採取された頭皮を拡大鏡下で，1～2列のFUGを含む帯にスライスする。さらにそれらの帯をMantis顕微鏡下で株分けする（図8）。おのおのの株はサイズ別に色分けしたシートに包み，4℃の組織培養液に保存し，作業終了後1本毛，2本毛，3本毛など，サイズ別に株数を集計する（図9）。

5. スリットの作成

スリット作成には，1本毛は22G針または21G針，2～3本毛は19G針など通常の注射針をプライヤーで切断し，ホルダーに装着したものを用いる（図10）。針先の深さは症例によって4～6mmに調節する。刺入角度は毛流に沿って，生え際は45°，後頭部は60°，側頭部は15°に設定する。なお，針の向きは基本的には頭皮の線維方向（Langer線）と垂直方向にスリットを入れる，いわゆるlateral slitが視覚的により濃さを達成できるとされているが，既存毛の毛根切断の危険性がやや大きい。

6. 植え付け

株は作成したスリットにJeweler鑷子を用いて挿入するが，生え際最前列から1本毛，2本毛，3本毛という具合にグラデーションをつける（図11）。すべてのスリットを最初に作って一斉に植え込むpre-made法と，個々のスリット作成と植え込みを同時に行うstick-and-place法とがあるが，著者はpre-made法の後stick-and-place法で仕上げを行っている。

V 術後処置と経過

1. 指示と注意点

採毛部への包帯あるいはヘッドバンド着用は，手術当日のみで翌朝には外す。移植部位へのドレッシングは行わない。支持縫合の抜糸は術後5～10日目に行う。痂皮は洗髪により10～14日以内にすべて脱落する。移植毛の多くは1～2カ月以内に休止期に入り脱毛して，3～6カ月で再び発毛する。移植毛が太く長くなって濃さを実感できるまでにはさらにかかり，結果の評価は術後10カ月以降となる。なお，2回目の施術は術後8カ月以降に行うが，採毛部位は移植株数や線状瘢痕の状態により初回の瘢痕を含めるのか，瘢痕の上縁や下縁にするか，あるいは別の部位からにするかを検討する。

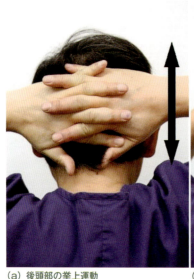 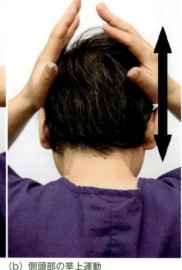

（a）後頭部の挙上運動　　　　　　　　　（b）側頭部の挙上運動

図12　頭皮のストレッチ運動
1回15秒を合計100回を目安に行うと，2週間以降，採毛部の伸展度（％）が改善する。

2．術後の洗髪

洗髪は術後2日目から許可するが，株の部分はスポンジを用いて押洗いする。シャンプーは刺激の少ないものを，お湯で薄めて使用する。1～2週目は指の腹で優しく円を描くようにこすることが可能となる。2週目以降はシャンプーは以前使用していたものに戻してよく，ローションやヘアケア商品も使用可能としている。

VI 著者が工夫している点

1．移植株数をより多く採るための工夫

1）ストレッチ

採毛部頭皮の伸展度を高めるためのストレッチ運動を，術前1～2カ月から1回5～10分間，1日に10回をめどに指導する（図12）。

2）最大採取幅の算定法

採取可能な頭皮の最大幅をMayerの頭皮伸展度（％）の計測と，クロスビームレーザーによる計測を併用して，後頭部正中部や側頭部では広く，乳様突起付近では狭くするなど具体的に決定する（図13，14）。

3）縫　合

最大採取幅の算定を適切に行えば，過緊張のために縫合が困難な例はまれであるが，万一遭遇した場合には，ヒアルロニダーゼ750IUを生理食塩水3mlに溶解して，0.3mlずつ10カ所上下の創面皮内に局注する[12]。

2．移植毛の損失をできるだけ少なくするための工夫

株の保存に生理食塩水ではなくHypoThermosol®（HemaCare社，米国），Liposomal ATP®（Energy Delivery Solutions社，米国），William's Medium E®（Life technology社，米国）などの組織培養液を用いる。それらが生理食塩水より発毛率の点で有意差があるというエビデンスはないが，理論上長時間の施術では有効だと考えられる。

VII 合併症とその対処法

植毛術は比較的安全な施術であるが，予期せぬ医学的合併症や種々の美容的不満足例に遭遇する（表5）。ここではFUTの採毛部位の合併症とその対処法を検討する。

4-植毛術各論① FUT

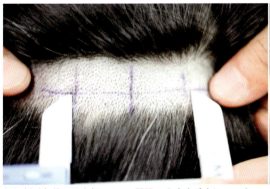
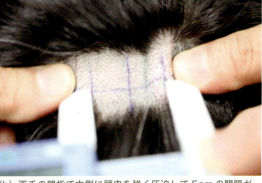

(a) 採毛部位の正中部に5cm間隔の2点を垂直にマーカーで印を付ける。

(b) 両手の親指で内側に頭皮を強く圧迫して5cmの間隔が何cmに縮むのかを計算する。

頭皮伸展度	最大頭皮切除幅 (後頭部)	最大頭皮切除幅 (乳様突起部)
10%	10mm	8mm
15%	15mm	10mm
20%	20mm	15mm
25%	22mm	15mm
30%以上	22mm	15mm

(c) 仮に(b)がXcmだとすると、伸展度係数は $\frac{5-X}{5} \times 100\%$ となる。

図13 Mayerの頭皮伸展度の算定法

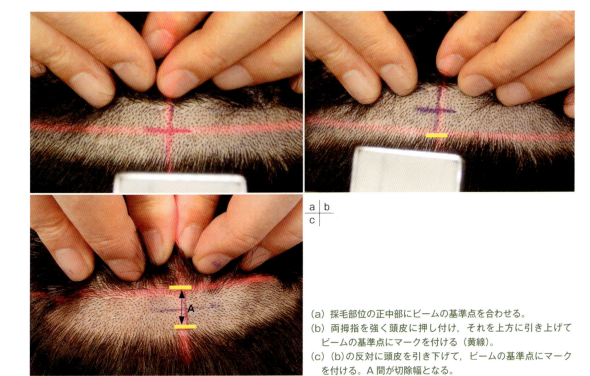

(a) 採毛部位の正中部にビームの基準点を合わせる。
(b) 両拇指を強く頭皮に押し付け、それを上方に引き上げてビームの基準点にマークを付ける(黄線)。
(c) (b)の反対に頭皮を引き下げて、ビームの基準点にマークを付ける。A間が切除幅となる。

図14 クロスビームレーザーによる最大採取幅の計測法

表5 FUTの合併症

術中
　出血, 感染, 疝痛, 吃逆

術後早期
　血腫, 動静脈瘤, 感染症, 嚢腫, 顔面の浮腫, 採毛部および移植部の瘙痒症, 採毛部の知覚鈍麻および知覚過敏, 休止期脱毛

術後1年以降
　不自然な生え際の形成, 不自然な移植毛の毛向および毛流, tentingおよびpitting, 低発毛, 採毛部の目立つ瘢痕および肥厚性瘢痕

1. 出血および血腫

外科手術である以上は完全には回避できないが, その頻度はまれで1%以下である。術前にはWillebrand病などの出血性素因のある患者の選別, 高血圧の患者では血圧の管理, 抗血液凝固剤の服用の中断など, 術中には十分量のテュメセント溶液の注入, 注意深い止血操作, 縫合終了時の創の良好な接合を確認することが重要である。

対処法としては, 通常は再縫合で十分だが, 遅延性の出血の場合には創を開放し, 血腫の吸引によって良好な視野を確保して, 可能なら原因となる血管を特定し, 止血後再縫合する。

2. 感　染

非常にまれであり頻度は0.1%とされている。術前には, 重症の糖尿病や免疫不全など感染を惹起しやすい患者の選別, 視診での毛嚢炎の有無の確認などが重要である。術中には当然のことだが, 術野をなるべく清潔に保つこと, 異物および毛包組織の破片を生理食塩水でよく洗浄することを心がける。予防的な抗生物質の投与には議論もあるが, 著者は術前30分前と術後3日間処方している。感染が疑われる場合, 細菌培養による菌の同定, 抗生物質の投与は一般の外科手術と同様である。

3. 神経痛および神経腫

非常にまれだが, 施術直後から, または術後しばらくたってから自発痛や圧痛を訴える患者に遭遇する。これらの症状は後頭神経などの知覚神経が損傷されたために起こり, 創に外見上の異常は認めない。さらに, 切断された末梢神経周辺に強い圧痛と弾性の腫瘤を認める外傷性神経腫の報告もある[13]。予防策としては愛護的な施術操作を心がけるということに尽きる。

対処法としては局所麻酔薬とステロイドの局注, ボトックス注射などが報告されているが決め手はない[13]。神経腫の場合には外科切除を行う。

4. 知覚鈍麻

浅層の知覚神経の末梢枝が切断されるために, 創の上部の知覚鈍麻は一時的に起き, 通常2〜3カ月で解消するが, 最長で2年続く。ただ, 粗雑な施術操作によって神経の主幹を切断すると, 永久的麻痺もあり得るとされている。

5. 肥厚性瘢痕

頭皮はケロイドの好発部位ではなく, 著者の過去25年間での真性ケロイドの経験は10例以内であり, ほとんどの症例は肥厚性瘢痕であった（図15）。これを察知するのは困難であり, 術前にテスト植毛を行うのも非現実的であるが, 遭遇した場合にはステロイドの局注とシリコン製剤のいわゆるスカーゲルの塗布を行う。肥厚性瘢痕は通常2年程度で改善する。患者が再度植毛を希望する場合には, 原則としてFUEを勧めるべきであるが, FUTを希望する場合には再発のリスクについての了解を得て, 術中はなるべく愛護的に, また創の緊張も最小限を心がけ, 施術直後からトラニラスト300mg/日を処方する。

6. 創の離開

創の過緊張と無理な縫合によって起こるが, 多くは感染, 創の壊死, 出血あるいは局所の循環不全などが併存する。感染が認められなければ創を消毒して再縫合するが, 感染を疑った場合は創を開放し, 後日二次的に修復する。

7. 創の壊死

創の離開と同様の原因で起こるが, 著者は過去に1例しか経験していない（図16）。この症例

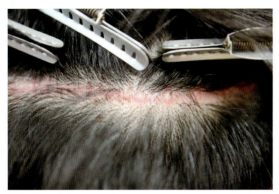

図15　採毛部位の肥厚性瘢痕

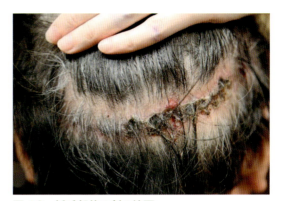

図16　採毛部位の創の壊死

は術後抜糸時に異常を認めず，1カ月後に来院した時のものであるが，後に重度の糖尿病であったことが判明した．抗生剤を処方し自然治癒を待ってから二次的に瘢痕を修復した．

8．創周辺の脱毛

　創周辺が術後突然脱毛する，いわゆるショックロスと呼ばれる状態がまれに起こる．術後1〜9週の間に出現するが，多くは3〜5週目に起こり，創の過緊張に伴って起こることが多い．ただ，まれに伸展度も良好で採取幅も広くない症例に起こることもあり，そのような症例は女性に多い．休止期脱毛とされてきたが，Bertram[14]は局所の虚血や循環不全による成長期脱毛だとしている．いずれにしても3カ月以降に自然に改善するので放置していてもよい（図17）．

9．幅の広い線状瘢痕

　FUTでは初回の施術で5％ほどの頻度で3mm以上の幅の瘢痕を生じ，2回目の施術ではその頻度は2倍以上になるとされるが，その要因は患者と術者双方にある．

1）患者の体質によるもの

　採毛部位の伸展度の悪い場合と，逆にEhlers-

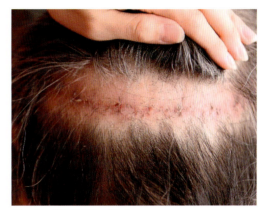

図17　採毛部位の脱毛

Danlos syndromeなど伸展度の非常に良好な若年者の場合には注意が必要である．

2）不適切な採毛部位によるもの

　切開部位が低すぎると幅が広くなりやすい．

3）術者の未熟な技術によるもの

　創の過緊張を避け，出血や毛包切断を最小限にし，何よりも創の乾燥を防ぎ愛護的な操作を心がけることが重要である．対処法としてエキスパンダー法，W形成術など，種々の手段を用いた瘢痕の改善法が報告されてきたが決め手はなく，むしろ最近はFUEによる瘢痕への植毛やscalp micropigmentationが好んで行われる[15]．

引用文献

1) Marritt E: Single hair transplantation for hairline refinement. J Dermatol Surg Oncol 10: 27-31,1984
2) Uebel CO: Micrografts and minigrafts: a new approach to baldness surgery. Ann Plast Surg 27: 476-482, 1991
3) Limmer B: Elliptical donor stereoscopically assisted micrografting as an approach to further refinement in hair transplantation. Dermatol Surg 20: 789-793,1994
4) Bernstein RM, Rassman WR, Seager D, et al: Standarding the classification and description of follicular unit transplantation and mini-micrografting technique. Dermatol Surg 24: 957-963, 1998
5) Headington JT: Transverse microscopic anatomy of the human scalp. Arch Dermatol 120: 449-456,1984
6) 今川賢一郎：日本人における最も効果的な植毛術. 形成外科 57：1017-1026, 2014
7) Tan TY, Pathomvanich D, Castillejos DK, et al: Follicular transection rate in FUT in Asians: 15 years later. Hair Transplant Forum International 27: 1-7, 2017
8) Harris J: New methodology and instrumentation for follicular unit extraction: lower follicle transection rates and expanded patient candidacy. Dermatol Surg 32: 56-62, 2006
9) Avram MR, Watkins SA: Robotic follicular unit extraction in hair transplantation. Dermatol Surg 40: 1319-1327, 2014
10) Harris JA: Follicular unit extraction (FUE) with the SAFE system: a dull dissecting tip FUE device. Hair Transplant 360, edited by Lam SM, Vol.3, pp73-86, Jaypee Brothers Medical Publishers, New Delhi, 2014
11) Pathomvanich D: A refined open donor harvesting to minimize follicular transection. Hair Restoration Surgery in Asians, edited by Pathomvanich D, et al, pp109-115, Sprniger Japan, Tokyo, 2010
12) Park JH: Hyaluronidase in hair transplantation. Hair transplant forum int'l 23: 213, 2013
13) Siefferman J, Khelemsky Y: Occipital neuralgia after hair transplant and its treatment. Case Rep Neuro Med case 428413, 2015
14) Bertram NG: Post surgical hair loss in the donor site after hair transplantation: anagen or telogen effluvium? Hair transplant forum int'l 19: 60-62, 2009
15) Pak JP, Rassman WR: Scalp micro pigmentation (SMP): novel application in hair loss. Hair transplant forum int'l 21: 181-187, 2011

第Ⅱ章 外科的治療

4-② 植毛術各論 Choi式植毛術 (single & bundle hair transplantation)

大宮スキンクリニック　石井 良典

■ はじめに

　東洋人は西洋人と比べ，①瘢痕が目立ちやすい，②前頭部のhair lineが長い（額の横幅が広い），③黒髪のため皮膚色とのコントラストが強く，毛が増えた印象を得にくい，④頭髪の総数が少ない，⑤直毛のため縮毛に比べ毛量が少なく見える，⑥皮膚が完全な禿頭の状態は少なく，軟毛を温存し軟毛間への植毛を求められる症例が多い，⑦顔面が平面的でデザイン上のポイントをつけにくい，⑧毛は西洋人よりも太いので，一見植毛術を行う際に西洋人に比べ有利なように感じられるが，その反面，前頭部や頭頂部の毛が軟毛化を起こすと早い段階から毛量のバランスが崩れやすい，などの特徴をもつ。このため，より繊細な手術手技が要求される。

　これらの特質を，Choi[1]は独自の植毛器を用いること，および毛の生理的な状態である毛孔単位での移植毛（single & bundle hair graft）の作成により解決した。本術式はChoi[1]により1992年に発表され，著者も1990年から植毛術の大半を本術式により行っている。著者がこの術式を好んで用いる理由としては，本術式が，①局所麻酔下で外来手術が可能であり，また術後の包帯などを特に必要としない，②瘢痕形成がほとんど起こらない，③出血が非常に少ない，④毛流および皮毛角の調整が容易である，⑤密度の調整が容易である，⑥頭髪以外の部位（眉毛，陰毛など）への適応範囲が広い，⑦植毛する毛の単位が小さいので，移植毛の生着率が高い，⑧移植のための穴を開ける作業と移植毛の刺入が同時に行えるため，手術時間の短縮が可能である，などの特徴をもつことが挙げられる。

　しかし一方では，①移植毛の作成に習熟が必要であるため，スタッフ教育に時間がかかる，②移植毛の刺入をすべて医師が行う必要があり，多大な忍耐が要求される，などの欠点がある。

　本術式の特徴は，使用されるChoi式植毛器，および毛髪の単位（single & bundle hair graft）という2点から構成されている。

Ⅰ Choi式植毛器の特徴

　Choi式植毛器には4種類の太さの針をもった

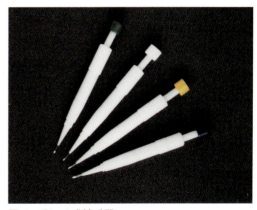

図1　Choi式植毛器

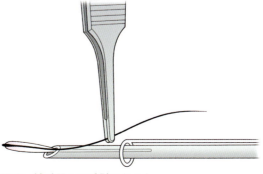

図2　植毛器への毛髪のセット

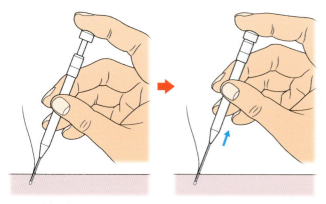

図3 刺入法

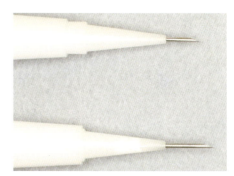

図4 植毛針の長さの調節

ものがある（図1）。それぞれType-SS（緑）23G，Type-S（白）21G，Type-M（黄）19G，Type-L（青）17Gの針がセットされている。ただし内径は，移植毛を針に入れやすくするため，大きく作成されている。また，針には細い溝が切ってあるため，針の中に毛根が完全に入る。毛幹は一部溝から針の外側へ出るようにセットする（図2）。刺入は図3のように行う。針先の長さを調節することが可能で，部位による移植毛の刺入の深さを容易に調整することができる（図4）。

通常のneedle graftやslit graftでは，移植のための穴を開け，その後に移植毛を鑷子などで挿入することになるが，Choi式植毛器の最大の特徴は，移植毛の挿入と移植するための穴を開ける作業が同時に行えることである。このことは移植手術時間の短縮につながるだけでなく，出血の予防となる。

II single & bundle hair graft

1992年に発表されたChoi[1]の論文でのもう1つの新しい概念がsingle & bundle hair graftである。論文の題名が「Single hair transplantation using the Choi hair transplanter」であり，またbundle hairという概念が新しかったため，当初は単なる単一植毛術と誤解されることが多かった。しかし実際には，現在世界的にスタンダードになりつつあるfollicular units transplantation[2]のさきがけとなる（そして現在では同義と考えられている）概念である（図5）。

bundle hairとは臨床的な分類であり，同じ毛孔から2または3本の毛髪が出ているものである（図6）。毛包はisthmus portion（狭窄部）の所で束になっており，その下ではおのおの分離している[3]。また，各毛包はそれぞれの毛周期をもっている。通常，頭髪，腋毛，恥毛および乳輪周囲のみに観察されるため，眉毛，睫毛などの再建に用いるべきではない。また，男性型脱毛症（androgenetic alopecia：以下，AGA）の傾向のある人の頭髪には少ない。bundle hairは青年期に多く，幼少年期と，壮老年期には減少する。bundle hairは分離することなく移植することが生理学的・解剖学的にも合理的である。またbundle hairを用いることにより，同じ2本の毛髪を植える場合でも2つの毛孔から出ている毛髪を一塊として移植するmicro graftとは違い，表皮を完全に取り除くことができるため，瘢痕形成を予防できる（当然のことながらsingle & bundle hairを作成する際にもできるだけ表皮を取り除くべきである）（図5，6）。

III 適応および患者の選択

十分な量の毛髪が採毛部にあることが条件である。当然のことながら，手術によって頭髪の総数を増やすことはできない。このことが，遊離植毛

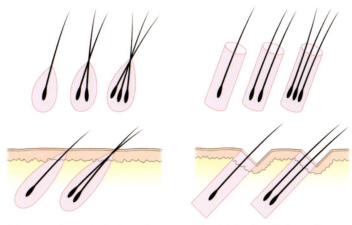

(a) single & bundle hair graft　　(b) mini & micro hair graft
図5　single & bundle hair graft と mini & micro graft の違い

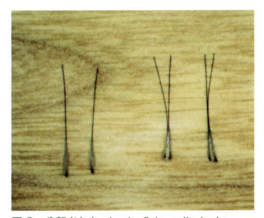

図6　分離された single & bundle hair

術が hair replacement surgery と呼ばれる所以である．したがって，この事実を理解できない患者に手術の適応はない．また，活動期の円形脱毛症にも適応がない．糖尿病や高血圧症，精神疾患などの全身状態にも留意する．

また時に，若年者が頭髪をめぐる不安を主訴として来院するが，その主訴が醜形恐怖や異形恐怖（対人恐怖症）の一症状である場合があるので注意したい．近年，男性の容姿に対する関心の高まりや，AGA に関する情報の氾濫により，前述のような若年者の症例は増加傾向にある．

手術前に頭皮に感染や炎症がないことも条件となる．前頭部への植毛は本術式の良い適応であるが，頭頂部への植毛は将来脱毛部分が広がる可能性を慎重に考慮する．また，内服治療を併用する

ことが望ましい．

Ⅳ 手術手技

手術は採毛，単一毛の作成，植毛の手順で行われる．

1. 採毛部

1）デザイン

採毛部は，通常後頭部の耳介の上端から下端の範囲にデザインする．毛量が足りない場合には側頭部へとデザインを延長する．その際に患者の $1cm^2$ あたりの毛量を術前に把握し，それを基本として採毛部の大きさを設定する．慣れないうちは，単位面積あたりの毛量を把握するためにも拡大鏡（レンズの視野が一定面積に決まっているもの）を用いる方がよい（図7）．

AGA は進行性であるので，あるいは広範囲の場合には2回目以降の手術の可能性を考慮に入れ，採毛部をできる限り温存する．デザインは毛流に対して水平方向に決定するが，その際に皮下の剥離を行わずに縫合できる範囲で，最大幅を決定する．皮下の剥離を行わない理由は，①ドレッシングをしないため，皮下のデッドスペースを作らない，②2回目以降の採毛を容易にするため，の2点である．著者は通常1～1.2cmを最大幅としている．頭皮の硬さは個人差が非常に大きい

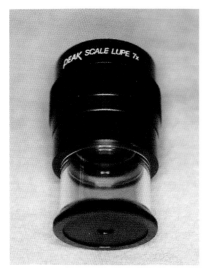

図7 単位面積あたりの毛量を決定するための拡大鏡

が，通常若年者や女性の方が柔らかい．しかし，実際の手術後の瘢痕は若年者や女性の方が目立つ場合が多いので，むしろ30代以下の男性や女性の症例の場合に最大幅を小さめに設定している．

頸部に近い部分に採毛部を求めると術後の疼痛が長く，強いため，採毛部は耳介の上端のラインを初回の手術に用いる．採毛部のデザインの両端が後頭動脈にかかると止血操作が困難になるため，注意してデザインする．耳介後部から7～8.5cmの部位は後頭動脈による出血の多い部分である．

2）麻酔法

著者は歯科用含エピネフリン2％キシロカイン®（アストラゼネカ社，日本）を31G針にて注入している．麻酔は，まず毛根より浅い部分に注入する．その際，頸部側から行うと対側の麻酔時の疼痛が少ない．次に，脂肪織内に含エピネフリン0.1％キシロカイン®をTumescent法[4]にて注入する．tumescentとは「腫れた」という意味であり，主として脂肪吸引の際に用いられる麻酔手技である．局所麻酔薬を大量の生理食塩水で希釈し，皮膚が膨張する程度まで脂肪層に注入する．このことにより，出血や神経損傷を防止し，採毛の手技を容易にする．

注入の際は，移植毛を傷つけてしまうため，デザインの内側の皮膚には針を刺入させないことが重要である．

3）採毛の実際

皮膚および毛髪を一塊として採取する．採毛部の頭髪は約1cmに切りそろえる．これは，毛髪の分離，および植毛器に毛髪をセットすることを容易にするためである．毛に平行に15番のメス刀を用い切開を加えるが，その際メス刃を一気に深く入れるのでなく，毛根を傷つけないよう注意しながら切開を加えていく．メスを深く入れすぎると，出血が多く，また脂肪織が多く付くため，単一毛の分離作業に支障を来たす．また，神経損傷を招き，後頭部の知覚鈍麻の原因となる．

縫合は，阻血性の脱毛の予防という観点からはステープラーを用いた方がよいとの報告もあるが，就寝時に疼痛を訴える患者が多いため，著者は通常，ナイロン糸を使用している．その際に，連続縫合を行うと就寝時の疼痛が軽減される．また真皮縫合は，枕による摩擦によってかなり長期の経過を経た後でも毛嚢炎の原因となる．ひいては脱毛巣を生じるため，PDSなどの吸収糸を使用している．

2．単一毛の作成

一塊として採取された皮片を，カッティングボード上で20番のメス刀を使い，大きないくつかのセグメントに分離する．さらにこれを細分していきsingle ＆ bundle hairに分離する．注意深く毛根の間にメス刀を入れ，20番のメス刀のカーブに合わせて力を加えずに刃を動かすと，脂肪織，表皮，毛髪それぞれの硬さの違いから自然に分離される．分離作業には習熟が必要であるが，熟練したテクニシャンであれば1時間に300本以上の分離作業が可能である．手術時間の短縮が移植毛の高い生着率につながるため，移植毛の数に合わせて数人のチームを組み，この作業を行う．

このほか，生着率を上げるためには，毛包にダメージを与えない，乾燥させない，異物を付着させないことが重要である．また，使用する生理食塩水は冷却しておく．瘢痕形成を予防するために

4-植毛術各論② Choi式植毛術（single & bundle hair transplantation）

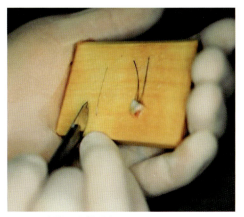

図8　毛髪の分離過程1

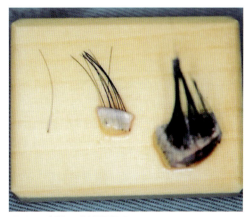

図9　毛髪の分離過程2

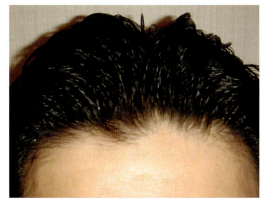

図10　生来のヘアーライン

は，表皮部分をできる限り取り除くことが重要である。欧米ではmicroscopeを用い，15番のメス刀や剃刀の刃を用いてその作業を行うが，毛が太い東洋人の場合，熟練すれば裸眼でも作業が十分に可能である。

分離された移植毛は，トレーの上にガーゼを敷き，そこに冷却した生理食塩水を注ぎ，single hairとbundle hairを分けて並べていく（図8，9）。シャーレを置く専用の冷却装置も市販されているが，容量が小さいため，大量の移植毛の保存にはあまり適していない。

移植毛の数は数え器を用いてカウントすることが望ましい（著者は数え器，および電卓も滅菌し，分離作業中に使用している）。

3. 植毛部

1）デザイン

頭髪は，顔を絵画に例えると額縁の役割を果たす。どのような名画であっても額縁の一部が欠けているとアンバランスな印象を与える。したがって，前頭部のデザインが重要となるのである（re-framing）。

広範囲の脱毛の場合であっても，はじめに前頭部の手術を行う。その中でも中央部分の毛の密度を上げた方がより効果的な結果をもたらすことができる。この考え方はfrontal forelock（前額部前髪）と呼ばれている。前頭部でもヘアーラインは生来のものより上方でデザインすることが望ましい。手術により一度作られた低すぎるヘアーラインは，生涯にわたり変わることがないので，加齢とともに次第に不自然さを増す。しばしば若年の患者は生来のヘアーラインよりも低い位置でのヘアーラインを希望するが，決して行うべきではない。生来のヘアーラインは複雑な曲線によって構成されることが多いので，直線的すぎるデザインは不自然な印象を与えてしまう（図10）。また，患者の希望するヘアースタイル，および将来の変化も考慮に入れたうえで決定する。側頭部のヘアーラインの修正は，顔の横幅の広い東洋人では少量の植毛で大きな効果を上げることができる。

頭頂部から後頭部への植毛は，AGAが進行性

67

第Ⅱ章 外科的治療

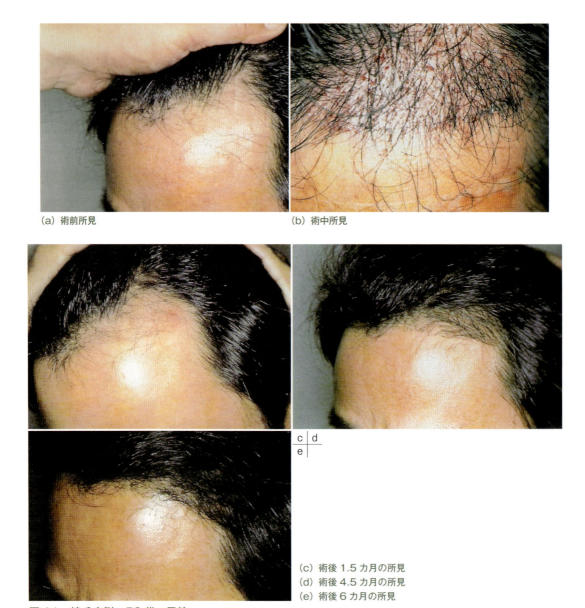

(a) 術前所見
(b) 術中所見
(c) 術後 1.5 カ月の所見
(d) 術後 4.5 カ月の所見
(e) 術後 6 カ月の所見

図 11　植毛症例：50 代，男性

であるため，植毛後，さらに移植部周囲に脱毛が広がる可能性があり，再び植毛を行う必要が出てくる。ひいては，将来の採取部不足を招くため，その適応を慎重に選択するべきである。ことに，つむじより後ろの部分は毛流も後方に流れているため，良い結果を得ることが難しい。

　mini および micro graft では大きな株の移植毛を頭頂部に移植することが一般的であるが，長期の結果を経て脱毛が進行した場合に，その大きな株によって作られた植毛部分が目立つようになる。このことが，著者が植毛術を行う場合にすべてを single & bundle hair で行う理由の 1 つである。

2）麻酔法

　著者は通常，含エピネフリン 2％キシロカイン®を 31G 針に注入している。広範囲に植毛を行う場合，局所麻酔を多量に注入すると術後の腫脹（時には眼周囲までに及ぶ）を招くため，眼窩上神経，滑車上神経へのブロック麻酔を併用する。通常，手術は仰臥位で行うため，前方から麻酔を

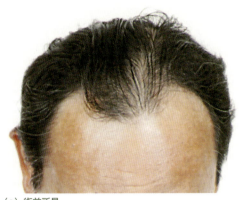
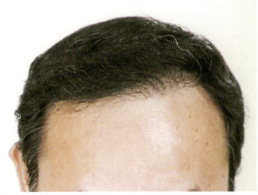

(a) 術前所見　　　　　　　　　　　(b) 術後8カ月の所見

図12　M字型脱毛症例：50代，男性

始めると後方の部位の麻酔量を減らすことができる。また，注入した局所麻酔薬は次第に後方へと流れていくので，デザインのやや外側（前方）から注入を行う。

術中の麻酔薬の追加は移植毛が飛び出す原因となるため，術前に十分な量を注入することが重要である。また，移植開始前に消炎鎮痛剤の内服を併用することも有用である。

4. 植毛の実際

移植毛の大きさにより植毛器を選択する。刺入の深さは通常の毛根のレベルで十分である。深すぎる刺入は出血や術後の腫脹および植毛針の損傷を招く。通常，ヘアーライン最前列にはsingle hairを，その後方にsingle hairおよびbundle hairを植毛する。生来の毛流や皮毛角に留意しながら植毛を行っていく。

5. 術後処置および術後経過

包帯などのドレッシングは，ずれることにより移植毛の脱落を招くため行わない。採毛部，植毛部ともに数日間の外用療法のみとする。採毛部には抗生剤軟膏を数日間使用させ，植毛部には含抗生剤ステロイドローションを数日間塗布させる。洗髪は，採毛部は3日後から通常通り，植毛部は4日後から微温湯で軽く，10日後から通常通り行わせる。採毛部の抜糸は10日～2週間後に行う。

移植毛は2週～3カ月の間に一度休止期に入り，その約80％が脱落する。この傾向は20，30代で多く見られ，50代以上の症例では脱毛せずに，3～4カ月程度，移植毛の成長を見ない場合が多い。このことは術前に患者に対し必ず説明する必要がある（図11）。

6. 合併症，後遺症，トラブルとその対策

特に大きな問題となる合併症はないが，まれに一時的に毛嚢炎が起こることがある。その際には外用や内服剤などにより早めに処置を行うことが重要である。毛嚢炎は通常術後6カ月以内に起こり，その後出現することはまれである。

7. 症例の解説

図12は通常よく見かけるM字型脱毛である。このような症例の場合，しばしば中央部の毛髪も軟毛化している。患者はM字部分のみへの植毛を希望して来院したが，このような症例の場合，中央部の軟毛化した部分にも植毛術を行うべきである。男性の場合，中央部よりもM字部分の毛量が多いということは通常見られないので，M字部分のみの植毛術を行うと，移植毛は後頭部の軟毛化していない太い毛を用いるため，本数の少ない植毛術を行ったとしても，M字部分の方が毛量が多い印象を与え，不自然な印象を与えてしまう（図12）。

引用文献
1) Choi, YC: Single hair transplantation using the Choi hair transplanter. J Dermatol Surg Oncol 18: 945-948, 1992
2) Bernstein RM, Rassman WR: Follicular transplantation. Patient evaluation and surgical planning. Dermatol Surg 23: 771-784, 1997
3) Poblet E, Ortega F, Jiménez F: The arrector pili muscle and the follicular unit of the scalp: a microscopic anatomy study. Dermatol Surg 28: 800-803, 2002
4) Klein JA: Tumescent technique for regional anesthesia permits lidocaine doses of 35 mg/kg for liposuction. J Dermatol Surg Oncol 16: 248-263, 1990

第II章 外科的治療

4 植毛術各論
③ FUE およびロボット植毛

AGA ルネッサンスクリニック福岡院
For hair clinic Korea

長井 正寿
Young Geun, Ryu

■ はじめに

follicular unit extraction（以下，FUE）とは毛包単位くり抜き法のことで，ドナー毛採取の術式の名称である。follicular unit transplantation（以下，FUT）と混同しやすいが，正しくはFUT の1つのプロセスであり，パンチ（パンチニードル）を使用して毛包（毛穴）単位でドナーを採取する方法のことである。

I 歴 史

世界で最初の報告は，1939年にOkuda[1] が行った性毛を移植するというものだった。この時代は拒絶反応の概念がまだ希薄だったと思われ，他人の毛を採取しての他家移植も行われていた。そのため，その成果は十分ではなかったが，日本人がパイオニアであったという事実はあまり知られていない。

実際の施術として普及するきっかけは，米国のインターネットが発端というのが有力な説である。毛髪移植に関するさまざまなサイトの中で，植毛を考えている患者たちの要望として，「後頭部にドナー採取後の傷を作らずに植毛を行える方法は何かないか」という議論は以前から行われていた。

2002年にRassmanら[2] が，内径1mmの先端が鋭利なシャープパンチを使用したFUE法（そのころの呼称はFOX法）に関して発表を行った。しかし，毛根の切断率が高くすべての患者には勧められないという内容であった。その際に，くり抜きの深さがキーポイントになると考察されていた。その後，Coleらが独自開発のシャープパンチを使用したfollicular isolated technique（毛包単離テクニック）を改善して，毛包のダメージを軽減する工夫を行ったが，頭皮と毛包の強固な結合（tethering）のため，依然毛根の切断率は低くはなかった。

この問題を解決するため，2004年にHarris[3] はS.A.F.E™（Surgically Advanced Follicular Extraction）SYSTEMという新しい方法と機器を開発した。これは，先端が鋭利なシャープパンチと比較的鈍なブラントパンチの2つを使用する方法で，皮膚の表層は鋭利なシャープパンチで切れ込みを入れ，その下の真皮層からは尖端が鈍なブラントパンチでさらにくり抜きを進める。

実際に見えている頭皮の毛の生える角度と，皮下の角度は微妙に異なる場合が多い。これは，特に真皮層の深さから少しずつ角度がずれていくことが多いためであり，この部位においてできる限り毛幹を切断しないように，ブラントパンチを併用するというものであった（図1）。

2006年ころにパンチニードルをモーターで回転させて採取するモータライズドFUEが開発された。毛包単位を採取するプロセスにおいて，くり抜くという作業の時間短縮を狙ったものだった。しかし，同様に毛幹のカーブの程度によっては満足のいく結果は得られないとされていた。われわれは手動をマニュアルFUE，モーター付きをモータライズドFUEと区別している。

これら各種のコンセプトが出そろい，国際毛髪学会などでも盛んにFUE講習会が行われるようになった。それに呼応するようにFUEを治療メニューとして打ち出す施設が出てきたが，それでも安定した結果を出せているとはいえない状況であった。

2006年の国際毛髪学会において，ロボットで

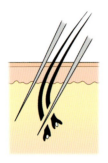
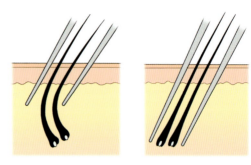

(a) シャープパンチでは切断されやすい
(b) 鈍なパンチでは毛球の向きがかわって採取が可能になる

図1　S.A.F.E™ SYSTEM

FUE手術をサポートするという発表が行われた。これは、ドナー採取において、グラフトを引き抜くこと以外のすべての作業をロボットが行うという画期的なものであった。プロトタイプは非常に大きく、実用化は困難な状態と思われた。しかしその後、徐々に改良が行われ、The ARTAS® Robotic System[4]（Restaration Robtec 社、米国：以下、アルタス）という名称になり2011年に稼働するようになった。

Ⅱ 実際のFUE手技

前述のごとく、現在ではマニュアルFUE、モータライズドFUE、それとFUEアシストロボットの3種類の方法が行われているが、ここではモータライズドFUE全般について述べる。

実際のFUTにおけるFUEグラフト採取と移植の手技は、①採取するドナーエリアの決定、②採取する毛包単位の選定、③麻酔とtumescence、④パンチニードルによるくり抜き、⑤鑷子による引き抜き、⑥株分け、⑦グラフトの保存、⑧採取株の移植、という行程で行われる。

1. 採取するドナーエリアの決定

従来の帯状採取（strip harvesting）においては、AGAグレードⅦであっても男性型脱毛症（androgenetic alopecia：以下、AGA）の脱毛の影響を比較的受けにくい、耳介上方2cmから4cm下方の後頭部のみが安全なドナー採取エリ

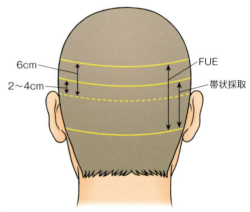

図2　ドナーエリア

アとされていた（図2）。

しかし、この限定された部位から1,500グラフト以上の大量の株をFUEで実際に採取すると、採取密度が高くなり、その結果、採取部頭皮が透けて見える現象が起こる。このため、20歳代の若年者や、AGA進行が高度な場合、そして早い進行を伴うAGA家族歴がある場合を除き、採取部位を拡大して採取することが、現在では一般的になっている。ただし、FUE施術が始まってまだ経過観察に十分な期間が経過していないため、移植毛の生着のみでなく、将来AGAの影響を受けて軟毛化していくか否かを注意深く観察する必要がある。その場合のリスクを最小限に抑えるため、セーフティーゾーン以外からのグラフトを、可能な限りヘアーライン前列から植えていくことが必要と考えている。

2. 採取する毛包単位の選定

毛包単位（follicular unit：以下，FU）には1本毛（1hair/FU），2本毛（2hair/FU），3本毛（3hair/FU），まれに4本毛（4hair/FU）の4種類に加えて，family follicular unit がある。

アジア人の毛幹のサイズは0.65〜0.1mmであり，これに周囲結合組織を含んで作成する毛包単位グラフトのサイズは，1本毛0.75〜0.8mm，2本毛0.9mm，3本毛1.0〜1.1mm程度がよい。

現在世界で使用されているパンチの内径サイズには，最小で0.65mmから最大で1.1mmがあるが，安定して採取できるサイズは1本毛であれば0.8mm，2本毛であれば0.9mm，3本毛であれば1.0mmと考えている。これ以上に内径の小さいものを使用すると，毛根切断率が高くなる可能性がある。

また，採取部の毛包単位あたりの毛根の数も，実はAGAの高度進行例や加齢とともに軟毛化が見られる場合があり，特に2本毛，3本毛が1本毛になってしまう場合も珍しくない。そのため，症例ごとに供給可能なグラフト数と移植部位に必要な総本数を勘案して，現実的な移植株数を提案しなければならない。

3. 麻酔とtumescence

麻酔は基本的に局所麻酔と後頭神経ブロックを併用して行う。FUEの場合は帯状採取の場合と異なり縫合を行わないため，止血目的にエピネフリン入りのキシロカイン® を使用する。

4. パンチニードルによるくり抜き

まず採取部位のドナー毛を，1〜2mmの長さにする（図3）。髪の生えている角度（皮毛角）に合わせて，パンチを皮膚に刺入する。この刺入の深さは実際の毛球から皮膚面までの長さに合わせて，3〜6mm程度で調整する。次にこれを回転させて，毛包ごと周囲組織から切り取り採取する。

しかし，頭皮から見えている毛幹の角度と皮下の毛幹の角度が一致しないことも少なくなく，その結果，パンチの刺入長が深ければ深いほど，毛根切断を招いてしまうこともある（図4）。そのため，どの症例でもテストくり抜きを行って，良いクオリティのグラフトが採取されているかを確

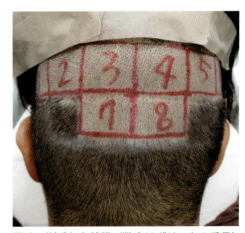

図3　剃毛した状態（数字はグリッドの番号）

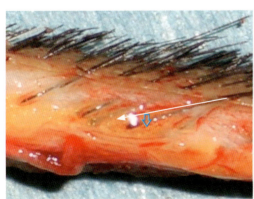

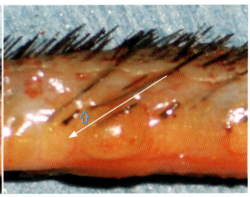

(a) 皮膚上の毛の角度から予想される皮下の毛の角度（白矢印）よりもより下方に毛（青矢印）がある

(b) 予想される毛の角度（白矢印）より実際は上（青矢印）にある

図4　皮下で毛幹の角度が異なる例

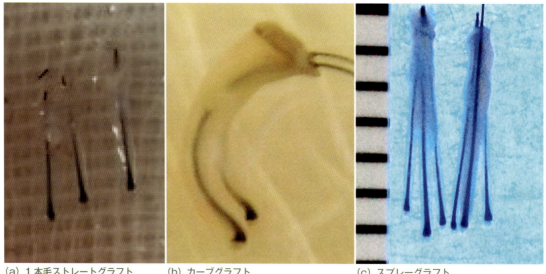

（a）1本毛ストレートグラフト　（b）カーブグラフト　（c）スプレーグラフト
図5　毛幹の性質の違い

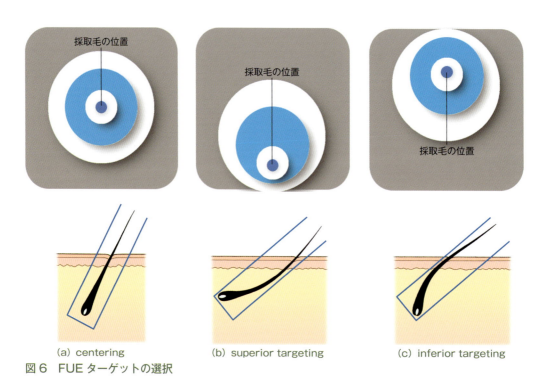

（a）centering　　　（b）superior targeting　　　（c）inferior targeting
図6　FUEターゲットの選択

認することが重要である．慣れないうちは株のくり抜きごとにこれを引き抜いて，毛根の無駄な切断を避けなければならない．マニュアルFUEがメジャーな術式にならなかった理由の1つとして，くり抜きの際に術者の指でパンチを回転させながら行うが，この際にその軸がブレたり，表皮が硬い場合に容易に切れ込みを入れられなかっ

りして，適切な採取が行えなかったことがある．

また，毛幹の性質として，ストレート（straight）のほかに，毛幹が曲がっているカーブ（curvature），2本毛以上で毛球同志が離れているスプレー（splay）がある（図5）．ストレートの場合は，予想する毛の角度に合わせて，スコアリングする際にパンチの正中に毛幹を捉えるセ

ンタリングを行えばよい。しかし，弧を描いて生えているカーブ毛の場合は，センタリングでは角度が合っているように見えても毛球部で切断してしまうことがある。この場合は，グラフトを観察するだけでなく，くり抜いた毛穴を覗き込み，毛幹が切れている部位を確認して，センタリングから上方や下方に微調整する（図6）。2本毛，3本毛においてはそれぞれの毛球同士に距離ができるが，これが開きすぎると，パンチの刺入角度が合っていても，どちらかの毛球を切断してしまう可能性が高くなる。

この場合最も大切なのは，頭皮表面に見えるそれぞれの毛幹のなす角度を観察することである。見えているのは氷山の一角であるが，その角度からある程度の予想がつく。頭皮上で開いていれば，皮下でも角度が開いている，つまり，毛球の距離が広くなる可能性が高い。

2本毛よりも3本毛の方が採取が困難になるため，習熟するまでは，1本毛，2本毛の直毛に限定して採取すべきである。適切なサイズのパンチで採取を行えば，3本毛でも切断なしに採取できる場合もある。

5. 鑷子による引き抜き

鑷子による移植株の引き抜きは，左右の手にそれぞれ1本ずつ鑷子を把持して，2段階もしくは3段階の手順で行う。

2段階では利き腕と反対の腕の鑷子で毛幹を把持して，できるだけ引っ張り，利き腕でつかめる最下層を把持してこれを引き抜く。利き腕の鑷子1本のみを使用して引き抜くと，表皮のみや周囲組織が不完全についた採取になってしまうことがある。くり抜きがうまくいっても，引き抜きが適切でなければ採取率が3%低下するという報告もある（図7）。

3段階の場合は，まず利き腕鑷子で毛幹を把持して軽く引っ張り，その下を反対腕の鑷子でさらに引っ張り，最後に利き腕鑷子でさらにその下を把持して，毛の生える向きに合わせて引き抜く。

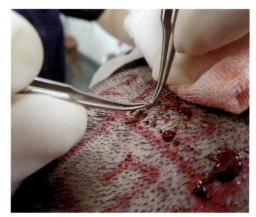

図7 2本鑷子の引き抜き

6. 株分け

株分けは帯状採取（strip harvesting）でも述べたごとく（「1. 採取するドナーエリアの決定」），毛根鞘周囲組織とともに可能な限り均一な大きさに切り分ける。採取ドナー頭皮片からブロックにしてさらに分けていく帯状採取と比較すると，採取時からグラフトごとに分かれているので，株分けは比較的容易である。そのため，採取グラフトを株分けすることなく移植するという施術者もいるが，そもそもFUE採取直後のグラフトには辺縁に凸凹があり，またサイズも微妙に大小がある。そのため精密なスリットに対しての移植を行うことは非常に困難であり，移植部スリットとの十分な接着も得られにくい（図8）。グラフトの質の評価を行う意味でも，株分けという行程は欠かすことはできないと考えている。

7. グラフトの保存

グラフトの保存液は，一般的に生理食塩水が使用される。生理食塩水にて常温での保存6時間で，90%以上の移植株が生存できる。一方，4℃に保つことで生存率が上がるという報告もある[5]。そのため，われわれは持続して4℃を保つCole式冷蔵装置を用いている。

さらに近年，移植株専用のハイポサーマソル®（Cole instruments社，米国）という保存液が開発され，臨床の現場でも使用されている[6]。実際

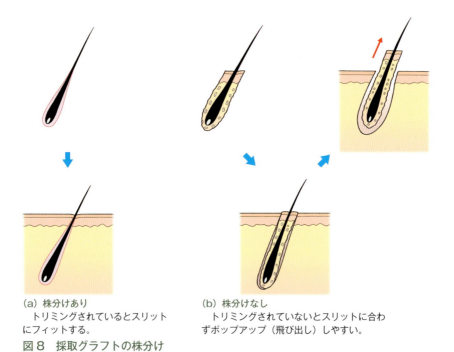

(a) 株分けあり
トリミングされているとスリットにフィットする。

(b) 株分けなし
トリミングされていないとスリットに合わずポップアップ（飛び出し）しやすい。

図8　採取グラフトの株分け

に3日間保存した後に移植を行い生着した例もあり，生理食塩水とハイポサーマソル®の比較実験では移植株の質がより保たれていた。同一患者への移植においても明確な差が見られている。

そのためわれわれも，採取グラフト数が多く，長時間の保存が予想されるような場合は，積極的にハイポサーマソル®の使用を勧めている。

8. 採取株の移植

採取株の移植は帯状採取の場合と同様である。しかし，FUEではグラフトを引き抜いて採取するため，毛球下脂肪組織が十分でない場合もある。その場合は移植の際に，鑷子にてグラフトの毛球直上を愛護的に保持する必要がある。

III　機　材

機材は，手動で行うマニュアルFUEとモーターライズドFUEの2種類に分かれるが，これに加えてFUE補助ロボットアルタスの3種類がある。

1. マニュアルFUE

先端がシャープなシャープパンチと鈍なブラントパンチの2種類があり，一般的なパンチの内径は0.7mmから0.1mm刻みで，1.2mm程度まである。しかし，1本毛を包む毛根鞘の幅は0.48mm程度であるため，2本毛・3本毛を採取するためには内径0.9mm以上が好ましい。1.5mmを超える傷は瘢痕が目立ちやすいため，皮膚生検用の内径2mm以上のパンチをFUEに使用するべきではない。われわれは主に0.9mmを使用している。

2. モータライズドFUE

1) モーター付きのFUE機器の種類

種類は単三乾電池1本で作動する簡易なものから，回転スピード，回転の正・逆，採取パンチ数の自動カウントなど各種調整を行えるものまで多種多様である。

われわれが5種類の機器を実際に試して得た感想は，回転トルクが十分にあり回転数が可変で，パンチの軸がずれないことが重要であった。そのうえで重すぎず，軽すぎず，施術者自身で手技が

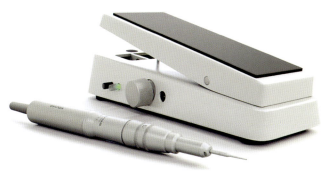

図9　WAW system®

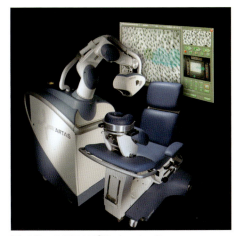

図10　ARTAS®Robotic System

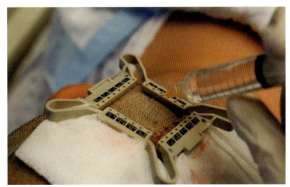

図11　フラットスキンテンショナー

行いやすいものを選択する。2016年にはDevroyeによりWAW system®（ベルギー）というまったく新しいFUE機器が開発された。先端がフレアしたトランペットパンチを使い，これを回転させるのではなく半回転ずつ発振oscilationさせて，そのスピードをペダルでコントロールする。この結果，毛根切断率を低下させ，質の良いグラフトの容易な採取が可能となった（図9）。パンチの種類や内径はマニュアルFUEに準ずる[7]。

2）FUE補助ロボット（図10）

専用のイスに座った患者の採取部に，フラットスキンテンショナーという下面にとげ状の突起が付いたものを設置する（図11）。これでできるだけ頭皮を平坦にして，テンショナーの内側にある2.5×2.5cmのグリッドの4つのコーナーの緊張を均等にする。

次に，テンショナーの表面にあるサイコロの目のような基準点（fiducial marks）をARTAS®で読み込む。この作業でグリッドの中の毛穴の数，1本毛・2本毛・3本毛それぞれの位置，それぞれの角度・向き・密度を読み込む。

採取では前述のHarrisが考案したS.A.F.E™ SYSTEMに基づき，外筒の尖端が鋭なシャープパンチと，内筒が鈍なブラントパンチの2種類で行われる。

また，ARTAS®の内部には独自のartificial intelligence（人工知能）が搭載されているため，Restration Robotics本社とオンラインでつながっており，遠隔操作でオペの経過の情報を収集して，不具合に関しては常にアップデートが行われている。しかし，今のARTAS®のアルゴリズムは西洋人向きに作られているため，東洋人には時にフィットしないことがある。西洋人では皮下の毛幹が3～5mmであるのに対し，アジア人では5mmと長いことや，皮毛角が30°以下の場合が

ある。また，強固なテザリングをもつなどの要素もある。このため，われわれはアジア人のデータのフィードバックを行った。これにより，スコアリングの効率が上がり，毛球下の脂肪層まで採取可能となった。しかし，安定した結果を出すためには，さらなる改良が必要である。

IV 採取率（切断率）

植毛において，しばしば採取率という表現が出てくるが，これも非常に紛らわしく誤解を生んでいる。何を採取した時の採取率なのかという議論は，わが国ではあまり行われていない。というのも，採取率には移植株（グラフト）の採取率と，移植毛（ヘアー）の採取率があるという概念が希薄だからである。

帯状採取においてはドナー毛を頭皮ごと採取するが，その際に何本の毛を切ってしまったかは，ドナー片の上縁と下縁の切断毛の数を数えると容易にわかるし，採取した毛の総数でこれを割ると移植毛の切断率が，また総数から切断した毛の数を引いた数を総数で割ると移植毛採取率がわかる。しかしFUEでは，一毛穴ごとにグラフトを採取する。このグラフトには，1本毛のグラフトだけでなく，2本毛・3本毛のグラフトが存在する。1本でも毛が含まれていればグラフトとして使用できるため，2本毛・3本毛を採取して毛の切断が起きても，グラフト採取率は100％ということが起きてしまう。しかも，これを単に採取率と表現するために混乱が生じるのである。

国際的には移植毛採取率（hair yield）という表現が使われている。読んで字のごとくであり，紛らわしさがない。この表現の浸透なくして，FUEの発展は難しいと考えている[8]。

V 生着率

生着率を正確に計算するためには，無毛部位に植えたグラフトを継時的に観察していかなければならない。具体的には，無毛の移植部位をタトゥーで囲みこの面積を測り，グラフトの数を計算し，生着した数を計算して生着率を算出する。軟毛であっても有毛部では不可能である。

頭部でこれに該当する無毛部位は，グレード3以上の前額の部位か，グレード6以上の頭頂部程度と制限があり，タトゥーまで入れてこれを計測することは現実的に不可能である。しかし，この手順を踏まずして生着率は提示するべきではないと考える。

VI FUEの問題点

FUE施術特有の問題点として，①術後採取部位のシースルー，②ラーニングカーブ，③採取株の細小化，④広範囲の剃毛が挙げられる。

1. 術後採取部位のシースルー

FUEでは線状の傷跡ができないことが最大のメリットである。一方，採取部位の密度の低下は必ず起こるため，内径2mm以上のパンチを使用した採取部はいうに及ばず，過剰な数のグラフト採取を行うとその部位の密度が急激に低下し，頭皮が透けて見える現象が起こる（図12）。これは，FUEを選択した患者にとっては傷ができることと同様に深刻な問題となる。そのためわれわれは，25％以上の採取（over harvesting）は行わないようにしている。特に複数回のFUEを行う場合には，採取部位密度の過剰な低下を起こさないようにしなければならない。

2. ラーニングカーブ

FUE手技は，直視下には見えない皮下の毛幹から毛球までを盲目的に採取するものである。皮膚や毛髪の構造を熟知し，毛幹の角度や皮下の長さ自体も多様であることを理解しておくことも重要である。また，移植毛は限りある資源だということを常に忘れずに，確実に採取技術を上げていかなければならない。

3. 採取株の細小化

FUEは，毛球下の脂肪組織が帯状採取に比して少なく，そのため生着後に細くなる現象が起こ

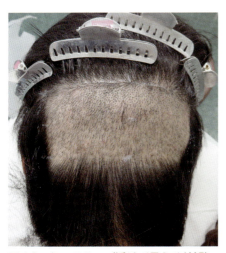

図12 シースルー（透けて見える外観）

る可能性が示唆されている．これは，毛球下脂肪組織よりヘアーサイクルを延長させるシグナルが産生されている可能性があるという2011年のFesta ら[9]の報告や，眉毛瘢痕無毛部位に自家脂肪移植を行い瘢痕部眉毛が再発毛してきたという2014年のDini ら[10]の報告からも示唆されるかもしれない．

4. 広範囲の剃毛

採取グラフトの数に応じて採取剃毛部位が拡大するが，短髪やAGA進行型の患者においては剃毛部位を隠すことができないため，剃毛すること自体がFUE施術を拒む理由になる場合がある．これに対しては，東アジア人に対する剃毛を行わないFUE施術（non shaven FUE）という方法をYoung Geun Ryu 医師が行っている．

実際には，剃毛の代わりに2本毛もしくは3本毛の毛包を一定間隔で短くハサミで切り，これを1つずつFUEで採取していく．この際も必ずテスト採取を行い，毛根採取率を確認してから施術を続けていく．この時点でもし毛根採取率が低ければ，剃毛する方法に切り替えたり，帯状採取に術式自体を変えなければならないこともある．

Ⅶ 体毛移植の可能性

ドナーは限られていることから，体毛移植の可能性について検討した．著者自ら，自身の大腿部の毛をくり抜いてみたところ，マニュアルFUEであったため採取が非常に困難であったが，採取できた株は後頭部の瘢痕性脱毛部位に移植して実際に発毛した（図13）[11]．

さらにこれを観察していくと，3カ月ごとのヘアーサイクルで生え変わることがわかった．一方採取部位は，6カ月あまり発赤が引かなかったが，FUE時に切断した毛穴からはほぼ再発毛してきた．

これらから，体毛も第二のドナー毛となる可能性があることがわかったが，採取の困難さ，太さの問題（髪の毛より細い），ヘアーサイクルの問題が残っている．

Ⅷ 既存手術の修正

植毛後の移植毛をFUEでくり抜いて再度移植することも可能である．男性におけるM字の部位に対して丸いラインになるように移植を行っている症例は少なくない．しかし，この部位を丸くすると形が不自然なばかりか，こめかみの既存毛と両側生え際の既存毛の角度と向きはほぼ異なっているため，移植毛が非常に目立ってしまう．このように不自然な生え際になった症例に対しても，FUEでくり抜いて修正することが可能である．

おわりに

以上，FUEに関する現時点でできる限りの詳細について記してみた．この新しい移植株採取法であるFUEを，1人でも多くの術者が身につけて，患者の選択肢が増えれば幸いである．

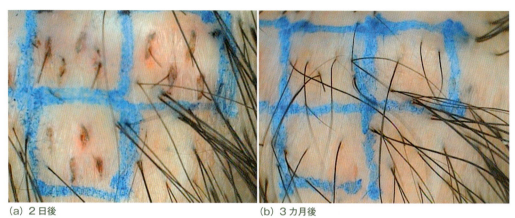

(a) 2日後　　(b) 3カ月後

図13　瘢痕部への体毛移植

引用文献
1) Okuda S: Clinical and experimental studies of hair transplantation of living hairs. Jap Dermatol Uro 46: 135-138, 1939
2) Rassman WR, Bernstein RM, McCellan R, et al: Follicular unit extraction: minimally invasive surgery for hair transplantation. Dermatol Surg 28: 720-728, 2002
3) Harris JA: Follicular unit extraction: the SAFE System. Hair transplant Forum Int 14: 157, 163-164, 2004
4) Rose PT, Nusbaum B: Robotic hair restoration. Dermatol Clin 32: 97-107, 2014
5) Kurata S, Ezaki T, Itami S, et al: Viability of isolated single hair follicles preserved at 4 degrees C. Dermatol Surg 25: 26-29, 1999
6) Mathew AJ: A review of cellular bio preservation considerations during hair transplantation. Hair transplant Forum Int 23: 1-11, 2003
7) Berman DA: New computer assisted systemmay change the hair restoration field. Practical Dermatology 32-35, 2010
8) Unger WP: Commentary to chapter 9G1A and 9G1B. Hair transplantation (5th ed), edited by Unger WP, et al, pp298-299, informa healthcare, New York, 2010
9) Festa E, Fretz J, Berry R, et al: Adipocyte lineage cells contribute to the skin stem cell niche to drive hair cycling. Cell 146: 761-771, 2011
10) Dini M, Mori A, Quattrini Li A: Eyebrow regrowth in patient with atrophic scarring alopecia treated with an autologous fat graft. Dermatol Surg 40: 926-928, 2014
11) Nagai M: Difficulty associated with body hair transplantation: a study using the folliscope. Hair transplant forum Int 3: 103-104, 2008

4 植毛術各論
④ 特殊な植毛術（1）──瘢痕への植毛──

紀尾井町クリニック　柳生 邦良

■ はじめに

瘢痕による脱毛症の治療は医学的に重要なテーマである。小児期の頭部の熱傷や，皮膚病などで広範囲の脱毛になると，それを隠すため，髪型も生活も制限され，生涯コンプレックスを抱えて，消極的な人生を送る場合がある。

瘢痕性脱毛症は，一次的（原発性）瘢痕性脱毛症と，二次的（続発性）瘢痕性脱毛症に分けられる。本稿では，二次的瘢痕性脱毛症の植毛治療に関して述べる。

二次的瘢痕性脱毛症の治療には，自毛植毛が有効である。瘢痕組織でも，慎重に自毛植毛を行えば優れた治療結果が得られ，患者に喜ばれる。

従来，瘢痕組織に対する自毛植毛治療では，低い密度での移植が勧められてきた。その根拠となったのは，血流のない瘢痕組織では，移植後の毛包組織の定着率が低下するという説である[1]。しかし，低密度で移植すると，髪は薄くしか生えないので，植毛治療の結果に対する満足度は低く，複数回の植毛治療を繰り返しても満足できる髪の濃さにはなりにくい。これでは，患者の時間的・精神的負担が大きくなる。もし，瘢痕組織への通常密度や高密度での植毛が可能になれば，満足度は大きく改善されるだろう。

Ⅰ 対象症例

瘢痕性脱毛症に対して，自毛植毛治療を希望して最近10年間に当院を受診した患者のうち，著者が自ら執刀した合計106症例における，合計130件の自毛植毛治療が対象である。

瘢痕性脱毛症の原因疾患は，人工毛植毛後の繰り返す感染と炎症反応による瘢痕性脱毛が55件，外傷後の瘢痕性脱毛が42件，熱傷後の瘢痕性脱毛が14件，皮膚炎後の瘢痕性脱毛が10件，原因不明が9件であった。

いずれにおいても，数年以上変わらない安定した脱毛病変であることを確認できた症例を，植毛手術の適応と判断した。

Ⅱ 結　果

当初は教科書通りに低密度の自毛植毛を行ったが，徐々に移植密度を高くした。実際には，毎回の植毛治療に採取可能なグラフトの量に限界があるので，広範囲の面積の二次的瘢痕性脱毛症には低い密度でしか移植できない場合が多かった。比較的狭い面積の二次的瘢痕性脱毛症で，十分多くの量のグラフトが採取可能な場合にのみ，通常密度や高密度の植毛を実施することができた。

結果として，高密度での移植（1cm^{2}あたり50グラフト以上）は12件，やや高密度の移植（1cm^{2}あたり40～50グラフト）は12件，通常密度の移植（1cm^{2}あたり30～40グラフト）は13件，やや低い密度の移植（1cm^{2}あたり20～30グラフト）は23件，低い密度での移植（1cm^{2}あたり20グラフト以下）は70件であった。

このうち，移植密度が30グラフト/cm^{2}以上の

表　106症例（130件）における移植毛密度の内訳

移植毛の密度	件数
高密度（50グラフト以上/cm^2）	12
やや高密度（40～50グラフト/cm^2）	12
通常密度（30～40グラフト/cm^2）	13
やや低い密度（20～30グラフト以上/cm^2）	23
低い密度（50グラフト以上/cm^2）	70

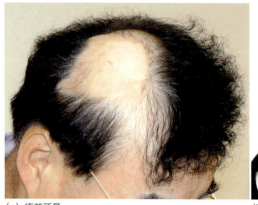

(a) 術前所見　　　　　　　　　　　(b) 術後2年3カ月の所見
図1　56歳，男性，熱傷後の二次的瘢痕性脱毛症
　自毛植毛1回，合計578グラフトを移植した。熱傷の傷痕に人工毛移植を約60回繰り返し，高度の瘢痕性脱毛症になっていた。採取領域が左半分に限られていたので，広範囲の脱毛部に平均16.8グラフト/cm^{2}の低密度の自毛移植を行うことになったが，患者は1回の植毛結果に満足した。

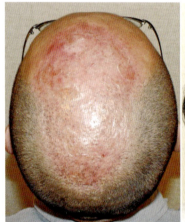 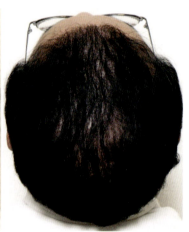

(a) 術前所見　　　　　(b) 1回目術後9カ月の所見　　　(c) 2回目術後1年の所見
図2　41歳，男性，広範囲の男性型脱毛症に対する人工毛移植20回の手術後の二次的瘢痕性脱毛症
　自毛植毛2回，合計3,542グラフトを移植した。計20回の人工毛植毛の結果，生え際から頭頂部まで広範囲の瘢痕性脱毛症になった。頭皮は菲薄化して硬い瘢痕組織に変わり，多数の点状の窪みが見られた。脱毛範囲が広いので，最大限の採取量を移植しても低密度の移植になったが，平均13.2グラフト/cm^{2}と15.0グラフト/cm^{2}の2回の自毛植毛の結果，合計28.2グラフト/cm^{2}の密度で脱毛範囲全体に移植でき，満足できる仕上がりになった。

通常の密度以上の植毛は合計37件で可能であった。また，移植密度が40グラフト/cm^{2}以上の高密度植毛は合計24件で実施可能であった。そして，最高移植密度は66グラフト/cm^{2}であった。これらすべての症例で，良好な移植毛の発育が確認された（表）。

　移植面積から全症例の結果をまとめると，人工毛植毛後の二次的瘢痕性脱毛症では，広範囲の脱毛症例がほとんどで，移植面積は約40〜140cm^{2}の面積に及び，最大限の採取量を移植しても，通常密度かそれ以下の密度の移植にしかならない場合が多く，移植密度は約15〜25グラフト/cm^{2}の症例が多かった（図1，2）。

　ほかの原因の二次的瘢痕性脱毛症は，それほど広範囲の面積ではない症例が多く，病変部の面積が約30cm^{2}以下の病変はすべて人工毛植毛以外の原因であった。二次的瘢痕性脱毛症の面積が20〜40cm^{2}の病変部に対しては，密度を濃く移植することが可能であり，約20〜40グラフト/cm^{2}の密度の移植が可能であった（図3，4）。狭い

4-植毛術各論 ④特殊な植毛術（1）—瘢痕への植毛—

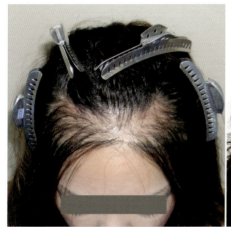
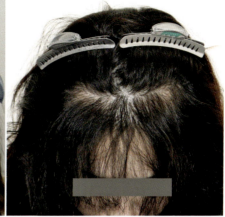
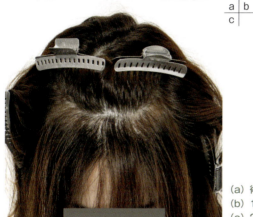

a	b
c	

(a) 術前所見
(b) 1回目術後1年の所見
(c) 2回目術後1年3カ月の所見

図3　28歳，女性，前頭部に人工毛移植を3回行った後の二次的瘢痕性脱毛症
　自毛植毛3回，合計3,464グラフトを移植した。もともと薄毛ではなかったが，前頭部のボリュームを増やすため4回の人工毛植毛を受けた結果，前頭部の既存毛の大部分が失われた。中程度の密度で，26.5グラフト/cm²，24.6グラフト/cm²，29.4グラフト/cm²の3回の自毛植毛を行った。最終密度は80.5グラフト/cm²となり，満足できる密度になった。

面積の二次的瘢痕性脱毛症の場合は，約20cm²以下の面積の病変が大部分だったので，高密度の移植ができるだけの十分なグラフトが採取可能で，40～60グラフト/cm²前後の密度の移植も可能であった（図5）。

III　考　察

　二次的瘢痕性脱毛症の移植は，技術的に難易度が高い植毛であり，植毛医も移植スタッフも含めて全体的な技術力を向上させないと，良い結果は得られない。瘢痕性脱毛症の病変部に，いきなり高密度の移植を試みることは無謀である。スリットの開け方も移植株の植え込みも，難易度の高い技術が必要なので，時間をかけて徐々に医療側の技術レベル全体を向上させていくことにより，高密度の植毛が可能になる。

　二次的瘢痕性脱毛症では，菲薄化した硬い線維性の瘢痕組織が骨膜に強く癒着している場合が多い。そのような瘢痕性の組織に通常の方法で移植すると，術後早期に移植したグラフトが抜け落ちやすい[2]。グラフトが抜けると，移植毛は生えてこない。瘢痕性脱毛症に対する植毛治療で，移植毛が生えない場合が多いのは，移植後の早い時期に移植したグラフトが脱落することが主な原因になっているのだろうと思われる。

　瘢痕性脱毛症に対する植毛治療では，移植後のグラフトの脱落を防ぐために，さまざまな手技上

第Ⅱ章 外科的治療

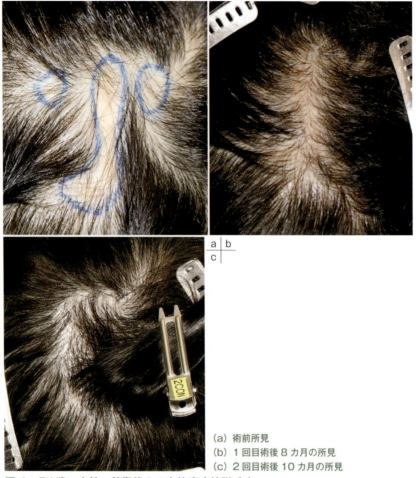

(a) 術前所見
(b) 1回目術後8カ月の所見
(c) 2回目術後10カ月の所見

図4　54歳，女性，熱傷後の二次的瘢痕性脱毛症
　自毛植毛2回，合計758グラフトを移植した。平均28.9グラフト/cm^{2}と29.4グラフト/cm^{2}の中程度の移植密度で2回の自毛植毛を行った。合計密度は58.3グラフト/cm^{2}で満足できる濃さが得られた。

の工夫が必要になる。その要点は次のような内容である。

Ⅳ 瘢痕組織への植毛の要点

1. スリットの深さ

　薄い瘢痕組織に浅いスリットを開けると，移植するグラフトは浅くしか植えられないのでグラフトが抜けやすくなる。グラフトが抜けないためには，十分に深いスリットを開けることが必須であるが，菲薄化した線維性の硬い頭皮には深く植えられない。深いスリットを開けるためには，瘢痕組織の下層に十分な量のテュメセント液を注入す

ることが重要である。
　テュメセント液とは，生理食塩液100mlにリドカイン100mgとアドレナリン0.05～0.1mgを混ぜた液である。薄くて硬く菲薄化した線維性の瘢痕組織は，骨膜に固く癒着しているので，瘢痕組織の下層にテュメセント液を注入することは困難であるが，それでも何とかしてテュメセント液を注入しなければならない[2)]。通常は，瘢痕病変の周辺部から徐々に瘢痕組織の裏側にテュメセント液を注入していくと，骨膜に強く癒着した硬い瘢痕組織を少しずつ浮かせることができる。注入する圧が高い場合，手動で注入することが困難である。その場合，注入用のシリンジをサイズの小さいものに変えて，手指にかかる注入圧の負担を

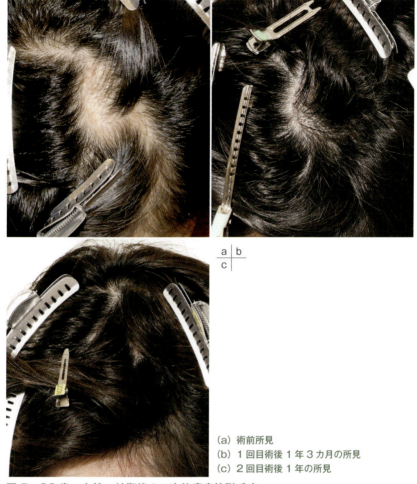

(a) 術前所見
(b) 1回目術後1年3カ月の所見
(c) 2回目術後1年の所見

図5　32歳，女性，外傷後の二次的瘢痕性脱毛症
　自毛植毛2回，合計1,278グラフトを移植した。移植密度は平均40.9グラフト/cm^{2}と44.3グラフト/cm^{2}で2回の自毛植毛を行った。最終密度は合計85.2グラフト/cm^{2}で脱毛部はわからなくなり，満足できる結果に仕上がった。

軽減することも有用である。また，どこか1カ所浮かせることができれば，そこを手掛かりに，その周辺部に徐々に注入範囲を拡大していくこともできる。実際にはこの作業は容易ではないが，何とかして瘢痕組織の全体をテュメセント液で浮かせることが重要である。その結果，スリットの深さを確保できるようになる。

2. スリットを鋭角に開ける

　瘢痕組織では，スリットをできるだけ鋭角に開ける。皮膚表面に対してできるだけ倒した角度で，水平に近い斜めの角度の鋭角でスリットを開けるとよい[2]。それにより，グラフトを深く挿入することが可能になる。わずかな隙間に深く植え込むために，できるだけ鋭角に植え込むことが重要である。こうしてグラフトを十分に深く植え込むことで，移植後にグラフトが抜け落ちにくくなる。

　以上の2点は，瘢痕性脱毛症の植毛を成功させるために重要である。

3. スリットの幅と深さの調節

　正常頭皮は多少伸び縮みするため，スリットを広げてグラフトを挿入した後にスリットがキュッと締まり，移植部の頭皮がグラフトを保持するこ

とで，グラフトが抜けにくくなる。ところが，瘢痕組織は伸び縮みできないので，移植後にグラフトを保持しにくい。もし大きめのスリットを開けると，移植後にグラフトの保持がゆるくなり，グラグラ動いて不安定で，グラフトが抜けやすくなる。

瘢痕組織に移植したグラフトが抜けにくくなるためには，スリットの幅と深さがグラフトの大きさにぴったり一致していることが重要である[2]。瘢痕組織への植毛では，植え込み作業の最初や途中で，スリットの幅と深さとを適時調整して，スリットが収縮できなくてもグラフトを保持できるようにしなくてはならない。そのため，スリットの幅と深さをグラフトのサイズに合わせる作業は，グラフトの脱落を防ぐ目的で重要である。

4. スリットの方向と角度

高密度の植毛を成功させるためには，たくさんのスリットの方向や角度が厳密に一致していなければならない[2]。もしスリットの方向や角度が微妙に違っていると，接近して開けたスリット同士が組織の深部でぶつかり合って，もぐらたたきのような状況になる。隣のスリットにグラフトを挿入すると，その前に植えた隣のグラフトを奥から押し出して，お互いに相手を押し出し合い，両者が同時にスリットに収まらなくなる。接近した隣同士のスリットが奥でぶつからないように，並行でしかも高密度のスリットを開けるためには，熟練と高度な技術が必要である。このためには，グラフトを植え込む看護師だけでなく，スリットを開ける植毛医もまた，経験を積んで技術を磨く必要がある。

5. スリットの方向

硬い瘢痕組織に開けたスリットにグラフトを挿入する場合，例えば前頭部では，矢状方向のスリットの方が，左右横方向のスリットよりも植え込みやすい。特に角度を鋭角に倒して開けたスリットでは，矢状方向のスリットの方がグラフトの植え込みが容易である。そこで著者は，瘢痕性脱毛の組織に植毛を行う場合は，前頭部では前後方向の矢状方向にスリットを開けている[2]。左右側頭部では左右横方向，後頭部では前後の矢状方向にスリットを開ける。つむじ周囲の頭頂部では放射状の方向にスリットを開ける。この方向に従えば，高密度でスリットを開けてもグラフトの植え込みは容易である。

さらに，瘢痕組織の下層の骨膜表面に血管が走行している可能性があり，その血管はこの方向に走行している可能性が高いので，骨膜まで達するスリットを開ける場合，血管損傷を起こしにくい方向であるともいえる。

6. 虚血時間の短縮

植毛手術では，一般的な臓器移植手術と同様に，毛包グラフトの虚血時間はできるだけ短い方が望ましい。手術手順の中で，グラフトの虚血時間をできるだけ短縮するように心がけることは，植毛治療で良い結果を得るために大切なことである。

7. エピネフリンの減量

植毛手術では，術中の出血を減量するためにテュメセント液にごく微量のエピネフリンを混ぜる。しかし，瘢痕組織にはもともと皮内の毛細血管の血流はないので，血管収縮剤としてのエピネフリンの必要性は低い。むしろ，エピネフリンをできるだけ減量して，最小限の血管収縮作用のみで組織の血流を維持したい。

著者は，テュメセント液中に混入するエピネフリンは，100〜200万倍前後の希釈率にしている。ごく微量のエピネフリンでも十分に止血の目的は達成できる。

8. 移植用のグラフト

植毛に準備するグラフトは，1〜2本毛のfollicularグラフトでも，2〜4本毛のミニグラフトでも，どちらでも同様に良好な移植結果が得られた。follicularグラフトの方が良好な植毛結果が得られるわけでもなかった。

9. 人工毛症例

　人工毛移植後の症例では，繰り返す感染と慢性の組織の炎症反応の結果，移植範囲の頭皮全体が瘢痕性脱毛になっている。その頭皮は菲薄化して硬い線維性の瘢痕組織に変わっていて，頭蓋骨の骨膜に強く癒着している。そして，その範囲の既存の髪はほぼ失われている。しかも，人工毛移植後の二次的瘢痕性脱毛症では，脱毛範囲の面積が広い場合が多い。患者の多くは中年の男性で，側頭部や後頭部の既存の髪はまだ濃いので，脱毛範囲と周囲の髪の濃さの差が大きい。このような症例では，複数回の移植を行っても十分な髪の密度に仕上げることは困難な場合が多い。脱毛範囲は発赤して小さな凹凸が数千個あり「夏みかんの皮」のような状態が目立つので，患者はそれを隠すために，脱毛範囲全体に移植毛の濃さを求める。しかし，広範囲に全体的に移植しても，髪の濃さは得られない。その意味で，人工毛症例の瘢痕性脱毛症の植毛治療は，移植医にとっても技術を試される治療といえる。

1）人工毛の全抜去

　まず，脱毛範囲に残存している人工毛は感染を伴っているので，植毛前にすべて抜去しなければならない[2]。人工毛は骨膜付近まで深く植え込まれているので，感染した人工毛の深部を残さないように確実に抜去することが重要である。患者は，人工毛をすべて抜去すると極端に毛髪が減少するため，抜去をいやがることが多いが，感染が残存する場所には自毛植毛は行えないので，患者を説得して，とにかく，まず人工毛を全抜去することが重要である。

2）抗生物質による感染の治療

　残存人工毛をすべて抜去した後は，抗生物質を内服させて組織内の潜在的な感染を治療する。通常は皮膚の常在菌が対象なので，普通の抗生物質で十分に効果がある。抗生物質を1週間以上内服させて，数週間〜約1カ月間待つ。感染と残存炎症が消失した後，さらに数週間様子を見て，感染が再発しないことを確認できたら，ようやく自毛植毛が可能になる[2]。

3）自毛植毛

　自毛植毛は，瘢痕組織に移植する場合の注意事項のすべてに配慮して慎重に行う。

　瘢痕組織における自毛植毛では，移植された毛包組織が移植部にしっかり定着するまで約10日間以上かかるので，この間，移植部を手で触れないように注意する必要がある。指で触るとグラフトが抜けやすい。

　無毛の瘢痕性脱毛に移植する場合，ある程度以上の密度の仕上がりにするためには，複数回の植毛が必要である。患者は早く仕上げたいので，早期に2回目の追加植毛手術を受けたいと希望する場合が多い。しかし，1回目に移植された毛包組織がしっかり定着するまで約1年前後待って，2回目の植毛を行う方がよい。

V 血流再開の時期と虚血

　皮膚移植や頭髪の移植では，正常な頭皮に移植した後の血流再開に関して，基礎的な研究がすでに行われている[3)4)]。

　それらによると，移植後数日間は血漿の浸潤によってグラフトは生き延びる（血漿浸潤期）。その後数日〜1週までの間に，不十分ながら徐々に毛細血管が伸びてきて，未熟な毛細血管網が再構築されてくる（一次的結合期）。さらに数週の間に血管網の再構築が進み，ほぼ元通りに近い形の毛細血管網が毛包組織の周囲に再構築される（二次的結合期）。ここで重要なのは，移植直後の数日間である。

　例えば，心臓移植や肝臓移植，肺移植，腎臓移植などの臓器移植では，移植手術中に動脈と静脈の血管吻合も行われるので，移植直後に，臓器には正常な血液の再灌流が開始される。その時点で，臓器の虚血時間は終了する。

　ところが毛包移植では，移植される毛包組織の毛細血管は吻合されない。グラフトは皮膚の穴に挿入されるだけである。その結果，移植された後も，グラフトには正常な血流が再開されない虚血状態が続く。しかも，移植後のグラフトは体温によって加温される。一般的に，温虚血は移植臓器

の保護の観点では最悪の状況である。基礎的実験によると，室温に加温されたまま放置された毛包グラフトは，12～24時間後には死んでしまう[5]。このようなグラフトを移植しても，髪は生えない。

しかし，移植後のグラフトは室温よりも高温の体温まで温度が上昇し，しかも温虚血が数日間続いた後でも頭髪が生えてくる。これは，血漿の浸潤によりグラフトの毛包細胞が生き延びる結果だといわれている。

頭皮のスリットに挿入されたグラフトには，周囲の組織から血漿が浸潤して，グラフトの外側から内部の毛包細胞にまで血漿が浸潤する。血漿は血液から赤血球を除いた残りの成分で，その中には，酸素や蛋白質，成長ホルモンなどのさまざまな成分が含まれている。正常の血流に近い，生き延びるための酸素や栄養分，成長ホルモンなどが運ばれるので，これらの成分が毛包細胞を養うといわれている。

この血漿成分の浸潤は瘢痕組織でも行われている。瘢痕組織にスリットを開けると，じわっと血漿成分がにじんでくる。この血漿がグラフトを育てるのである。それならば，植毛医が臨床的にいう低密度植毛（10～25グラフト/cm^2）でも高密度植毛（40～60グラフト/cm^2）でも，組織レベルから見れば大差ないだろうと考えられた。低密度植毛で髪が生えるなら，高密度植毛でも髪が生えない理由はないであろう。おそらく，瘢痕組織からグラフトが抜け落ちて脱落することが，瘢痕組織で植毛が成功しにくい本当の理由だろうと著者は考えた。そこで，グラフトが脱落しにくいように，手術手技的にさまざまな工夫を重ねながら，徐々に移植密度を増加させて，植毛医も，植え込む看護師も技術レベルを向上させていった。その結果，瘢痕組織への高密度の植毛でも良好な移植毛の発育が得られるようになった。

実際に，厚さが1cm近くある肥厚した瘢痕組織の中に3～4mm前後の深さでグラフトを移植しても移植毛は生えるので，毛包組織は瘢痕組織の下層の骨膜の血管から血流をもらって髪が育つわけではない。瘢痕組織からにじんでくる血漿によってグラフトは養われるのである。血漿が数日間グラフトを養うのであれば，移植後も長年の間，髪を養うことができるはずである。

こうして，移植後のグラフトの脱落を防ぐことにより，瘢痕組織に通常の密度や高密度で頭髪を移植しても良好な植毛結果が得られるようになった。

引用文献
1) Rose P, Shapiro R: Transplanting into scar tissue and areas of cicatricial alopecia. Hair Transplantation (4th ed), edited by Unger WP, et al, pp606-609, Marcel Dekker, New York, 2004
2) Yagyu K: Hair transplantation into cicatricial alopecia secondary to artificial hair implantation. Hair Transplantation (5th ed), edited by Unger WP, et al, pp448-450, Informa Healthcare, London, 2011
3) Perez-Meza D, Leavitt M, Mayer M, et al: The growth factors. Part I: clinical and histological evaluation of the wound healing and revascularization of the hair graft after hair transplant surgery. Hair Transplant Forum Int 17: 173-175, 2007
4) Perez-Meza D: Wound healing and revascularization of the hair transplant graft: role of the growth factors. Hair Transplantation (4th ed), edited by Unger WP, et al, pp287-294, Marcel Dekker, New York, 2004
5) Kim JC, Hwang S: The effects of dehydration, preservation temperature and time, and hydrogen peroxide on hair grafts. Hair Transplantation (4th ed), edited by Unger WP, et al, pp285-287, Marcel Dekker, New York, 2004

4 植毛術各論
④ 特殊な植毛術（2）──陰毛，眉毛，ひげ，睫毛──

大宮スキンクリニック　石井 良典

I 陰　毛

　第二次性徴とともに出現する陰毛の欠損および疎毛は，眉毛などの欠損と同様に患者本人，ことに成人にとっては精神的な劣等感の原因となる。特に他の部位と異なり，化粧などでカバーすることも可能で，一部では義髪などが使用されているが，一般的でなく，入浴や性交時に支障がある。また，外用療法なども特に決め手がない。

　わが国では，以前より陰毛の再建についての報告例が比較的多いが，海外，ことに欧州や米国での報告例は少ない。1996年に発行された植毛術の成書であるHair Replacement[1]の中の「Special Category」で眉毛や睫毛の植毛については触れられているが，陰毛の植毛術については触れられていない。樋口ら[2]によると，1950～1959年の10年間に行われた154例の植毛手術のうち107例（69.5％）が陰毛植毛術で占められており，植毛といえば陰毛植毛を意味し，植毛術の代表的存在であるとしている。著者は20年間に約300例の陰毛の植毛術を行ったが，その症例数は全植毛手術数（他の部位も含む）の5％以下である。このことは，近年，植毛術が広く男性型脱毛症（androgenetic alopecia：AGA）の治療として認知され，手術を受ける患者数の総数が増えたためと思われる。

　また，患者の年齢層の分布を見ると，かつては20代を中心とした報告が多い。著者がかつて海外の医師に陰毛の再建を希望する患者年齢の分布を聞いたところ，結婚前の20代の症例が多いとのことであったが，著者の経験では50～60代の症例が多く，ここ数年では70代以上の症例の増加が著明である。著者のもとに来院する患者の受診動機は，育児が一段落し，友人と温泉に行く際に同性の目が気になるとの理由が最も多い。また，閉経後に毛の数が減ってきたとの訴えが多い。わが国では，かつては公衆浴場での，また現在では温泉などの集団での入浴の習慣が，陰毛の植毛の症例数が多い原因であると考えられる。また近年，再婚を希望し受診する患者や，将来介護を受ける際の不安を訴え受診する患者数も増えている。

　これらのことは，日本社会の高齢化や日本人のライフスタイルの変化が反映されていると考えられる。性別では，男性患者は1例しか経験しておらず，その1例は瘢痕による脱毛の症例であった。また，完全な無毛症例は2例で，その他はすべて疎毛の症例であった。

1．手術のプランニング

1）適応および患者の選択

　高齢の患者が多いため，全身状態に特に留意する。また，完全な無毛症例では他の疾患や精神発達遅滞を伴う場合があるので，そのような場合，他科の医師にコンサルテーションを求めた方がよい。また，必ず術前に，頭髪以外は使用することができないので，移植毛は直毛であること，毛が伸びること，そのために手入れが必要であること，移植毛が生着し，伸び，自然な外観を呈するのに数カ月かかることを説明し，以上のことを理解してもらうことが重要である（しばしば患者は温泉旅行直前に来院する）。

2）手術方法

　陰毛の再建はその部位の特殊性ゆえ，また毛密度・毛流から遊離植毛術以外での再建は難しい。藤田[3]はより自然な結果を得るために，植毛部の皮膚を取り除く必要のあるパンチ式植毛術より

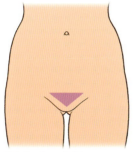
(a) horizontal type

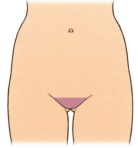
(b) sagittal type

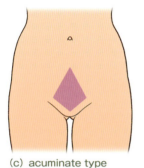
(c) acuminate type

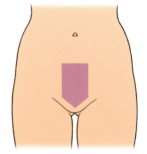
(d) disperse type

図1　女性陰毛の分布

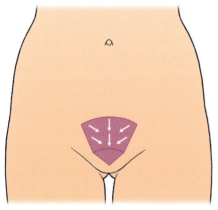

図2　著者が通常行っているデザイン

も，植毛部の皮膚を取り除く必要のない点状植毛術を使用した再建術を報告しているが，ここでは，さらに繊細な手術手技であるChoi式植毛器を用いた単一植毛術について述べる。

(1) 採毛部の選択

他の部位の植毛術と同様，後頭部や側頭部に採毛部を求める。毛の性状を第一に考えると腋毛を用いることが理想だが，部分欠損の症例以外では十分な毛量を得ることが難しく，また，毛髪の分離作業が通常より困難である（逆に，腋毛の再建には陰毛を用いることがある）。

(2) 移植毛の作成

他の部位への植毛術と同様，single & bundle hairに分離する。Choi式植毛術の項〔「4. 植毛術各論② Choi式植毛術（single & bundle hair transplantation）」本書p.63～70〕で述べた方法に準じて行うが，通常3本毛は陰毛では観察されることが少ないので除く。また，頭髪に比べ陰毛では白髪の出現はかなり遅れるので，白髪が混ざると老齢な印象を与えやすいため，除くことが望ましい。

(3) 移植毛の数

疎毛の症例の場合，通常200～400本前後，完全な無毛症の症例でも400～600本程度の移植毛で十分である。移植毛は伸びるので，大量に移植すると手入れの負担が大きくなる。ただし，患者はその羞恥心から一度での再建を希望するので，術前に移植毛数について，よく相談することが重要である。

(4) デザイン

女性陰毛の分布にはさまざまな形があるが，著者は通常，恥丘部を中心に扇型に行っている（図1，2）。大陰唇部への植毛は性交時に不具合を招くために行わない。また，毛流は図示したように上端では下方に向け，左右の部分ではやや中央下方に向け植毛する。

3）手術の実際

(1) 麻酔法

採毛部，植毛部ともに局所麻酔下で行う。採毛部では，著者は含エピネフリン2％キシロカイン®（アストラゼネカ社，日本）を31G針を用いて注入し，また植毛部では，含エピネフリン0.5％キシロカイン®を，23Gカテラン針を用い，テュメセント法にて十分な量を皮膚が伸展する程度に注入する。恥丘部の移植床は柔らかいため，移植の際，表皮が埋入しやすく瘢痕形成や術後の毛囊炎を引き起こしやすい。これらのことは，十分量の麻酔を行うことによって防ぐことができる。また，十分量の麻酔によって，植毛針の刺入を容易にする。

局所麻酔は，デザインした部分よりやや外側まで行う。これは，植毛針をデザイン内に刺入すると，その先端はデザインの外方に到達するためである。

(2) 植毛針の選択および調整

Choi式植毛器はType S（21G・白色）およびType M（19G・黄色）を用いる。植毛針は短く調整して使用する。これは植毛針を深く刺入することによる表皮の埋入を防ぐためである。

(3) 移植の実際

移植する際に片手で皮膚を伸展しながら行うと表皮の埋入の予防に役立つ。また，移植毛の刺入角度は，ほぼ皮膚と平行に行う。デザイン辺縁部への植毛はあまり密にそろえすぎない。密にそろえすぎると人工的な印象を与えやすい。

(4) 術後処置

他の部位への植毛と異なり，下着を着用することによる脱落を予防するため，パラフィン紙などで軽くドレッシングを10日程度行い，本人に交換させる。消毒包交などは特に必要ないが，著者は含抗生物質ステロイドローションを数日間植毛部に塗布させている。植毛部へのシャワーは術後4日目から許可するが，水分をふき取る際には軽く押さえる程度に留め，擦らないように指導する。入浴は術後7～10日より可能である。

(5) 生着率および術後経過

他の部位への植毛術と同様に移植毛は1～3カ月程度で脱落することがあるが，その頻度は頭部への植毛に比べ少ない。また，移植毛の脱落を見なかった症例では1～3カ月間，移植毛の成長を見ないことが多い。移植毛の生着率は，術直後に下着などの摩擦による脱落があるため，80％前後である。

毛囊炎を起こした場合には抗生物質ローションの外用を行う。通常は数日内に治癒するが，症状が軽快しない場合にはさらに抗生物質の内服を追加する。症状が長期にわたり続くと移植毛の脱落を招くため，早めの対処が必要となる。毛囊炎は通常，術後6カ月以内で起こり，その後に出現することはまれである。移植毛は頭髪のため直毛であるが，実際には下着による摩擦により縮れるため比較的自然な外観を呈する。

2. 症例

【症例①】77歳，女性

症例は中央の部分のみ脱毛を起こしている。このタイプの脱毛は比較的多く見られる。デザインも容易で，毛流や密度を左右の毛髪の残存した部分と合わせることにより，自然な仕上がりを得ることができる（図3）。

【症例②】50歳，女性

症例は全体に脱毛を来たしている。このような場合，辺縁のデザインを直線的にすると人工的な印象を与えてしまうため，特に上端で少しカーブをつける。また，1本毛や2本毛を平均的に移植するのではなく，意図的に2本毛の多い部分を作って濃淡に多少の変化をつける。こうすることにより，自然に見えやすい。毛流を中心に向けることも重要である（図4）。

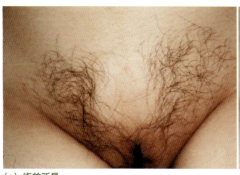
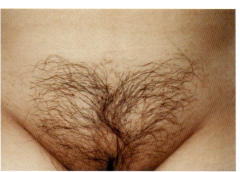

(a) 術前所見　　　　　　　　　(b) 術後7カ月の所見

図3 【症例①】77歳，女性，280本植毛

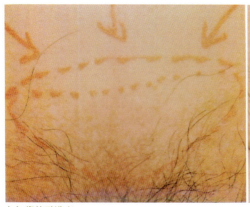
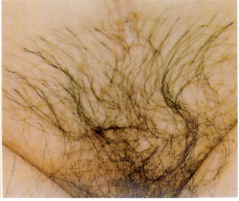

(a) 術前デザイン　　　　　　　(b) 術後10カ月の所見
　　　　　　　　　　　　　　　患者は植毛後，婦人科で手術を受けている。

図4 【症例②】50歳，女性，380本植毛

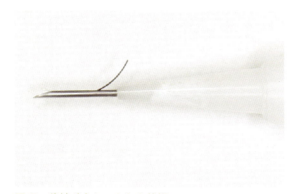

図5 移植毛をセットした状態

II 眉　毛

　眉毛は，汗や雨水が目に入らないようにするという機能があると同時に，表情をつくり，他人とのコミュニケーションを行ううえで重要な役割を果たす。また，眉毛は人間のみに存在する。それゆえ，より整容的な手術が求められる。臨床の場では，来院する患者の9割以上が男性である。女性は化粧やアートメークという他のカバー方法があるため，瘢痕以外の症例はまれである。

　手術法は単一植毛法や皮弁法，strip graftなどがあるが，strip graftは眉毛部に採取部を求めれば，完全に毛髪の性状が一致するというメリットがある一方で，欠損部が全体の40％を超えると施術が難しいこと，眉毛を増やしたいという症例の健常な眉毛部に外科的処置を行うという心理的な抵抗感，あるいは全体に毛量を増やしたいというニーズに対応が困難であることから，著者は美容目的の症例のほぼすべてを単一植毛術によって行っている。

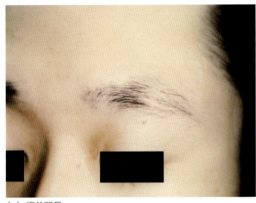
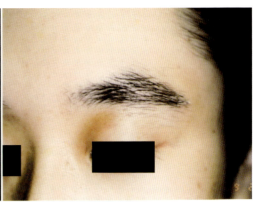

(a) 術前所見　　　　　　　　　　　　　　(b) 術後1年の所見

図6　【症例③】31歳，男性，片側120本植毛

1. 手術のプランニング

1) カウンセリングのポイント

　頭髪に比べ，顔面の中心に位置するため，手術を希望する患者は非常にこだわりが強い場合が多いので，十分に時間をかけてカウンセリングを行う．その際に，①頭髪を使用するため，移植毛が伸び，常に手入れをする必要があること，②頭髪の方が太いこと，そのため患者の希望部位のみに植毛すると，生来の眉毛とコントラストがついてしまうため，欠損部周辺にも植毛を行いカバーすること，③希望するデザインの外側ぎりぎりまで植毛すると常に手入れが必要になるため，デザインの外側のやや内側までの植毛とすることを，説明する．

2) 手術方法

(1) 採毛部の選択

　著者はほぼすべてを後頭部から採取しているが，すべて単一毛で行うため，やや大きめに採取し，また白髪が入ると老齢な印象を与えてしまうため，できるだけ白髪の少ない部位から採取する．

(2) 移植毛の作成

　すべて単一毛のみを使用し，瘢痕形成を防ぐため，できるだけ表皮を取り除く．

(3) デザイン

　男性では眉山のデザインが重要であるが，女性では眉山をはっきりさせると男性的な印象を与えてしまう．また，眉頭の植毛は極少量にすべきである．

　部分的な眉毛の欠損に対しては，欠損部周辺にも植毛を行い，生来の眉毛と移植毛のコントラストを軽減する．

3) 手術の実際

(1) 移植部への麻酔法

　術後の腫脹を防ぐために麻酔量を減らす目的で，含エピネフリン2％キシロカイン®を31～33Gの針を使用して注入している．

(2) 移植の実際

　移植毛の刺入は皮膚とほぼ平行に行う．移植毛を植毛針にセットする場合（図5），毛のカーブをすべて同じ向きに入れ，毛のカーブのアールが皮膚に対して上向きに来るように移植する．著者は通常，予定移植数の80％を行った時点で，患者にデザインおよび気になる部分の有無を確認している．

(3) 術後処置

　移植部・採毛部ともにドレッシングは行わないが，10日程度は移植部を擦らないように指導する．以上のことを守れば，最も生着率の高い部位となる．

3. 症　例

【症例③】31歳，男性

　男性の場合，眉山のデザインが最も重要であ

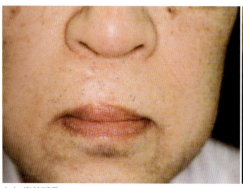
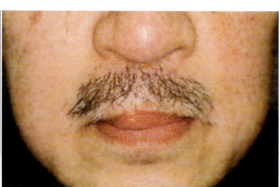

(a) 術前所見　　(b) 術後2年の所見

図7　【症例④】68歳，男性，300本植毛

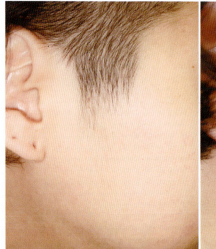

(a) 術前所見　　(b) 術後1カ月の所見

図8　【症例⑤】27歳，男性，もみあげ両側450本植毛

る。また，欠損部のみに植毛を行うと，生来の眉毛との差が目立つので欠損部周辺にも植毛を行った。眉頭の部分については毛の性状の違いから自然な毛流の再現が難しく，頻繁な手入れが必要となるため，ごく少量に留めた。移植毛はすべて単一毛として，刺入の際の毛角はほぼ皮膚と平行に行った（図6）。

III ひ　げ

以前は上口唇への植毛の症例が多かったが，ここ数年，スポーツ選手や芸能人の影響，また小顔効果があるなどの理由で，もみあげから頬やあごひげの植毛の希望者が増加している。本来，ひげはすべて単一毛で植毛すべきであるが，十分な毛量を得るためには単一のみでの手術が難しい場合も多いので，患者と相談のうえ，2本毛を目立たない部位に混ぜて使用する場合がある。ただし，3本毛は使用すべきではない。

通常，患者は非常にこだわりが強く，デザインに関して患者と合意できるまで，手術を行うべきではない。

症　例

【症例④】68歳，男性

症例は数回にわたり口唇裂の手術を受けた患者である。口唇裂の患者はしばしば頻回の修正手術

4-植毛術各論④特殊な植毛術(2)―陰毛,眉毛,ひげ,睫毛―

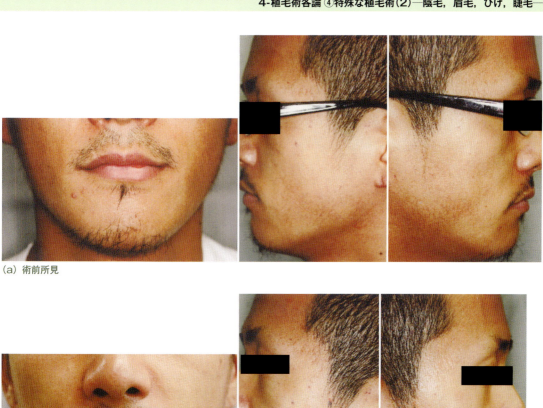

(a) 術前所見

(b) 術前デザイン

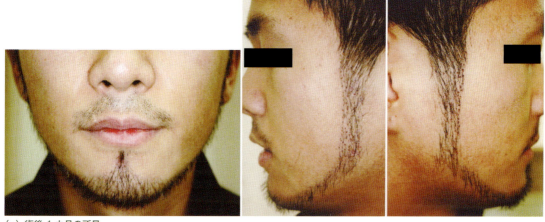

(c) 術後1カ月の所見

図9 【症例⑥】29歳,男性,もみあげ両側と顎 750本植毛

を希望するが，完全に正常な状態を得ることは難しい．本症例では軽度な変形をカモフラージュする目的で手術を行った．

上口唇のひげの密度は非常に高いが，ある程度ひげを伸ばした状態を想定したデザインを行うことによって一度の手術で良好な結果を得ることができる（図7）．

【症例⑤】27歳，男性

症例はもみあげ部分の植毛である．この部分の植毛は，ここ数年増加傾向にある．幅の広いデザインをすると術後の手入れが大変なので，やや細めの方が良いことを説明する．また，患者のイメージを十分に術前に把握することも重要である．生来のもみあげ部の下端にも植毛してグラデーションをつけた方が，より自然な仕上がりとなる（図8）．

【症例⑥】29歳，男性

近年増加傾向にある，もみあげから顎にかけての症例である．このようなデザインを希望する患者は30歳以下の比較的若年の場合が多く，その目的もより美容的である．そのため術前には，デザインはもちろん，頭髪を使うことによる毛の性状や密度が異なる点などを十分に説明する（図9）．

IV 睫 毛

最も美容的な目的のために施術を求められる部位であるが，移植毛と生来の睫毛との性状が，太さや形状（直毛）において大きく異なることから，適応は慎重に行うべきである．また，腫れが非常に強く出ること，頭髪を移植するため毛が伸びること，直毛であるため睫毛パーマやビューラーなどを使用する必要があることを説明する．

移植毛は術後の開眼や閉眼によって上下左右にかなりばらつきが出るため，できるだけ少ない本数で行うべきである．実際の手術に際しては，あまり内側には植毛せず外側にかけて扇状に移植する．しかし，女性にはマスカラなどの化粧品やアートメーク，睫毛エクステンションなどがあり，そのうえ近年開発されたビマトプロスト外用薬の使用により非常に高い効果が得られるため，希望する患者数は激減するとともに，瘢痕などの特殊な症例を除き，美容目的で術者の方から積極的に手術を勧めることはなくなっている．

引用文献 1) Stough DB, Haber RS: Hair Replacement: Surgical and Medical. Mosby, St. louis, 1996
2) 樋口謙太郎，占部治邦，利谷昭治ほか：植毛術とくにその臨床的方面．形成美容外科 2：299-307, 1959
3) 藤田恵一：植毛術．皮病診療 1：941-945, 1979

第Ⅱ章 外科的治療

4-⑤ 植毛術各論
そのほかの方法——皮弁法，ティッシュ・エキスパンダー法など——

北里大学医学部形成外科・美容外科学　吉竹 俊裕

■ はじめに

　頭部有毛部は露出部であり，整容性の改善が主な目的の1つであるが，毛髪の再建材料を頭皮以外に求めることは困難である。治療にはこの特徴を考慮した方法が求められる。

　本稿では，植毛術以外の代表的な外科的治療である単純切除縫縮，scalp reduction，皮弁法，ティッシュ・エキスパンダー法について概説する。

Ⅰ 単純切除縫縮

　禿髪部を切除し健常な頭皮同士を縫合する方法である。瘢痕性脱毛症や母斑などによる禿髪が主な対象となる。低侵襲で術直後から効果が得られるが，小範囲の病変に限られ，減張が不十分だと禿髪部が拡大しやすい。また，創部周囲の毛流が反対だと効果が減弱する。帽状腱膜下で広範囲に剥離すると，頭頂部で幅2cm，側頭部で幅3cmくらいまで縫縮が可能である。縫合線が毛流に平行になる場合や，毛渦のように毛流が極端に異なる部分では毛流の泣き別れが生じ，瘢痕が目立ちやすいので注意が必要である。切開線は縫縮後に毛流になるべく垂直になるようデザインし，困難な場合はジグザグにステップを入れたデザインを併用する（図1）。周囲の毛髪を0.5cm程度に短くした方が手術しやすく，通常剃毛は行わない。縫合後は，短い毛髪は目立たなくなる。麻酔は侵襲に応じて局所麻酔，神経ブロック，全身麻酔を選択する。毛向に沿ってデザインの半側の皮膚を切開し，帽状腱膜/浅側頭筋膜下層に到達する。この層で頭皮皮弁を広く鈍的に剥離・挙上する。皮弁をオーバーラップさせて頭皮の緊張を確認

し，縫縮可能な範囲で禿髪部を切除する。止血，洗浄後，腱膜/筋膜の縫合による減張を行う。真皮縫合は最小限にする。皮膚縫合もできるだけ毛包を損傷しないように行う。創閉鎖が困難になった場合は，予定縫合線に平行に創縁から2〜3cm離れた帽状腱膜に追加の減張切開を置く。術後は創部や周囲の毛髪に付着した血液をよくふき取り，ガーゼと包帯で圧迫固定する。翌日に明らかな血腫形成がなく止血されていれば，特に被覆はしない。一般に洗髪も術翌日から可能である。術後7〜14日で抜糸とする。

　合併症として出血，血腫，感染，創哆開，脱毛，瘢痕の開大，肥厚性瘢痕，ケロイドなどがあるが，頭皮ではケロイドはまれである。瘢痕を貫いて毛髪が伸長するようにして生え際を作成する方法や，毛流が異なる場合に，表皮を一部切除して縫合する方法，ドッグイヤーの切除で生じた組織から毛包を株分けし，縫合創の間に移植する方法など，瘢痕を目立たなくするための切開と縫合の工夫がいくつか報告されている（図2）[1〜3]。十分に瘢痕が成熟してから植毛を追加してもよい。

Ⅱ Scalp reduction

　1970年ころからこの名称が用いられているが，禿髪部を切除し縫縮することによってその面積を減じる方法で，主に単純切除縫縮を繰り返す場合を指す。したがって，広範囲の禿髪部に対する外科的治療法の1つとして用いられる。皮膚の弾性，禿髪の形態，残存する頭髪の状況を考慮し，原則6カ月以上の間隔を空けて頭皮の切除を繰り返す。切除予定の頭皮に残存毛髪が少なく禿髪部の境界が明瞭で，後頭部・側頭部の毛髪密度が高

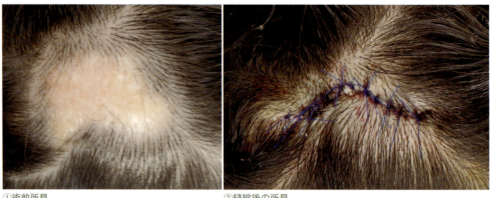

①術前所見　　　　　②縫縮後の所見
(a) 8歳, 女児

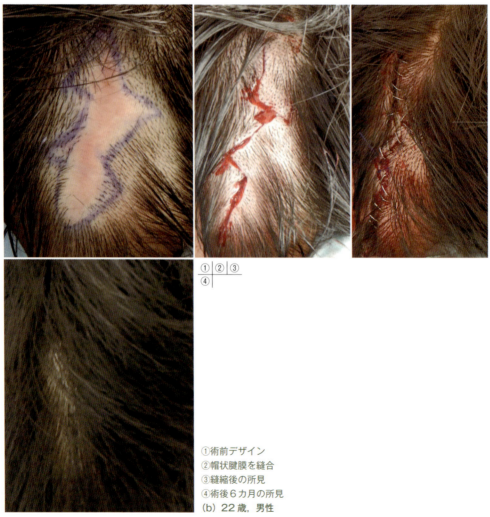

①	②	③
④		

①術前デザイン
②帽状腱膜を縫合
③縫縮後の所見
④術後6カ月の所見
(b) 22歳, 男性

図1　単純切除縫縮

い場合に良い適応となる。

　男性型脱毛症（androgenetic alopecia：以下, AGA）の場合, Norwood-Hamilton分類でⅤ～Ⅶといった高度進行例に用いられるが, 頭部の中央を矢状方向に走る目立つ線状瘢痕ができやすい欠点がある[4]。AGAでは, 切除により禿髪部面積を縮小させた後, 植毛術を組み合わせる方法も行われる（図3）[5)6]。また, 広範な瘢痕性脱毛症

4-植毛術各論 ⑤そのほかの方法—皮弁法，ティッシュ・エキスパンダー法など—

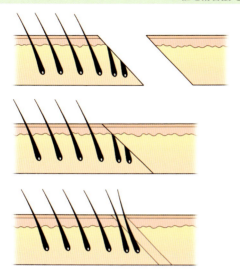

(a) 瘢痕を貫いて毛髪が伸長するようにして生え際を作成する方法
(Fleming RW, et al: Short vs long flaps in the treatment of male pattern baldness. Arch Otolaryngol 107: 403, 1981 より引用一部改変)

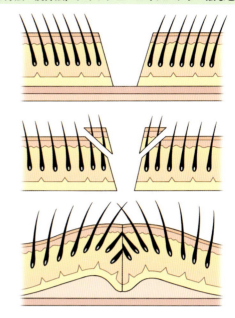

(b) 毛流が異なる場合に，表皮を一部切除して縫合する方法
(Nordstrom REA: Change of direction of hair growth. J Dermatol Surg Oncol 9: 156-158, 1983 より引用一部改変)

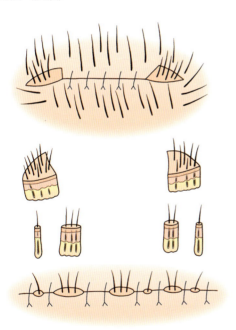

(c) ドッグイヤーの切除で生じた組織から毛包を株分けし，縫合創の間に移植する方法
(鬼塚卓弥：瘢痕性禿髪症手術の実際. 禿の外科的療法, pp78-92, 克誠堂出版，東京, 1971 より引用一部改変)

図2　縫合の工夫

や低すぎる生え際の修正も適応となる．頭皮が柔らかいと切除量が大きくなり効果は出やすくなる．また，術直後から効果が得られ，全切除を必ずしもゴールとしないので比較的導入しやすい．

一方，減量できる面積に限界があり，創縁の緊張が強いと瘢痕が開大して後戻りするという欠点がある．頭蓋骨に打ち込んだスクリューに帽状腱膜をアンカリングする方法によって縫合部へかかる緊張や皮弁の後戻りを予防することもある．

Ⅲ 皮弁法

有毛部を皮弁として挙上・移動し切除した禿髪部を被覆する方法である．禿髪部切除後の被覆以外では前頭部など生え際の再建にも用いられる．頭皮の皮弁は1890年代から用いられてきたが，AGAや女性の禿髪に対する皮弁手術は1920年代のPassot[7]による生え際の再建が最初である．1957年，Lamont[8]は両側の有毛部皮弁で2段階に分けて前頭部禿髪を修正した．1970年代には，Orticochea[9]による複数の皮弁の組み合わせ（図4）や，Juri[10]による生え際再建の皮弁（図5）など，大きな皮弁法の開発が進んだ．わが国でも1970年代に鬼塚や前田が多様な皮弁法を報告している[11)12)]．

一方，Hariiら[13]による遊離頭皮皮弁での禿髪の治療を契機に，マイクロサージャリーを利用した自由度の高い皮弁法の開発が進んだ．基本的に1回の手術で治療が完結するが，皮弁壊死のリス

第Ⅱ章 外科的治療

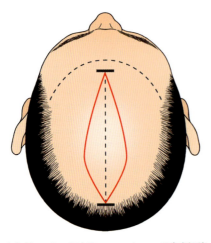

(a) Boseley による pear shape の皮膚切除のデザイン
(Bosley LL, et al: Male pattern reduction (MPR) for surgical reduction of male pattern baldness. Current Therapeutic Research 25: 281-287, 1979 より引用一部改変)

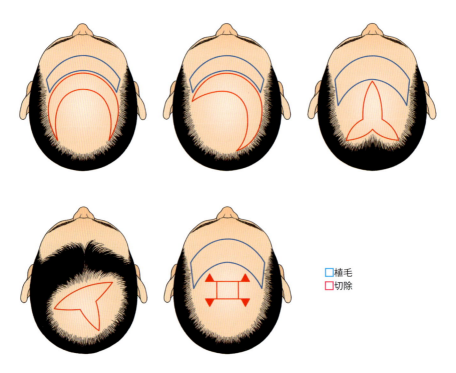

□ 植毛
□ 切除

(b) Unger による scalp reduction と植毛の組み合わせ
(Unger MG, et al: Management of alopecia of the scalp by a combination of excisions and transplantation. J Dermatol Surg Oncol 4: 670-672, 1978 より引用一部改変)

図3 Scalp reduction のデザイン

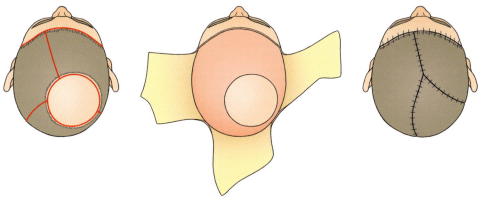

図4　Orticochea の Banana peel flap

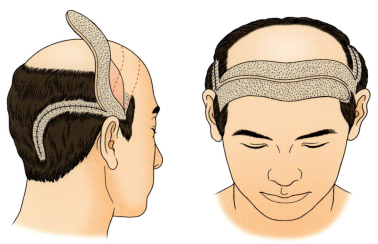

図5　Juri の有軸皮弁による生え際の再建

クがあり，侵襲がやや大きい．主に瘢痕性脱毛症や有毛部の病変切除後の皮膚欠損が適応になるが，AGA に対しても用いられた．

　頭部の再建の部位別に見ると，前頭部の生え際は最も顔の印象を左右するので，特に整容的な再建を要する．小～中程度の禿髪で生え際の形成が必要な場合は，転位皮弁が用いられる．採取部は皮膚の伸展性が良い側頭部とし，縫合線を毛流に垂直にする．頭頂部は頭皮が最も伸展しにくい部位である．転位皮弁，回転皮弁，双茎皮弁などが用いられるが，毛渦のために術後瘢痕や毛流の乱れが目立ちやすい．毛渦を再建することは難しいため，複数の皮弁を組み合わせたり，毛渦に二期的に植毛を併用したりする場合がある．側頭部では毛流がほぼ頭尾側方向と一定で皮膚の伸展性も

高いので，周囲からの局所皮弁で対応可能なことが多い．もみあげの再建には浅側頭動脈を茎にした島状皮弁が用いられることがある．後頭部も毛流が頭尾側方向で一定であり，周囲からの局所皮弁が用いられる．

1. 各種皮弁

1) 局所皮弁

　頭皮は血流が良いため，縦横比が1対3から1対4程度までの長い皮弁を安全に作成することができる．代表的なものには回転皮弁や転位皮弁がある．回転皮弁では毛流は変えずに，転位皮弁では毛流を変えることを前提に作図する．

（1）回転皮弁

　比較的小範囲で円形に近い脱毛斑に適する．回

第Ⅱ章 外科的治療

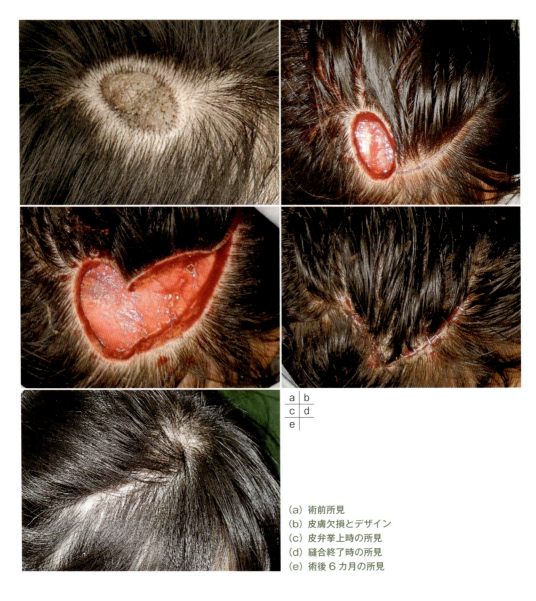

(a) 術前所見
(b) 皮膚欠損とデザイン
(c) 皮弁挙上時の所見
(d) 縫合終了時の所見
(e) 術後6カ月の所見

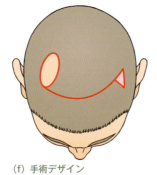
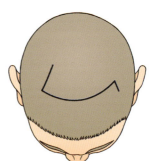

(f) 手術デザイン

図6 23歳，女性，回転皮弁

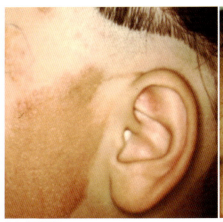
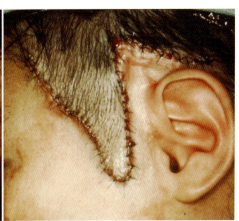

（a）術前所見　　　　　　　　　　（b）手術終了時の所見
図7　13歳，男性，転位皮弁

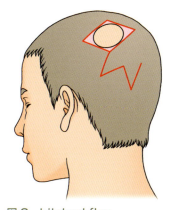
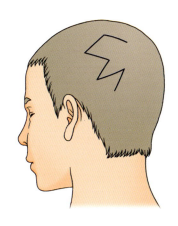

図8　bilobed flap

転皮弁で再建する場合，デザインは皮弁の長軸方向の長さを切除部の5〜6倍以上にし，回転の方向を頭部矢状面になるべく平行にする（図6）。1〜4個の皮弁が作成可能である。皮弁の数が増えると，切開線は短く剥離範囲も縮小するが，術後瘢痕が複雑になり縫合部の禿髪が目立つことがある。2つの回転皮弁で直径5〜6cmの縫合閉鎖が可能とされる。

（2）転位皮弁

回転皮弁よりも毛流の変化が大きい。頭皮は伸展性に乏しいため，皮弁が禿髪部を十分被覆できるか計測し，可能なら切除範囲の大きさよりやや大きめにデザインする。前頭部生え際やもみあげの再建に用いられる（図7）。転位皮弁の1つであるbilobed flapは，皮弁にかかる緊張が分散することや術後瘢痕がジグザグで毛流に隠れやすい利点がある（図8）。

2）有軸皮弁

浅側頭動脈や後頭動脈などの栄養血管に沿って皮弁を挙上するため，局所皮弁よりある程度の自由度をもち，移動距離も長く設定できる。V-Y前進皮弁としても用いられる（図9）。

3）遊離皮弁

マイクロサージャリーの技術を必要とするが，自由度が高く毛流を自然な方向に設定できる利点がある（図10）[13)〜15)]。吻合動脈は主に浅側頭動脈および後頭動脈であるが，顔面動脈も利用可能である。吻合静脈は伴走静脈を利用するが，外頸静脈も選択肢となる。

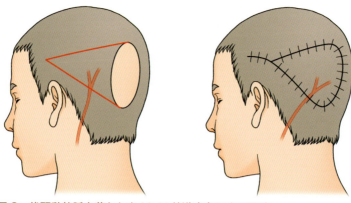

図9　後頭動静脈を茎とした V-Y 前進皮弁による再建
（岩平佳子ほか：後頭部扁平上皮癌の Occipital V-Y flap による再建．Skin Cancer 12: 116-119, 1997 より引用一部改変）

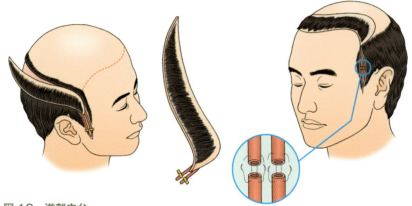

図10　遊離皮弁
反対側の浅側頭動静脈と吻合することで，生え際の自然な毛流を再建できる．
(Ohmori K: Microsurgical free Temporoparietal flaps in surgery for male pattern baldness. Clin Plast Surg 18: 791-796, 1991 より引用一部改変)

Ⅳ ティッシュ・エキスパンダー法

　組織拡張器（ティッシュ・エキスパンダー）を用いて正常な有毛部皮膚を拡張し，禿髪部を切除後，拡張した皮膚で欠損を再建する方法である（図11）．ティッシュ・エキスパンダーは1970年代に乳房再建に使用された[16]のを契機として広く普及し，その後，頭皮でも使用されるようになった．広範囲の禿髪部を再建でき，縫合創の緊張が緩和され，毛流を乱しにくいなどの利点がある．下層に頭蓋骨があるため皮膚側の伸展効率が高く，大きな禿髪部が安全・容易に被覆できる．

　一方，2回の手術が必要で，治療が完結するまでの経過が長い．また，生理食塩水注入のため定期的な通院が必要となり，拡張により外貌が特異的となる欠点がある．

1．適応

　通常，頭部の25％以上または幅5cm以上の広範囲な禿髪部に適応される．逆に，拡張皮弁縫合部は瘢痕によりある程度の禿髪が残るので，5mm幅以下の線状瘢痕は適応にならない．また，ティッシュ・エキスパンダーを使わず皮弁法で再建可能な場合でも，毛流の乱れや複雑な縫合線から術後瘢痕が目立つと予想される場合や，縫縮や分割切除では創部の緊張が強く，後戻りにより瘢痕が目立つと予想される場合に適応となる．

2．術前の準備

　禿髪の部位，長径・短径，面積を計測する．採取部となる周辺の頭皮において，皮膚感染症の有

4-植毛術各論 ⑤ そのほかの方法―皮弁法，ティッシュ・エキスパンダー法など―

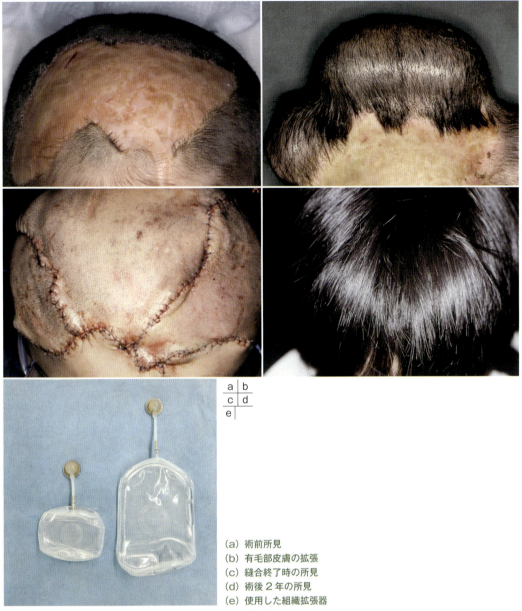

(a) 術前所見
(b) 有毛部皮膚の拡張
(c) 縫合終了時の所見
(d) 術後2年の所見
(e) 使用した組織拡張器

図11　12歳，男児，ティッシュ・エキスパンダー法

無，瘢痕の有無，外傷の有無，腫瘍性病変の有無，毛髪密度・毛流の方向などを注意深く観察する。頭蓋骨の状態も確認する。病変周囲の健常部の毛髪は欠損部を隠すために長めに整髪していることがあり，これらの所見を見落としやすい。患者には，週1～2回の定期的な通院，注入中の疼痛，拡張中の頭部の変形，合併症や再手術の可能性などを理解してもらう。

3. 手術計画

拡張した皮膚の移動様式には基本的に，前進皮弁，回転皮弁，転位皮弁がある。毛流のみを考慮すると縫縮や前進皮弁による単純な利用方法が好ましいが，広範囲の再建ではこれらを組み合わせてもよい。皮弁の選択に重要な要素は毛流，皮弁茎部の位置，皮下動脈系・神経の含有である。例

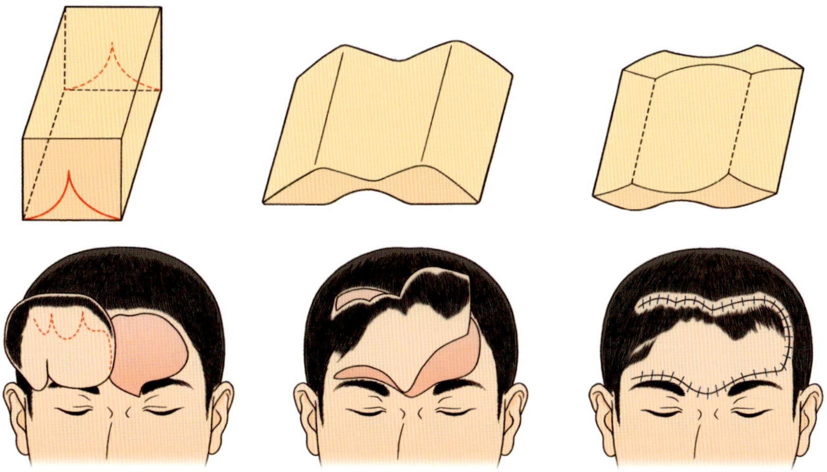

図12 ラムダ切開
伸展された皮膚の側面をラムダ型に切開することで皮弁を効率的に広げることができる。
(Ueda K, et al: Lambda incision for effective tissue expansion. J Plast Reconstr Aesthet Surg 63: 1682-1687, 2010 より引用一部改変)

えば，回転皮弁にバックカットの必要性が高い場合など，皮弁茎部が細くなる場合は主軸血管があった方がよい。

採取部の状態を観察したら，どの部位を拡張するか決定する。生え際を再建する場合はヘアーラインの位置と形状，および毛流が自然になるよう注意する。ティッシュ・エキスパンダーの形状はrectangular 型，round 型，croissant 型などから選択する。

4. 手技

1) 切開

挿入の際に切開する部位は，ティッシュ・エキスパンダーの辺縁から少なくとも2~3cmは離すとよい。帽状腱膜，真皮，皮膚の3層縫合が可能で，正常な創傷治癒が期待できる部位を選択する。切開の方向は，再建皮弁を進展させる方向に垂直に切開する方向と進展する方向に平行に切開する方法がある。垂直に切開すると挿入は容易だが，拡張が進むと創が哆開する危険性がある。一方，平行方向の切開は哆開する危険性は低いが，留置するスペースの展開が難しい。切開創の治癒が生理食塩水の注入開始には不可欠であるため，最小限の切開が望ましい。

2) エキスパンダー挿入

帽状腱膜下層の疎性結合組織を剥離して挿入スペースを確保するが，側頭部では浅側頭筋膜下に相当する。疎性結合組織は用手的に容易に剥離でき，出血もほとんどない。その浅層にある帽状腱膜は極めて固く，まず層を誤ることはない。指で剥離しにくい索状の部位は頭蓋骨との穿通血管を含むことが多いので，バイポーラや電気メスで確実に焼灼・止血して切離する。血腫や漿液腫および伸展効率低下の原因となるスペースを不用意に作らないよう，剥離範囲は挿入するティッシュ・エキスパンダーの1cm程度広めに留める。剥離範囲が狭すぎると挿入時に折れ曲がり，拡張中にこの角が突出部となり頭皮の血行障害を来す恐れがある。

挿入前にはリークがないことを確認する。ティッシュ・エキスパンダーは折りたたんで，不自然なシワの形成がないように広げて留置する。挿入時には内腔を空にしておくという報告[17]から，ある程度生理食塩水を注入するという報告[18)19)]まであるが，目的は，ポケット内での移動を抑制し，止血を促し，折れ曲がりを軽減することである。このため，挿入時に容量の10%程度の生理食塩水を注入しておくことが多い。

3) リザーバー留置

リザーバーの留置の際には，リザーバーの硬さ，埋設した部位の皮膚厚，ずり応力などにより，皮膚表面の壊死や露出が見られることがあ

る．就寝時に外力を受ける後頭部よりは，耳前部・前頭部などがよい．一方，リザーバーを体外に出した external valve 法は血腫が少なく，生理食塩水の注入時に無痛という利点があり，小児などで適応されることがある．リザーバーからのカテーテル周囲には線維性被膜が出現し，挿入後3日からは細菌は侵入しにくいと考えられ，感染の心配は少ない．

4）閉　創

閉創では持続吸引ドレーンを留置する．抗菌薬軟膏塗布，含生理食塩水ガーゼで被覆した後，弾性包帯などで軽めの圧迫ドレッシングを行う．創部のシャンプーを用いた洗浄は術後48時間から許可し，抜糸は7〜14日後に行う．

5）生理食塩水の注入

ティッシュ・エキスパンダーへの初回生理食塩水注入時期については，術後1週目から2〜3週後まで見解が分かれている．血腫対策として早めに行うとする意見もあるが，創部の抗張力が一定の段階に達することから2週目を推奨する意見が多い．注入間隔は一般に週1〜2回である．注入回数が多いと頻回の通院が必要になるが，1回あたりの注入量は少なくてすむ．頭皮は，注入初期には少量の注入でも疼痛を訴えるので，ほかの部位と比較して注入回数は多くなる傾向がある．毎回の注入量は容量の10〜20％程度とされるが，実際には注入時の皮膚の緊張や色調および疼痛を目安に調整する．頭皮では毛髪のために皮膚の色調を確認できないため，なるべく触診で皮膚の緊張状態をチェックしながら注入する．レーザードップラーなどで体表面血流を確認しながら注入する報告[20]もある．拡張した皮膚の計測によって再建手術が可能か否かを判断し，注入終了の目安とする．製品の規格容量は絶対ではなく，容量の1.5倍程度注入できる．

6）エキスパンダー摘出と皮弁の作成

拡張終了後，摘出するまでは約2週間待機するが，基礎的研究からは5〜8週間の待機が望ましいとの報告[21)22)]もあるため，患者の状況や皮膚の状態に応じて調整する．

摘出術では，挿入手術の瘢痕からティッシュ・エキスパンダーとリザーバーを除去する．想定していた皮弁をデザインするが，主に回転皮弁や前進皮弁の形状となる．rectangular 型で拡張した場合，皮弁の進展方向と平行な面（側面）は有効利用しにくいため，ラムダ切開などが工夫されている（図12）[23]．皮弁を展開し，無理なく縫合できることを確認してから，目的の禿髪部を切除する．ティッシュ・エキスパンダー周囲にできた堤防状の骨増殖部分やカプセル（瘢痕性被膜）は自然消退するため特に切除しないが，皮弁の展開を妨げる場合は行うことがある．ただし，カプセルを切除すると出血が多くなり，皮弁の血行も阻害するため基本的には切開に留める．

7）縫　合

縫合は帽状腱膜，真皮，皮膚と3層で行う．必要に応じてドレーンを留置する．皮弁の縫合時にドッグイヤーが形成されるが，頭皮の場合，小さいものは経過とともに消失することが多いので無理に修正する必要はない．

5. 合併症と対処

ティッシュ・エキスパンダー法では，拡張中に血流障害，哆開，壊死，露出，感染などさまざまな合併症が見られる．頭頸部での合併症の発生率は30％を超えるとする報告[24]もあり，比較的高いため，適切な計画と厳重な経過観察が必要である．合併症は互いに関連して起こるが，血腫と過圧迫が壊死の原因になりやすい．頭部では特に伸展性に乏しい帽状腱膜下に挿入するため，拡張時の緊張が強くなり，創縁や皮膚への血流障害を起こし皮膚壊死や創部哆開が生じる．

ティッシュ・エキスパンダーの折れ曲がりも局所の阻血の原因となる．以前は round 型に比べ rectangular 型の角が局所の阻血を招く危険性があったが，その後の改良によって改善した．

感染は拡張早期に発生した場合はティッシュ・エキスパンダーを除去せざるを得ないが，終盤であればドレナージや洗浄で拡張を遂行できることもある．露出も拡張後期で小範囲ならば続行できる場合もある．頭蓋骨の骨変化では表面の骨吸収がある．特に，小児では頭蓋骨の陥凹・菲薄化に

注意する必要がある。一般に，この骨変化はティッシュ・エキスパンダー除去後，自然回復傾向に向かう。

毛髪密度への影響では，拡張面積が2倍程度ならば明らかな脱毛を生じずに拡張できるとされ，新しい毛包は生じないが，表皮の細胞分裂が活性化され休止期を短縮し成長期を促進させるとする報告[25]もある。理論的には面積が拡張するので毛髪密度自体は低下するが，臨床的にはあまり問題にならない。一方，皮弁基部から距離のある先端部分では術後徐々に脱毛を生じることがある。

引用文献

1) Fleming RW, Mayer TG: Short vs long flaps in the treatment of male pattern baldness. Arch Otolaryngol 107: 403, 1981
2) Nordstrom REA: Change of direction of hair growth. J Dermatol Surg Oncol 9: 156-158, 1983
3) 鬼塚卓弥：瘢痕性禿髪症手術の実際．禿の外科的療法，pp78-92，克誠堂出版，東京，1971
4) Marzola M, Frechet P, Kabaker SS, et al: Ancillary Surgial Procedures. Hair Transplantation (5th ed), edited by Unger WP, et al, pp483-504, informa healthcare, Boca Raton, 2010
5) Bosley LL, Hope CR, Montroy RE: Male pattern reduction (MPR) for surgical reduction of male pattern baldness. Current Therapeutic Research 25: 281-287, 1979
6) Unger MG, Unger WP: Management of alopecia of the scalp by a combination of excisions and transplantation. J Dermatol Surg Oncol 4: 670-672, 1978
7) Passot R: Chirurgie Esthetique Pure: Technique et Resultats. G. Doin et Cie., Paris, 1931
8) Lamont ES: A plastic surgical transformation; report of a case. West J Surg Obset Gynecol 65: 164-165, 1957
9) Orticochea M: New three-flap scalp reconstruction technique. Br J Plast Surg 24: 184-188, 1974
10) Juri J: Use of parieto-occipital flaps in the surgical treatment of baldness.Plast Reconstr Surg 55: 456-460, 1975
11) 鬼塚卓弥：禿の外科的治療，克誠堂出版，東京，1971
12) 前田友助：禿とその手術療法，金原出版，東京，1973
13) Harii K, Omori K, Ohmori S: Hair transplantation with free scalp flaps. Plast Reconstr Surg 53: 410-413, 1974
14) 岩平佳子，矢高森人，丸山優ほか：後頭部扁平上皮癌のOccipital V-Y flapによる再建．Skin Cancer 12: 116-119, 1997
15) Ohmori K: Microsurgical free Temporoparietal flaps in surgery for male pattern baldness. Clin Plast Surg 18: 791-796, 1991
16) Radovan C: Breast reconstruction after mastectomy using the temporary expander. Plast Reconstr Surg 69: 195-208, 1982
17) Pisarski GP, Mertens D, Warden GD, et al: Tissue expander complications in the pediatric burn patient. Plast Reconstr Surg 102: 1008-1012, 1998
18) 小紫正明，大慈弥裕之：頭部；手術プランニングと合併症対策のコツ．形成外科 57: 595-604, 2014
19) 皆川英彦：Tissue expansion法による頭皮欠損の閉鎖．頭頸部再建外科 最近の進歩（改訂第2版），波利井清紀編著，pp32-37，克誠堂出版，東京，2002
20) Pietila JP, Nordstrom RE, Numminen MK, et al: Validity of laser doppler flowmetry for measuring the effect of the tissue expander pressure on skin circulation. Scand J Plast Reconstr Surg 22: 135-139, 1988
21) 大塚尚治：Tissue expander除去後伸展皮膚の収縮性に関する実験的分析．日形会誌 13: 453-464, 1993
22) 松永芳章：Tissue expanderによる皮弁の術後拘縮に関する実験的研究．日形会誌 17: 676-684, 1997
23) Ueda K, Hara M, Okada M, et al: Lambda incision for effective tissue expansion. J Plast Reconstr Aesthet Surg 63: 1682-1687, 2010
24) 川嶋孝雄，波利井清紀，山田敦ほか：Tissue expansionにおける合併症の検討．日形会誌 12: 796-805, 1992
25) Lee Y, Gil MS, Hong JJ: Histomorphologic changes of hair follicles in human expanded scalp. Plast Reconstr Surg 105: 2361-2365, 2000

第Ⅲ章

内科的治療

第Ⅲ章 内科的治療

1 「男性型および女性型脱毛症診療ガイドライン 2017」をどう読むか？

順天堂東京江東高齢者医療センター皮膚科　植木 理恵

■ はじめに

2010年に発表された男性型脱毛症診療ガイドライン[1]により，当時科学的根拠に基づかない民間療法が横行する中で，科学的根拠に基づいた標準的治療が初めて提示された。患者，医師双方にとって納得した診療を受けることができるようになった点で，策定された意味は大きかった。

その後，新しい治療方法が出たことや女性の男性型脱毛症の概念に変化があったことなどからガイドラインの改定が行われ，「男性型および女性型脱毛症診療ガイドライン2017年版」[2]として日本皮膚科学会から2017年12月に発表された。改定作業は「日本皮膚科学会男性型脱毛症診療ガイドライン2010」と同様に，日本皮膚科学会と毛髪研究会（Society for Hair Science Research：以下，SHSR）の共同事業として，SHSRの会員がコアメンバーとなり行われた。

本稿では2017年版について，本文を引用しながら解説する。

Ⅰ 疾患概念・診断

男性型脱毛症（androgenetic alopecia：AGA）とは，頭髪において，思春期以降に毛周期の成長期が短くなり，頭頂部と前頭部の頭髪が細く短くなる軟毛化を生じる変化である。症状はほぼ同一でパターン化されているので，male pattern baldness, female pattern baldness とも呼ばれる。日本人男性の発症率は30％との報告があり[3]，加齢とともに増加する。

今回の改定における初回版との違いの1つとして，女性の脱毛症に言及した点が挙げられる。女性のいわゆる薄毛の中には，頭頂部を中心とした軟毛化のパターンが見られ，女性における男性型脱毛症と呼ばれていた。多毛など男性化兆候を認める場合は，真に女性の男性ホルモンの影響による男性型脱毛症であるが，男性ホルモン依存性では説明できない症状も多く，近年，女性の男性型脱毛症は「女性型脱毛症（female pattern hair loss）」と呼ばれるようになっており，新しいガイドラインでも病名として女性型脱毛症を用いることとなった。

男性の場合はパターン化された脱毛症状の有無を観察することで比較的診断が容易にできるが，女性の場合は頭髪全体が疎になる慢性休止期脱毛や，びまん性に脱毛する円形脱毛症，甲状腺疾患や膠原病などの全身性疾患に伴う脱毛症，急激なダイエットや消耗性疾患によるびまん性脱毛，さらに薬剤性の脱毛症など，種々の脱毛症が鑑別に挙げられる。これらは視診上の区別が困難な場合も多く，慎重に診断する必要性が述べられている。

Ⅱ 治　療

今回も Clinical Question（CQ）により検証された（表）。

CQ1：フィナステリドの内服は有用か？

推奨度　A（男性型脱毛症）
　　　　D（女性型脱毛症）

フィナステリドは，テストステロンを強力なジヒドロテストステロン（以下，DHT）に変換する5α還元酵素2型の阻害剤である。男性型脱毛症への効果の検証は学術的に申し分なく，12件のランダム化比較試験（総計3,927人）を検証し

表 Clinical Question（CQ）のまとめ

No	Clinical Question	推奨度
CQ1	フィナステリドの内服は有用か？	A（男性型脱毛症） D（女性型脱毛症）
CQ2	デュタステリドの内服は有用か？	A（男性型脱毛症） D（女性型脱毛症）
CQ3	ミノキシジルの外用は有用か？	A
CQ4	植毛術は有用か？	自毛植毛術は B（男性型脱毛症） C1（女性型脱毛症） 人工毛植毛術は D
CQ5	LED および低出力レーザー照射は有用か？	B
CQ6	アデノシンの外用は有用か？	B（男性型脱毛症） C1（女性型脱毛症）
CQ7	カルプロニウム塩化物の外用は有用か？	C1
CQ8	t-フラバノンの外用は有用か？	C1
CQ9	サイトプリンおよびペタデカンの外用は有用か？	C1
CQ10	ケトコナゾールの外用は有用か？	C1
CQ11	かつらの着用は有用か？	C1
CQ12	ビマトプロストおよびラタノプロストの外用は有用か？	C2
CQ13	成長因子導入および細胞移植療法は有用か？	C2
CQ14	ミノキシジルの内服は有用か？	D

（男性型および女性型脱毛症診療ガイドライン作成委員会：男性型および女性型脱毛症診療ガイドライン2017年版．日皮会誌 127：2763-2777，2017 より引用）

たシステマティックレビューにおいて，$1cm^2$ あたりの硬毛数は投与後6カ月，投与後24カ月ともにプラセボ群に比べフィナステリド群が有意に増加していた[4]．さらに，男性患者のQOLの調査においてもQOLの上昇が示されていた[5]．

女性型脱毛症への効果は，137人を対象に米国でランダム化比較研究が実施され，フィナステリド1mg/日投与群とプラセボ群で単位面積あたりの硬毛数に有意差はなかった[6]．2000年以降も，女性型脱毛症への効果を示す論文の発表はない．さらに，妊婦への投与でDHTの低下により男子胎児の生殖器官などの正常発育に影響を及ぼす恐れがあるため，妊婦および授乳婦への投与は禁忌である．

CQ2：デュタステリドの内服は有用か？

推奨度　A（男性型脱毛症）
　　　　D（女性型脱毛症）

デュタステリドは，テストステロンを強力なDHTに変換する5α還元酵素の1型も2型も両方を阻害する作用を有する．16件のランダム化比較試験（総計4,950人）を検証したシステマティックレビュー[7]において，写真判定法ではデュタステリド投与群はプラセボ群に比べ毛量の増加は有位であった．

デュタステリド0.5mg/日投与群とフィナステリド1mg/日投与群のランダム化比較試験では，$60\mu m$ 以上の硬毛数では変わりなく，写真判定においてもわずかな差しかなかった[8]．

女性型脱毛症への試験は実施されていない．フィナステリド同様に男子胎児への生殖器発育異常のリスクが高いと考えられるので，女性には用いるべきではない．

CQ3：ミノキシジルの外用は有用か？

推奨度　A（男性型脱毛症：5％溶液，女性型脱毛症：1％溶液）

2010年版から評価に変わりはなかった．男女ともに推奨度はAで，使用を強く勧める．海外では女性型脱毛症を対象に5％溶液の試験も実施され，有用性が示されている[9]．

継続して使用するためには，初期脱毛などの副作用の説明も重要である．

CQ4：植毛術は有用か？

推奨度 自毛移植はB（男性型脱毛症），C1（女性型脱毛症）．

人工毛植毛術はD（男女ともに）

自毛植毛術に関してシステマティックレビューやランダム化比較試験はないが，世界全体で397,048件（2015年度）に実施されている実績[10]を勘案し，推奨度を委員会で決定した．人工毛植毛術は，日本国内での使用は医療法上問題はない．しかし，米国では人工毛の使用を禁じている点や，有害事象の報告が多いため，委員会の判断で安全に実施できるまでは前回と同様にDとしている．

CQ5：LEDおよび低出力レーザー照射は有用か？

推奨度 B

男性型脱毛症では655nm低出力レーザー／週3回照射で26週後に毛髪数が増加している[11]．女性型脱毛症では，9-beamレーザー照射装置（655nm）と12-beamレーザー照射装置（6beam-635nm, 6beam-655nm）／週3回照射により26週後に毛髪数が有意に増加していた[12]．適切な機器を用いて行うように勧めている．

CQ6：アデノシンの概要は有用か？

推奨度 B（男性型脱毛症）
　　　　　C1（女性型脱毛症）

アデノシンは評価見直しの対象となった．ランダム化比較試験により，男性に対する有効性は十分であった．女性に対する効果は根拠がまだ不十分と判断されたが，副作用が軽微な点，女性型脱毛症に有効な治療薬が極めて少ない点を考慮し，外用を行ってもよいとされた．

CQ7：カルプロニウム塩化物の外用は有用か？

推奨度 C1

前回と評価に変わりはなかった．

CQ8：t-フラバノンの外用は有用か？

推奨度 C1

前回と評価に変わりはなかった．

CQ9：サイトプリンおよびペンタデカンの外用は有用か？

推奨度 C1

前回と評価に変わりはなかった．

CQ10：ケトコナゾールの外用は有用か？

推奨度 C1

前回と評価に変わりはなかった．

CQ11：かつらの着用は有用か？

推奨度 C1

かつらの着用に関し，2件の症例集積研究が発表され[13)14]，男性型脱毛症，女性型脱毛症のいずれにおいても，かつら使用後にQOLの向上が示された．副作用の報告はなく，毛量の増加に影響することはないが，生活の向上は当事者にとっては重要なことと考え，CQに挙げ，行ってもよいこととされた．

CQ12：ビマトプロストおよびラタノプロスト外用は有用か？

推奨度 C2

睫毛貧毛症の治療薬として登場した．ラタノプロストの少数を対象とした臨床試験では50％に効果が示された．わが国で発売されているビマトプロストでは試験がされていない．安全性は確認されているが，頭皮の毛包への浸透や有用性はわかっておらず，現時点では十分な検証がなされていないと判断され，行わない方がよいとされた．

CQ13：成長因子導入および細胞移植療法は有用か？

推奨度　C2

脂肪組織由来幹細胞や platelet rich plasma（PRP）などの比較試験や症例集積研究[15)〜17)] が実施されている．限られた施設で倫理委員会の承認を必要とする先進医療であることを勘案し，今後さらに安全性が確立され，実施方法の一定化などが整うまでは，行わない方がよいとされた．

CQ14：ミノキシジルの内服は有用か？

推奨度　D

臨床試験が実施されておらず，適正使用量や副作用が明らかにされていない．わが国では認可されていない薬剤であることも勘案し，利益と危険性が十分に検証されていないと考え，現時点では行わないよう強く勧めるという評価になった．

おわりに

2017年版のガイドラインの要約は以上である．いまだに女性のびまん性脱毛症の治療は明解にはできない点が明らかになっているが，推奨度の高い新しい治療もある．安全な高い水準の治療を男性型脱毛症および女性型脱毛症患者に実施できる助けとなれば幸いである．

引用文献
1) 男性型脱毛症診療ガイドライン策定委員会：男性型脱毛症診療ガイドライン（2010年版）．日皮会誌 120：977-986, 2010
2) 男性型および女性型脱毛症診療ガイドライン作成委員会：男性型および女性型脱毛症診療ガイドライン2017年版．日皮会誌 127：2763-2777, 2017
3) Takashima I, Iju M, Sudo M: Alopecia androgenetica. Its incidence in Japanese and associated condition. Hair Research, edited by Orfanos CF, et al, pp287-293, Springer Verlag, Berlin, 1981
4) Mella JM, Perret MC, Manzotti M, et al: Efficacy and safety of finasteride therapy for andrigenetic alopecia: a systematic review. Arch Dermatol 146: 1141-1150, 2010
5) Yamazaki M, Miyakura T, Uchiyama M, et al: Oral finasteride improved the quality of life of androgenetic alopecia patients. J Dermatol 38: 773-777, 2011
6) Price VH, Roberts JL, Hordinsky M, et al: Lack of efficacy of finasteride in postmenopausal women with androgenetic alopecia. J Am Acad Dermatol 43: 768-776, 2000
7) Gupta AK, Charrette A: The efficacy and safety of 5α-reductase inhibitors in androgenetic alopecia: a net-work meta-analysis and benefit-risk assessment of finasteride and dutasteride. J Dermatolog Treat 25: 156-161, 2014
8) Gubelin Harcha W, Barboza Martinez J, Tsai TF, et al: A randomized active- and placebo-controlled study of the efficacy and safety of different doses of dutasteride versus placebo and finasteride in the treatment of male subjects with androgenetic alopecia. J Am Acad Dermatol 70: 489-498, 2014
9) Van Zuuren EJ, Fedorowicz Z, Schoones J: Interventions for female pattern hair loss. Cochrane Database Syst Rev 5: 1-224, 2016
10) International Society of Hair Restoration Surgery (ISHRS) 2015 Practice Census: Extrapolated number of hair restoration procedures worldwide. Available from URL: http//www.ishrs.org/site/…/ishrs_2015_practice_census_fact_sheet_final.pdf（Accessed 16 3 2018）International Society of Hair Restoration Surgery. 2015; ISHRS Practice census 2015
11) Leavitt M, Charles G, Heyman E, et al: HairMax Laser-Comb laser phototherapy device in the treatment of male androgenetic alopecia: a randomized, double-blind, sham device-controlled, multicenter trial. Clin Drug Investig 29: 283-292, 2009
12) Jimenez JJ, Wikramanayake TC, Bergfeld W, et al: Efficacy and safety of low-level laser device in the treatment of male and female pattern hair loss: a multicenter, randomized, sham device-controlled, double-blind study. Am J Clin Dermatol 15: 115-127, 2014
13) Inui S, Inoue T, Itami S: Effect of wig on perceived quality of life level in androgenetic alopecia patients. J Dermatol 40: 223-225, 2013
14) Inui S, Inoue T, Itami S: Effect of hairpieces in perceived quality of life in female pattern hair losspatients: questionnaire based study. J Dermatol 40: 671, 2013
15) McElwee KJ, Shapiro JS: Promising therapies for treating and/or preventing androgenetic alopecia. Skin Therapy Lett 17: 1-4, 2012
16) Alves R, Grimalt R: Randomized placebo-controlled, double-blind, half-head study to assess the efficacy of platelet-rich plasma on the treatment of androgenetic alopecia. Dermatol Surg 42: 491-497, 2016
17) Fukuoka H, Suga H: Hair regeneration treatment using adipose-derived stem cell conditioned medium: follow-up with trichograms. Eplasty 15: e10, 2015

2 DHT 阻害薬

北里大学医学部形成外科・美容外科学　佐藤 明男

I DHT 阻害薬

　ヒト（雄）はなぜ禿げるのか？　その生物学的理由は解明されていない。村上春樹の小説「1Q84」[1]では，ヒロインのエダマメがホテルのバーで隣り合わせた「禿かかった中年男性」と一夜を過ごす。ハードボイルド映画のヒーローは禿げかかったクールな男が多く，セクシーなヒロインに良く似合う。しかし，日本人女性の多くは髪の少ない男を嗜好しない傾向が強いので，易々と禿げるわけにはいかない。日本人における男性型脱毛症（androgenetic alopecia：以下，AGA）は著者の統計では，平均25歳で発症し5年の経過で Norwood-Hamilton 分類（以下，N-H 分類）が1段階悪化する（図1）ことがわかっている[2]。これは AGA が進行性であることを裏付けている。

　さて，ジヒドロテストステロン（Dihydrotestosterone：以下，DHT）は胎生期の男子には発現しているが出生後低下し，二次性徴に伴い血中濃度が再度増加する。DHT は I 型，II 型が存在するが，II 型の作用が増強すると前立腺肥大や AGA が発症する。ネイティブアメリカンには前立腺肥大と禿げが少ないことが知られており，その生活習慣を観察したところノコギリヤシを食していたことがわかった。その薬理作用を研究して合成化合物を選択した結果，II 型 DHT 阻害薬で前立腺肥大と AGA に効くフィナステリド（finasteride）という薬品が開発された。

　その後，I 型，II 型の両方を阻害するデュタステリド（dutasteride）が開発された。わが国における DHT 阻害薬の種類と特徴を示す（表）[15]。わが国では年間処方数の推計が1億錠に達してい

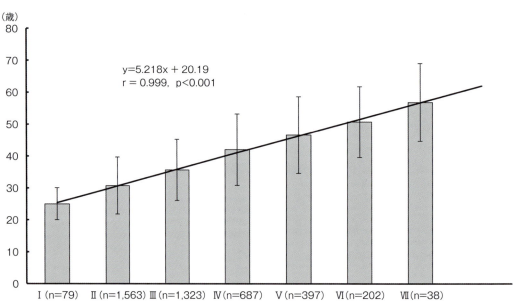

図1　N-H 分類ごとの初診時平均年齢分布（n=4,844）
→発症後5年ごとに1グレード進行する。

表 DHT 阻害薬の種類と特徴

	フィナステリド		デュタステリド	備考
製品名	プロペシア® フィナステリド		ザガーロ®	
製薬会社	MSD その他		GSK	
阻害DHT型	I 型		I・II 型	
用量	0.2mg 1mg		0.1mg 0.5mg	
承認国	60 カ国以上		韓国, 日本	
力価	1mg	=	0.1mg	
毛髪増加数	1mg	<	0.5mg	※1.6倍
血中半減期	3～4 時間	<	3～4 週間	
副作用	1mg	≦	0.5mg	※有意差なし
価格（推定）	1mg	<	0.5mg	

(Gubelin Harcha W, et al: A randomized, active- and placebo-controlled study of the efficacy and safety of different doses of dutasteride versus placebo and finasteride in the treatment of male subjects with androgenetic alopecia. J Am Acad Dermatol 70, 489-498, 2014 より引用)

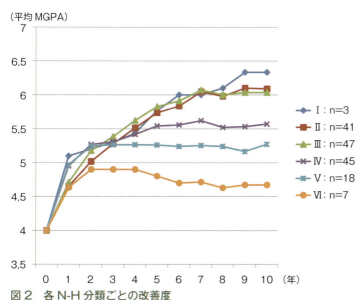

図2 各N-H分類ごとの改善度
(MGPA: modified global photographic assessment)

ると考えられている。これらの薬剤はわが国のAGA治療を支える屋台骨といえる。

II フィナステリド（finasteride）

AGAの治療薬，プロペシア®1.0mg錠（MSD社，日本）の有効成分であるフィナステリドは，テストステロンをより強力なDHTに変換するII型5α-リダクターゼに対する阻害剤である[4]。欧米では18年，国内では12年の歴史があり，世界60カ国以上で認可されている。300万人以上が服用しており，効果が高く忍容性も高い。わが国では薬事政策上0.2mg錠と1mg錠が承認され，近年は複数の会社のジェネリック医薬品も承認されている。

AGAに対しての臨床効果は国内外の二重盲検試験[5)～13)]，ほかの臨床試験[14)]により写真評価によって脱毛状態の改善，毛髪数および毛髪重量の

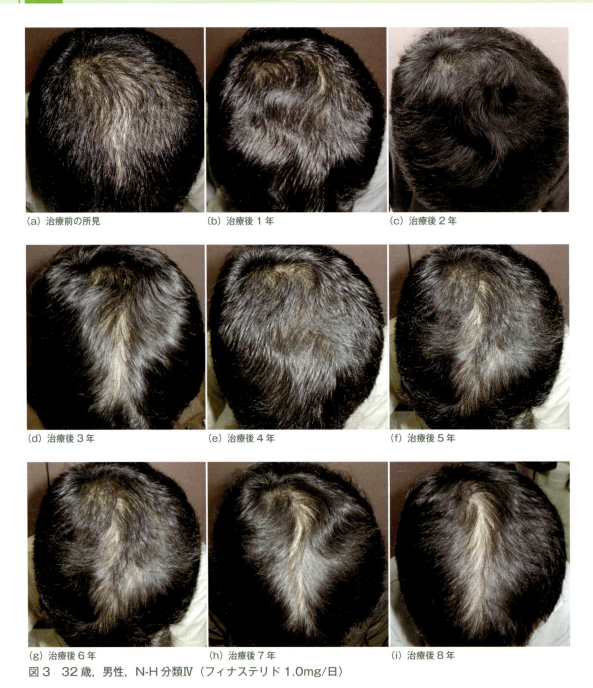

(a) 治療前の所見　(b) 治療後1年　(c) 治療後2年
(d) 治療後3年　(e) 治療後4年　(f) 治療後5年
(g) 治療後6年　(h) 治療後7年　(i) 治療後8年

図3　32歳，男性，N-H分類Ⅳ（フィナステリド1.0mg/日）

増加が証明された。また，5年間の治療継続患者を観察した801例の臨床研究[15]では，継続治療によって99.4％に効果を認め，初診時のN-H分類がⅣ未満で40歳未満の症例で高い効果が得られたと報告された。著者が行った10年間のAGA患者161例の治療継続調査では，医師による写真評価ではN-H分類ごとに改善度が異なり，N-H分類でⅠ～Ⅲは中等度以上に改善することが示された（図2）。また，初診時よりN-H分類が1段階改善し，主観的頭髪量の同世代との比較では，visual analogue scale（以下，VAS）は初診時3.46±2.14から10年後5.94±2.25へと有位に改善した。10年間に自然経過でN-H分類が2段階悪化する一方，治療によってN-H分類が1

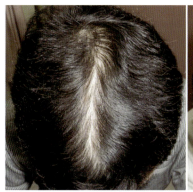 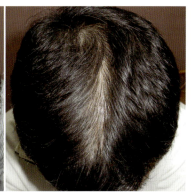

(j) 治療後 9 年　　　　　　　(k) 治療後 10 年
図 3

段階改善することから，治療群と未治療群では相対的に 3 段階の差が出現することになる。

　有害事象に関しては，プロペシア® 再審査報告書（医薬品医療機器総合機構，2016 年）使用成績調査では 943 例の解析対象のうち，リビドー減退 2 例，勃起不全 1 例を含む有害事象発現症例率は 0.5％（5/943 例）と低値だった。フィナステリド 1mg/日を投与した症例の年次ごとの臨床写真を示す（図 3，4）。

III デュタステリド（dutasteride）

　2015 年に認可されたザガーロ® 0.1，0.5mg カプセル（GSK 社，英国）の有効成分であるデュタステリドは，5-α 還元酵素の I 型，II 型の両者に対する阻害剤である。AGA が 5-α 還元酵素の II 型を原因として特異的に引き起こされることから，I 型も阻害するデュタステリドの有効性と安全性には十分に留意する必要があるといえる。

　この薬剤は，米国で 2002 年に良性前立腺肥大の治療薬として認可されたが，AGA 治療薬としては認可申請されなかった。当時その理由を米国 GSK 社の担当者に問い合わせたところ，「先発品のマーケット情報（販売数量）が良くないので当社としては申請を断念した」との回答があった。その後，2009 年に韓国で AGA 治療薬として認可を受けた。わが国では，2009 年に良性前立腺肥大の治療薬として，2015 年に AGA 治療薬として認可を受けた。ザガーロ® は多国共同試験[13]

を行っているので，今後は世界各国で認可販売されると予想される。臨床効果については，メタ解析[16]，ランダム化比較試験[3)17)18] で写真評価による脱毛状態の改善，毛髪数および毛髪重量の増加が証明されている。有害事象に関しては，国内臨床試験で 52 週間のデュタステリド 0.5mg/日内服により，11.7％にインポテンツが出現した[19]。現状は国内販売期間が短いため，わが国での有害事象に関しては十分な情報が集積されていない。

　さて，デュタステリド 0.5mg を実際処方した場合の効果に関しては，発売後 1 年 6 カ月程度しか経過していないので十分なデータはもち合わせていないが，印象としてフィナステリド 1mg に比して大きな違いは認めないと考えられる。7 年以上の期間フィナステリド 1mg を服用した例で，デュタステリド 0.5mg に変更した症例を提示する（図 5，6）。変更後は多少の改善は認めるが，患者自身が感じていない程度の良化であると思われる。

IV フィナステリドとデュタステリドの使い分けについて

　両者の特徴と差は，表から類推すると，阻害する DHT 型，半減期と力価半減期から理解できる。デュタステリドの場合は AGA に関与しない I 型も阻害することから，副作用の観点でフィナステリドより不利と考えられる。これは，I 型 DHT の受容体が肝臓をはじめ全身の臓器に存在

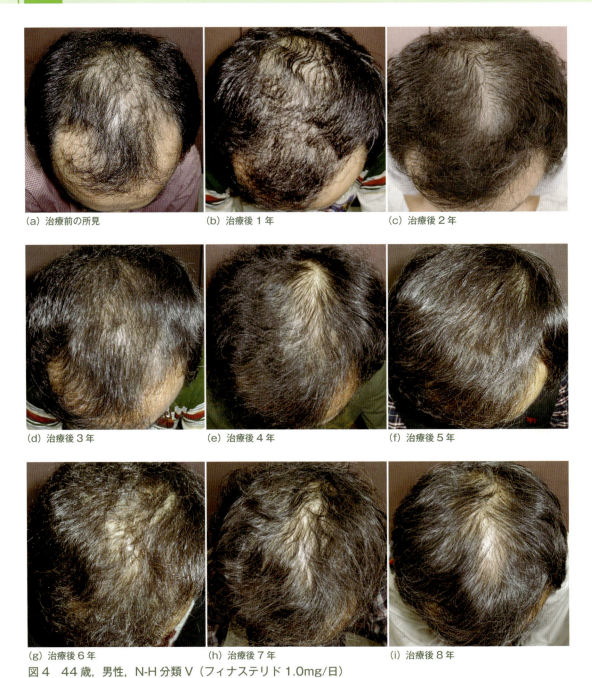

(a) 治療前の所見　(b) 治療後1年　(c) 治療後2年
(d) 治療後3年　(e) 治療後4年　(f) 治療後5年
(g) 治療後6年　(h) 治療後7年　(i) 治療後8年

図4　44歳，男性，N-H分類Ⅴ（フィナステリド1.0mg/日）

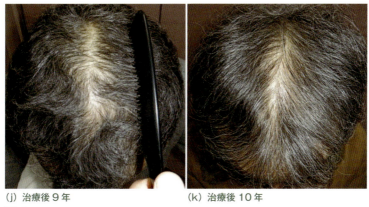

(j) 治療後 9 年　　　　　　　(k) 治療後 10 年

図 4

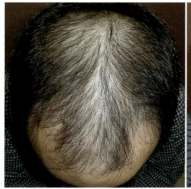
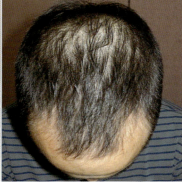
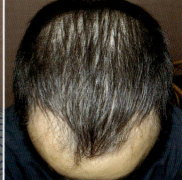

(a) 初診時所見　　　　　(b) フィナステリドによる治療開始後　　　(c) デュタステリドによる治療開始後 1 年
　　　　　　　　　　　　　7 年 1 カ月の所見　　　　　　　　　　　3 カ月の所見
　　　　　　　　　　　　薬剤をデュタステリドに変更した。

図 5　47 歳，男性，N-H 分類 IV

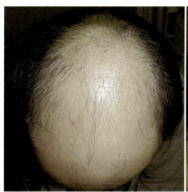
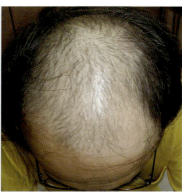
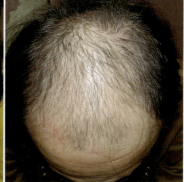

(a) 初診時所見　　　　　(b) フィナステリドによる治療開始後　　　(c) デュタステリドによる治療開始後 1 年
　　　　　　　　　　　　　7 年 1 カ月の所見　　　　　　　　　　　3 カ月の所見
　　　　　　　　　　　　薬剤をデュタステリドに変更した。

図 6　60 歳，男性，N-H 分類 V

することから，未知の有害事象が生じる可能性が否定できない点にある．血中半減期に関しては，フィナステリドの3～4時間に比しデュタステリドは3～4週間と長い．もしデュタステリドによって副作用が出現した場合に服薬を中止しても，副作用が長期に残存する可能性を含んでいることに注意を要する．力価からその有効性を勘案するとデュタステリドの方がフィナステリドより効果が高いと考えられるが，その差分に関する報告は現在のところない．

これらのことを勘案し，フィナステリドとデュタステリドの使い分けについて現在は以下のように実施している．

・AGAの第一選択はフィナステリド1mg錠である．
・初診時年齢が40歳以上，N-H IV以上の場合はデュタステリド0.5mgを処方する場合もある．
・長期のフィナステリド治療にて改善しない場合はデュタステリド0.5mgに変更してもよい．
・患者が希望した薬剤を投与してもよい．この場合リスク・ベネフィットへの考慮も重要である．

引用文献
1) 村上春樹：1Q94. 新潮社，東京，2009
2) 佐藤明男：男性型脱毛症における植毛術の戦略と方法．皮膚と美容 47：7-12, 2015
3) Gubelin Harcha W, Barbozamartinez J, Tsa: TF, et al: A randomized, active- and placebo-controlled study of the efficacy and safety of different doses of dutasteride versus placebo and finasteride in the treatment of male subjects with androgenetic alopecia. J Am Acad Dermatol 70: 489-498, 2014
4) Drake L, Hordinsky M, Fiedler V, et al: The effects of finasteride on scalp skin and serum androgen levels in men with androgenetic alopecia. J Am Acad Dermatol 41: 550-554, 1999
5) Kaufman KD, Olsen EA, Whiting D, et al: Finasteride in the treatment of men with androgenetic alopecia. J Am Acad Dermatol 39: 578-589, 1998
6) Leyden J, Dunlop F, Miller B, et al: Finasteride in the treatment of men with frontal male pattern baldness. J Am Acad Dermatol 40: 930-937, 1999
7) Roberts JL, Fiedler V, Imperato-McGinley J, et al: Clinical dose ranging studies with finasteride, a type 2 5a-reductase inhibitor, in men with male pattern hair loss. J Am Acad Dermatol 41: 555-563, 1999
8) Van Neste D, Fuh V, Sanchez-Pedreno P, et al: Finasteride increases anagen hair in men with androgenetic alopecia. Br J Dermatol 143: 804-810, 2000
9) Group TFMPHLS: Long-term (5-year) multinational experience with finasteride 1mg in the treatment of men with androgenetic alopecia. Eur J Dermatol 12: 38-49, 2002
10) Stough DB, Rao NA, Kaufman KD, et al: Finasteride improves male pattern hair loss in a randomized study in identical twins. Eur J Dermatol 12: 32-37, 2002
11) Whiting DA, Olsen EA, Servin R, et al: Efficacy and tolerability of finasteride 1 mg in men aged 41 to 60 years with male pattern hair loss. Eur J Dermatol 13: 150-160, 2003
12) Price VH, Menefee E, Sanchez M, et al: Changes in hair weight in men with androgenetic alopecia after treatment with finasteride (1mg daily): three- and 4-year results. J Am Acad Dermatol 55: 71-74, 2006
13) Kawashima M, Hayashi N, Igarashi A, et al: Finasteride in the treatment of Japanese men with male pattern hair loss. Eur J Dermatol 14: 247-254, 2004
14) 川島眞，溝口将之，五十嵐敦之ほか：男性型脱毛症（AGA）に対するフィナステリドの長期投与（3年間）試験成績 多施設共同オープン試験．臨皮 60：521-530，2006
15) Yoshitake T, Takeda A, Ohki K, et al: Five-year efficacy of finasteride in 801 Japanese men with androgenetic alopecia. J Dermatol 42: 735-738, 2015
16) Olsen EA, Hordinsky M, Whiting D, et al: The importance of dual 5alpha-reductase inhibition in the treatment of male pattern hair loss: results of a randomized placebo-controlled study of dutasteride versus finasteride. J Am Acad Dermatol 55: 1014-1023, 2006
17) Gupta AK, Charrette A: The efficacy and safety of 5 α-reductase inhibitors in androgenetic alopecia: a network meta-analysis and benefit-risk assessment of finasteride and dutasteride. J Dermatolog Treat 25: 156-161, 2014
18) Eun HC, Kwon OS, Yeon JH, et al: Efficacy, safety, and tolerability of dutasteride 0.5 mg once daily in male patients with male pattern hair loss: a randomized, double-blind, placebo-controlled, phase III study. J Am Acad Dermatol 63: 252-258, 2010
19) Tsunemi Y, Irisawa R, Yoshiie H, et al: Long-term safety and efficacy of dutasteride in the treatment of male patients with androgenetic alopecia. J Dermatol doi: 10.1111/1346-8138. 13310, 2016

第Ⅲ章 内科的治療

3 ミノキシジル

秋田大学医学部皮膚科学・形成外科学講座　長田真一

■ はじめに

　ミノキシジル（minoxidil）は1970年代に経口降圧薬として開発された。内服中の患者に多毛が見られたことから，男性型脱毛症に対する外用薬としても開発が進み，1986年に初めて米国で2％ミノキシジル液が発売された。

　男性型脱毛症および女性型脱毛症に対するミノキシジル外用の有効性・安全性は，国内外の複数のランダム化比較試験で検証され，質の高いエビデンスが蓄積されている。また，効果は限定的ながらミノキシジル外用は円形脱毛症の治療にも用いられているほか，いまだに有効な治療法のない遺伝性脱毛症の治療にも試みられている。一方で，男性型および女性型脱毛症に対する有効性・安全性について臨床試験が行われていないミノキシジル内服薬が，ネット上で自由に売買されている，という看過できない現状がある。

　本稿では，最近改訂された「男性型および女性型脱毛症診療ガイドライン2017年版」と「日本皮膚科学会円形脱毛症診療ガイドライン2017年版」の中にあるミノキシジル外用，およびミノキシジル内服に対する臨床的評価を踏まえ，ミノキシジルの作用メカニズム，使用法の実際，注意点，および臨床データについて解説する。

Ⅰ ミノキシジルの作用メカニズム

　脱毛症の治療薬として発売されてから30年以上経つミノキシジルであるが，その作用機序についてはいまだに不明な点が多い。ミノキシジルの作用として動物実験，および培養細胞を用いた研究から，以下のように複数の機序が提唱されている（図）[1)2)]。

1．毛周期の制御

　ヒト男性型脱毛症のモデルであるベニガオザルの前頭部に，5％ミノキシジル溶液を3カ月間毎日塗布すると，肉眼的に軟毛が終毛に変化した。組織学的には，ミノキシジルによる成長期毛包の増加，休止期毛包の減少，毛包の増大が観察された[3)]。

2．血流の促進

　ミノキシジルの降圧作用は，その代謝産物である硫酸ミノキシジルが血管平滑筋を弛緩させることで発揮される[1)]。この硫酸ミノキシジルの血管拡張作用により，毛包周囲の血流が増加し，毛の成長を促すと考えられている。1％，3％および5％ミノキシジルを塗布した脱毛頭皮の血流を測定すると，5％ミノキシジルのみが有意に頭皮の血流を増加させた[4)]。

3．カリウムチャネルの開口

　硫酸ミノキシジルはアデノシン3リン酸（adenosine triphosphate：ATP）感受性カリウムチャネル（以下，K_{ATP}チャネル）を開口させる[1)]。K_{ATP}チャネルは，ABC蛋白ファミリーに属するスルフォニルウレア受容体（sulphonylurea receptor：以下，SUR）と内向き整流K^+チャネル（Kir6.x）からなる複合体である。硫酸ミノキシジルのようなK_{ATP}チャネル開口薬は，SURサブユニットに作用する。マウスのひげ毛包の器官培養を用いた実験では，ミノキシジルを含む複数のK_{ATP}チャネル開口薬が放射線ラベルされたシステイン，アミノ酸，チミジンの取り込みを促進した[5)]。このことから，ミノキ

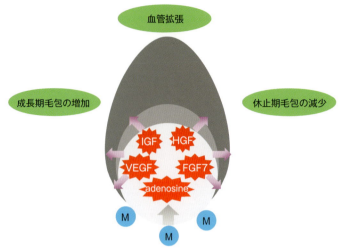

図　ミノキシジルの作用メカニズム
　ミノキシジルは，血管拡張作用により毛包周囲の血流を増加させる。また，毛周期を調節する種々の増殖因子の産生を，一部アデノシンを介して促進させることにより，毛の成長を促すと考えられる。
　M：ミノキシジル，IGF：insulin-like growth factor，HGF：hepatocyte growth factor，VEGF：vascular endothelial growth factor，FGF-7：fibroblast growth factor-7

シジルは K_{ATP} チャネルの活性化を介して DNA 合成を促進し，毛包細胞の増殖を促すと考えられる。

4. 細胞成長因子の産生促進

　毛周期は種々の増殖因子の発現により調節されているが，ミノキシジルは insulin-like growth factor（IGF），hepatocyte growth factor（HGF）の産生を促進する[6)7)]。また，vascular endothelial growth factor（以下，VEGF）は毛包周囲の血管新生を促進し，毛の成長を促す作用があるが，ヒト毛乳頭細胞をミノキシジルで刺激すると VEGF の発現が高まる[8)]。ミノキシジルの VEGF に対する作用は，アデノシン受容体を薬理学的にブロックすると阻害されることから，アデノシン・シグナル経路を介すると考えられる[9)]。VEGF のほかにも fibroblast growth factor（FGF）-7 がアデノシンを介して毛の成長を促すことが報告されている[10)]。

5. 抗アンドロゲン作用

　ハムスターを用いた実験で，1％および5％ミノキシジル液の外用は，アンドロゲン依存性の色素斑，脂腺，毛包の成長を阻害しなかったことから，ミノキシジルに抗アンドロゲン作用はないと考えられていた[11)]。しかし，最近ミノキシジルが直接アンドロゲン受容体（androgen receptor：以下，AR）に結合し，AR の転写，AR の標的遺伝子の発現を抑制し，AR 依存的な細胞の増殖を抑えることが報告されている[12)]。

6. その他

　培養毛乳頭細胞をミノキシジルで刺激すると，プロスタグランジン E2 が産生されること[13)]，コラーゲンの産生が抑制されること[14)]が報告されているが，毛の成長にどのように影響しているかはわかっていない。

II 使用法の実際

　国内では，男性型脱毛症には1％ミノキシジル液（リアップ®：大正製薬社，日本），および5％ミノキシジル液（リアップX5®：大正製薬社）が，女性型脱毛症には1％ミノキシジル液（リ

アップジェンヌ®：大正製薬社）が製品化されている。いずれも第1種医薬品であり，購入にあたり医師の処方は必要ないが，薬剤師からの情報提供が義務付けられている。

用法は1日2回，1回1mlを脱毛部に直接外用する。容器には計量部が付いており，1mlを計量できるようになっている。少なくとも6カ月使用することが必要である。ミノキシジルの発毛作用は可逆的であり，外用を中止すると再び軟毛化するため，継続して使用する必要がある。

また，ジヒドロテストステロンの産生を抑制するフィナステリド，デュタステリドとは作用機序が異なるため，発毛促進に対して相乗効果が期待できる。

III 使用上の注意点

ミノキシジル外用による副作用は，瘙痒感，紅斑，落屑，毛包炎，接触皮膚炎，顔面の多毛など局所症状が主で，循環器系・神経系の有害事象はまれである[15]。症状も軽微なものがほとんどで，臨床治験中も副作用が原因で脱落した症例はほとんどなく，安全に使用できる外用剤といえる。

ミノキシジル外用による局所症状を起こしたと考えられる例で，パッチテストなどで原因がミノキシジルであることを確認した例は非常に少ない。また，パッチテストを施行した例で，溶媒であるプロピレングリコールにも陽性を示したことが報告されている[15]。したがって，ミノキシジル外用による有害事象は，必ずしもミノキシジル自体の作用によるとは限らないと考えられる。5％ミノキシジルで局所症状が出現した場合，1％に変更すると症状が軽減することもある。

ミノキシジル外用開始時には，一過性に休止期脱毛が見られることがあり，これによって外用中止に至ることがあるので注意が必要である[16]。

IV 臨床データ

1．ミノキシジル外用

1）男性型脱毛症

男性型脱毛症に対するミノキシジル外用の有用性に関して，14件のランダム化比較試験[15)17〜29)]と1件のシステマティックレビュー[30)]があり，エビデンスレベルは高い。まず，2％ミノキシジル液を用いた5件のランダム化比較試験を解析した[17)〜21)]，924人の男性被験者を対象とした観察期間24週のシステマティックレビューにおいて[30)]，2％ミノキシジル群ではプラセボ群に比べ，脱毛部の総毛髪数が有意に増加した。2％および5％ミノキシジル液を比較したランダム化比較試験は2報ある[15)25)]が，いずれも5％ミノキシジル群が2％ミノキシジル群に比し有意に発毛を促進させた。

国内では，1％ミノキシジル液外用群（150人）と5％ミノキシジル液外用群（150人）を比較した観察期間の24週までのランダム化比較試験が行われている[29)]。脱毛部1cm²内の非軟毛数，終毛数，総毛髪数のいずれも5％ミノキシジル液外用群が有意に高い効果を示した（表1）。

2）女性型脱毛症

女性型脱毛症に対する10件のランダム化比較試験[31)〜40)]と1件のシステマティックレビュー[41)]が実施されている。

1％，2％，および5％ミノキシジルを用いた8件のランダム化比較試験を解析した，1,242人の女性被験者を対象とした観察期間24〜32週のシステマティックレビューにおいて，ミノキシジル群ではプラセボ群に比べ，脱毛部の毛髪数が有意に増加した。

一方，2％ミノキシジルと5％ミノキシジルを比べた3件のランダム化比較試験を解析した，631人の女性被験者を対象とした観察期間26〜52週のシステマティックレビューでは，両者の間に有意差はなかった[41)]。また，有害事象についても両者の間に有意差はなかった[41)]。

表1　日本人男性におけるミノキシジル外用の効果

	ベースラインからの増数（本）		
	1%ミノキシジル外用群	5%ミノキシジル外用群	有意確率
非軟毛数	21.2 ± 1.5	26.4 ± 1.7	$p=0.02$
終毛数	12.2 ± 1.0	16.1 ± 1.4	$p=0.026$
総毛髪数	17.2 ± 1.3	22.3 ± 1.4	$p=0.009$

平均値±標準誤差を示す。
(Tsuboi R, et al: Randomized clinical trial comparing 5% and 1% topical minoxidil for the treatment of androgenetic alopecia in Japanese men. J Dermatol 36: 437-446, 2009 より引用改変)

表2　日本人女性におけるミノキシジル外用の効果

	ベースラインからの増数（本）		
	プラセボ外用群	1%ミノキシジル外用群	有意確率
非軟毛数	2.03 ± 0.99	8.15 ± 1.05	$p<0.001$
軟毛数	0.83 ± 1.46	7.00 ± 1.43	$p=0.003$
総毛髪数	2.85 ± 1.60	15.15 ± 1.60	$p<0.001$

平均値±標準誤差を示す。
(Tsuboi R, et al: A randomized, placebo-controlled trial of 1% topical minoxidil solution in the treatment of androgenetic alopecia in Japanese woman. Eur J Dermatol 17: 37-44, 2007 より引用改変)

　国内では，1%ミノキシジル液を用いた280人の女性被験者を対象とした観察期間24週までのランダム化比較試験が行われ[39]，脱毛部1cm^{2}内の非軟毛数，総毛髪数のいずれもベースラインから有意に増加した（表2）。しかし，わが国では国際的に使用されている2%ミノキシジル液を用いた臨床試験はなされていない。

　以上のように，ミノキシジル外用の発毛効果に関して高い水準の根拠があるので，新しい「男性型および女性型脱毛症診療ガイドライン2017年版」[42]では，男性型脱毛症，女性型脱毛症ともに推奨度A，「男性型脱毛症に5%ミノキシジル外用，また女性型脱毛症に1%ミノキシジル外用を行うよう強く勧める」とされた。

3）円形脱毛症

　円形脱毛症は毛包由来の自己抗原に対する自己免疫反応がその発症基盤にあり[43]，男性型脱毛症とは根本的に発症機序が異なるが，ミノキシジル外用は円形脱毛症の治療の1つとして臨床で用いられている。

　3%ミノキシジル外用群とプラセボ群を比べた3件のランダム化比較試験[44〜46]，5%ミノキシジル外用群と1%ミノキシジル外用群を比べた1件のランダム化比較試験[47]が行われている。その結果，それぞれ3%ミノキシジル外用群，5%ミノキシジル外用群が，コントロール群に比べ脱毛範囲を縮小させることを示唆する弱い根拠が見出されている[43]。しかし，広範囲に脱毛している場合，特にS2（脱毛巣が頭部全体の25〜49%）以上の症例では効果がなかった[43]。ミノキシジルの作用に免疫抑制効果は報告されていないため，円形脱毛症に対する効果は，ミノキシジルの「生毛を終毛にする効果」であると推測される。

　新しい「日本皮膚科学会円形脱毛症診療ガイドライン」[43]では，海外における診療実績も考慮し，推奨度C1で，「単発型および多発型の症例に併用療法の1つとして行ってもよい」とされた。

4）遺伝性脱毛症

　近年，遺伝性脱毛症の原因遺伝子が同定されるようになり病態の解明が進んでいるが，根本的な治療には結びついていない。遺伝性脱毛症をもつ患者の多くは幼少時に発症するため，長期間にわたりquality of lifeを著しく損なうことになる。しかし最近，遺伝性脱毛症の治療にミノキシジル

外用を試みた報告が散見されるようになった。4歳の減汗性先天性外胚葉形成異常症の男児の脱毛が3％ミノキシジル外用で著明に改善した例[48]，Lipase Hの遺伝子異常で発症する先天性乏毛症の小児3例および70歳代の女性1例が1％または5％のミノキシジル外用で改善した例[49]が報告されている。

小児に対するミノキシジル外用の有効濃度や安全性は検証されていないが，前述のように副作用が軽微であること鑑み，患者に十分に説明を行い，必要に応じて医療機関の倫理委員会の承認が得られるのであれば，治療の選択肢の1つであると考えられる。

2. ミノキシジル内服

前述のように，ミノキシジルは経口降圧薬として開発されたが，わが国では認可されていない。また，男性型および女性型脱毛症に対する治療薬としても臨床試験が行われていないため，わが国はもとより海外でも認可されているところはない。それにもかかわらず，海外で市販されているミノキシジル内服薬を，一般人でも個人輸入で入手し服用することができる現状は，医薬品医療機器等法の観点からも問題である。

ミノキシジル内服薬の副作用としては，多毛症のほか，胸痛，心拍数増加，動悸，息切れ，呼吸困難，うっ血性心不全，むくみや体重増加などがあり，重大な心血管系障害も生じ得る。このように，ミノキシジルの内服療法は，効果と安全性が十分に検証されていないため，新しいガイドラインでも推奨度Dの行うべきではない治療法とされた[42]。

引用文献
1) Messenger AG, Rundegren J: Minoxidil. mechanisms of action on hair growth. Br J Dermatol 150: 186-194, 2004
2) 山﨑正視：男性型脱毛症に対するミノキシジル外用療法．皮膚科臨床アセット6脱毛症治療の新戦略，古江増隆編，pp123-126，中山書店，東京，2011
3) Uno H, Cappas A, Brigham P: Action of topical minoxidil in the bald stump-tailed macaque. J Am Acad Dermatol 16: 657-668, 1987
4) Wester RC, Maibach HI, Guy RH, et al: Minoxidil stimulates cutaneous blood flow in human balding scalps: pharmacodynamics measured by laser Doppler velocimetry and photopulse plethysmography. J Invest Dermatol 82: 515-517, 1984
5) Buhl AE, Waldon DJ, Conrad SJ, et al: Potassium channel conductance: a mechanism affecting hair growth both in vitro and in vivo. J Invest Dermatol 98: 315-319, 1992
6) Sanders DA, Fiddes I, Thompson DM, et al: In the absence of streptomycin, minoxidil potentiates the mitogenic effects of fetal calf serum, insulin-like growth factor 1, and platelet-derived growth factor on NIH 3T3 fibroblasts in a K+ channel-dependent fashion. J Invest Dermatol 107: 229-234, 1996
7) Yamazaki M, Tsuboi R, Lee YR, et al: Hair cycle-dependent expression of hepatocyte growth factor (HGF) activator, other proteinases, and proteinase inhibitors correlates with the expression of HGF in rat hair follicles. J Investig Dermatol Symp Proc 4: 312-315, 1999
8) Lachgar S, Charveron M, Gall Y, et al: Minoxidil upregulates the expression of vascular endothelial growth factor in human hair dermal papilla cells. Br J Dermatol 138: 407-411, 1998
9) Li M, Marubayashi A, Nakaya Y, et al: Minoxidil-induced hair growth is mediated by adenosine in cultured dermal papilla cells: possible involvement of sulfonylurea receptor 2B as a target of minoxidil. J Invest Dermatol 117: 1594-1600, 2001
10) Iino M, Ehama R, Nakazawa Y, et al: Adenosine stimulates fibroblast growth factor-7 gene expression via adenosine A2b receptor signaling in dermal papilla cells. J Invest Dermatol 127: 1318-1325, 2007
11) Nuck BA, Fogelson SL, Lucky AW: Topical minoxidil does not act as an antiandrogen in the flank organ of the golden Syrian hamster. Arch Dermatol 123: 59-61, 1987
12) Hsu CL, Liu JS, Lin AC, et al: Minoxidil may suppress androgen receptor-related functions. Oncotarget 5: 2187-2197, 2014
13) Michelet JF, Commo S, Billoni N, et al: Activation of cytoprotective prostaglandin synthase-1 by minoxidil as a possible explanation for its hair growth-stimulating effect. J Invest Dermatol 108: 205-209, 1997
14) Lachgar S, Charvéron M, Bouhaddioui N, et al: Inhibitory effects of bFGF, VEGF and minoxidil on collagen synthesis by cultured hair dermal papilla cells. Arch Dermatol Res 288: 469-473, 1996
15) Olsen EA, Dunlap FE, Funicella T, et al: A randomized clinical trial of 5% topical minoxidil versus 2% topical minoxidil and placebo in the treatment of androgenetic alopecia in men. J Am Acad Dermatol 47: 377-385, 2002
16) Lee WS, Lee HJ, Choi GS, et al: Guidelines for management of androgenetic alopecia based on BASP classification-the

Asian consensus committee guideline. J Eur Acad Dermatol Venereol 27: 1026-1034, 2013
17) Olsen EA, DeLong ER, Weiner MS: Dose-response study of topical minoxidil in male pattern baldness. J Am Acad Dermatol 15: 30-37, 1986
18) Civatte J: Topical 2% minoxidil solution in male pattern alopecia: the initial European experience. Int J Dermatol 27: 424-429, 1988
19) Petzoldt D: The German double-blind placebo-controlled evaluation of topical minoxidil solution in the treatment of early male pattern baldness. Int J Dermatol 27: 430-434, 1988
20) Dutrée-Meulenberg RO, Nieboer C, Koedijk FH, et al: Treatment of male pattern alopecia using topical minoxidil in the Netherlands. Int J Dermatol 27: 435-440, 1988
21) Anderson CD: Topical minoxidil in androgenetic alopecia Scandinavian and Middle East experience. Int J Dermatol 27: 447-451, 1988
22) Katz HI, Hien NT, Prawer SE, et al: Long-term efficacy of topical minoxidil in male pattern baldness. J Am Acad Dermatol 16: 711-718, 1987
23) Kreindler TG: Topical minoxidil in early androgenetic alopecia. J Am Acad Dermatol 16: 718-724, 1987
24) Rietschel RL, Duncan SH: Safety and efficacy of topical minoxidil in the management of androgenetic alopecia. J Am Acad Dermatol 16: 677-685, 1987
25) Price VH, Menefee E, Strauss PC: Changes in hair weight and hair count in men with androgenetic alopecia, after application of 5% and 2% topical minoxidil, placebo, or no treatment. J Am Acad Dermatol 41: 717-721, 1999
26) Olsen EA, Whiting D, Bergfeld W, et al: A multicenter, randomized, placebo-controlled, double-blind clinical trial of a novel formulation of 5% minoxidil topical foam versus placebo in the treatment of androgenetic alopecia in men. J Am Acad Dermatol 57: 767-774, 2007
27) Hillmann K, Garcia Bartels N, Kottner J, et al: A single-centre, randomized, double-blind, placebo-controlled clinical trial to investigate the efficacy and safety of minoxidil topical foam in frontotemporal and vertex androgenetic alopecia in men. Skin Pharmacol Physiol 28: 236-244, 2015
28) Kanti V, Hillmann K, Kottner J, et al: Effect of minoxidil topical foam on frontotemporal and vertex androgenetic alopecia in men: a 104-week open-label clinical trial. J Eur Acad Dermatol Venereol 30: 1183-1189, 2016
29) Tsuboi R, Arano O, Nishikawa T, et al: Randomized clinical trial comparing 5% and 1% topical minoxidil for the treatment of androgenetic alopecia in Japanese men. J Dermatol 36: 437-446, 2009
30) Gupta AK, Charrette A: Topical minoxidil: systematic review and meta-analysis of its efficacy in androgenetic alopecia. Skinmed 13: 185-189, 2015
31) Price VH, Menefee E: Quantitative estimation of hair growth. I. androgenetic alopecia in women: effect of minoxidil. J Invest Dermatol 95: 683-687, 1990
32) Olsen EA: Topical minoxidil in the treatment of androgenetic alopecia in women. Cutis 48: 243-248, 1991
33) Whiting DA, Jacobson C: Treatment of female androgenetic alopecia with minoxidil 2%. Int J Dermatol 31: 800-804, 1992
34) Jacobs JP, Szpunar CA, Warner ML: Use of topical minoxidil therapy for androgenetic alopecia in women. Int J Dermatol 32: 758-762, 1993
35) DeVillez RL, Jacobs JP, Szpunar CA, et al: Androgenetic alopecia in the female: treatment with 2% topical minoxidil solution. Arch Dermatol 130: 303-307, 1994
36) Vexiau P, Chaspoux C, Boudou P, et al: Effects of minoxidil 2% vs. cyproterone acetate treatment on female androgenetic alopecia: a controlled, 12-month randomized trial. Br J Dermatol 146: 992-999, 2002
37) Lucky AW, Piacquadio DJ, Ditre CM, et al: A randomized, placebo-controlled trial of 5% and 2% topical minoxidil solutions in the treatment of female pattern hair loss. J Am Acad Dermatol 50: 541-553, 2004
38) Blume-Peytavi U, Kunte C, Krisp A, et al: Comparison of the efficacy and safety of topical minoxidil and topical alfatradiol in the treatment of androgenetic alopecia in women. J Dtsch Dermatol Ges 5: 391-395, 2007
39) Tsuboi R, Tanaka T, Nishikawa T, et al: A randomized, placebo-controlled trial of 1% topical minoxidil solution in the treatment of androgenetic alopecia in Japanese women. Eur J Dermatol 17: 37-44, 2007
40) Blume-Peytavi U, Hillmann K, Dietz E, et al: A randomized, single-blind trial of 5% minoxidil foam once daily versus 2% minoxidil solution twice daily in the treatment of androgenetic alopecia in women. J Am Acad Dermatol 65: 1126-1134, 2011
41) van Zuuren EJ, Fedorowicz Z, Schoones J: Interventions for female pattern hair loss. Cochrane Database Syst Rev 5: 1-224, 2016
42) 男性型および女性型脱毛症診療ガイドライン作成委員会：男性型および女性型脱毛症診療ガイドライン2017年版．日皮会誌 127: 2763-2777, 2017
43) 日本皮膚科学会円形脱毛症ガイドライン作成委員会：日本皮膚科学会円形脱毛症診療ガイドライン2017年版．日皮会誌 127: 2741-2762, 2017
44) Price VH: Double-blind, placebo-controlled evaluation of topical minoxidil in extensive alopecia areata. J Am Acad Dermatol 16: 730-736, 1987
45) Price VH: Topical minoxidil（3%）in extensive alopecia areata, including long-term efficacy. J Am Acad Dermatol 16: 737-734, 1987

46) Ranchoff RE, Bergfeld WF, Steck WD, et al: Extensive alopecia areata: results of treatment with 3% topical minoxidil. Cleve Clin J Med 56: 149-154, 1989
47) Fiedler-Weiss VC: Topical minoxidil solution (1% and 5%) in the treatment of alopecia areata. J Am Acad Dermatol 16: 745-748, 1987
48) Lee HE, Chang IK, Im M, et al: Topical minoxidil treatment for congenital alopecia in hypohidrotic ectodermal dysplasia. J Am Acad Dermatol 68: e139-e140, 2013
49) Tanahashi K, Sugiura K, Akiyama M: Topical minoxidil improves congenital hypotrichosis caused by LIPH mutations. Br J Dermatol 173: 865-866, 2015

4 かつら ―その適応と効果―

心斎橋いぬい皮フ科
大阪大学医学部皮膚科学　乾　重樹

はじめに

　脱毛症は，それに罹患した患者の心理状態に大きな負の影響を及ぼすことはよく知られている。一方かつらの機能は，脱毛症状をカモフラージュするという外見上の効果に限定されて評価されがちである。しかし，その効果は外面的に留まらず，内面的な生活の質（quality of life：以下，QOL）へも大きな効果が期待できる。ところが，かつらの心理的な効果について医学的見地から調べられた報告には，科学的でエビデンスとしての評価に足りるものは少ない。
　本稿では，著者らの研究結果を交えて，かつらの社会心理的効果とそのエビデンスについて述べたい。

I 日英診療ガイドラインにおけるかつら

1. 日本皮膚科学会ガイドライン

　脱毛症患者を診療していると，毛髪の喪失により心が沈み，大きな精神的ダメージを受けている様子を目にすることは多々ある。ところが，かつらを装着するようになった途端，明るく快活に日常生活を過ごすようになることもまたよく経験する。特に全頭の脱毛を来たしている円形脱毛症の女性患者の精神的苦悩は大きく，かつらなしでは生活ができないのが事実である。このような患者にとっては，まさにかつらは生活必需品といえる。
　2010年に発表された日本皮膚科学会による円形脱毛症[1]および男性型脱毛症[2]の診療ガイドラインにおいてはかつらの意義についての記載が見られる。ところが，各種治療や対処法について推奨度が付けられているが，かつらについては，円形脱毛症に対して「C1：用いてもよい」，男性型脱毛症（androgenetic alopecia：以下，AGA）に対して「使用を否定しない」と評価されるに留まっていた。では，かつらについては十分なエビデンスがなかったのであろうか？
　わが国においては，東京義髪の中島ら[3]が50人の患者を対象に，田中式職業検査DE-H法を用いて円形脱毛症患者におけるかつらの影響を検討している。彼らの示したデータによると，行動の未成熟，情緒の不安定，不適応感，器官劣等感が，かつらの使用によって改善していたという。しかし残念ながら，この報告では統計学的検討がなされていないため，科学的エビデンスとして評

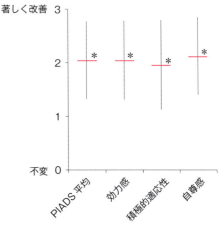

図1　円形脱毛症患者におけるかつらのPIADS平均および各指標（$n=49$，$*p<0.001$，マンホイットニーU検定）
　PIADS平均点，効力感，積極的適応性，自尊感の3因子はいずれもベースラインである0に比べて有意に増加した。
(Inui S, et al: Psychosocial impact of wigs or hairpieces on perceived quality of life level in female patients with alopecia areata. J Dermatol 40: 225-226, 2013より作成)

価し,その改善が有意なものであるかどうかは不明といわざるを得なかった.そのため,診療ガイドラインに2010年の時点では「かつらの有益性は十分に実証されていない」と記載されることとなったのである.AGAについては円形脱毛症の場合よりさらにエビデンスが欠如していた.そのため,男性型脱毛症診療ガイドラインではbody imageやQOLへの影響についての検討はなされていないことが指摘され,「使用を否定しない」と評価され,積極的な推奨には至らなかった.

2. 英国の円形脱毛症診療ガイドライン

2012年に発表された英国の円形脱毛症診療ガイドライン[4]には,かつらについて比較的詳細かつ親切に記載されている.患者に向けた有用な情報が盛り込んであり,国民保健サービスによる費用補助についても述べられている.他方,かつらが円形脱毛症患者に対して有益かどうかについては,そのエビデンスはexpert opinion, formal consensusに留まり,エビデンスレベル4と必ず

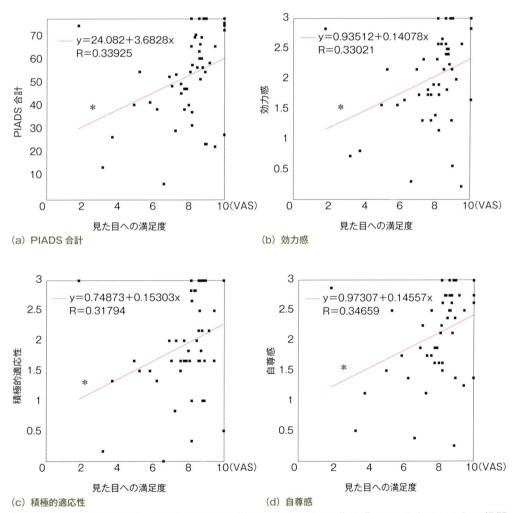

図2 円形脱毛症患者におけるかつら装着時の見た目への満足感のVASとPIADSの相関(*$p<0.05$,スピアマンの順位相関係数)
PIADS合計,効力感,積極的適応性,自尊感のいずれもかつら装着時の見た目への満足度を評価したVASスケールと正に相関し,患者への心理的効果のためには整容的満足が重要であることがわかった.
(Inui S, et al: Psychosocial impact of wigs or hairpieces on perceived quality of life level in female patients with alopecia areata. J Dermatol 40: 225–226, 2013 より一部引用)

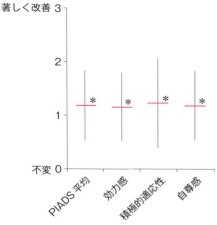

図3 AGA 患者におけるかつらの PIADS 平均および各指標（$n=26$, $*p<0.001$, マンホイットニー U 検定）

PIADS 平均点，効力感，積極的適応性，自尊感の3因子はいずれもベースラインである0に比べて有意に増加した（$n=26$）。
(Inui S, et al: Effect of wigs on perceived quality of life level in androgenetic alopecia patients. J Dermatol 40: 223-225, 2013 より作成)

しも高い評価はされていない。このことは日英ガイドラインに共通した評価と推奨度であった。

II 著者らのかつらの社会心理的効果についての研究

1. 福祉用具社会心理評価スケール

前述のように，かつらはガイドラインにおいて十分なエビデンスがないという評価を受けた。しかし，このことはかつらの効用を否定しているわけではなく，むしろかつらのエビデンス構築を促しているとも解釈できる。そこで著者らは，かつらの脱毛症患者のQOLへの影響を検討する研究を開始した。

最初に QOL をモニターするインデックスを探索したが，福祉用具の使用者への心理的効果を評価するツールである福祉用具社会心理評価スケール（psychosocial impact of assistive device scale：以下，PIADS）[5]（日本語版，井上ら[6]）が非常に有用であることがわかった。このスケールは，ある用具を使用する前の QOL 項目を，0：不変，非常に悪化から改善を −3 から +3 までで評価する。QOL について細かい問診項目が設定されており，その項目は26個にわたる。これらの質問項目は，効力感（物事を行う能力，12項目），積極的適応性（さまざまな仕事に適応する能力，6項目），自尊感（自分の行いへの自信，8項目）の3つの評価項目に分類することができる。したがって，被験者の効力感，積極的適応性，自尊感についての変化はおのおのの質問項目の点数の平均で測定でき，有意な正の点数が得られれば QOL が改善していると解釈できることとなる。

2. かつらの社会心理的効果の検討

1）円形脱毛症

著者らは，かつらを使用していた49人の円形脱毛症女性患者に対し，前述のPIADSアンケートを実施した。この時，同時にかつら装着時の見た目への満足感を0〜10cm 視覚的評価スケール（visual analog scale：以下，VAS）で評価した[7]。その結果，PIADS 平均はベースライン（不変）である0に比べて有意に増加していた（$p<0.001$, マンホイットニー U 検定, 図1）。さらに，効力感，積極的適応性，自尊感の3因子に分類して変化を計算したところ，そのいずれもがベースライン（不変：0）よりもスコアが増加していた。これにより，心理的 QOL がかつらによって改善していることが示された。

また興味深いことに，PIADS 合計，効力感，積極的適応性，自尊感いずれのスコアもかつら装着時の見た目への満足度と正に相関していた（$p<0.05$, スピアマンの順位相関係数, 図2）。このことは，かつら装着による自分自身の見た目への満足度が高い患者の方がより大きな心理的改善効果を得ているということを示唆しており，かつらの使用においては使用者の整容的満足度が重要であることがわかった。患者全体における，かつら装着時の見た目への満足度は 7.91 ± 1.74（0：完全に不満足，10：完全に満足）で，総じて高い満足度が得られていた。

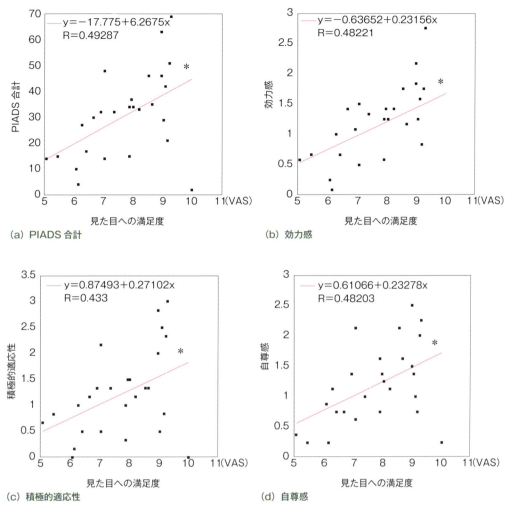

図4 AGA患者におけるかつら装着時の見た目への満足感のVASとPIADSの相関
（*$p<0.05$，スピアマンの順位相関係数）

　PIADS合計，効力感，積極的適応性，自尊感のいずれもかつら装着時の見た目への満足度を評価したVASスケールと正に相関していた．したがって，患者への心理的効果のためには円形脱毛症と同様，整容的満足度が重要であることが示された．
（Inui S, et al: Effect of wigs on perceived quality of life level in androgenetic alopecia patients. J Dermatol 40: 223-225, 2013 より一部引用）

2) AGA

　かつらを使用しているAGAの男性患者26人にも同様にPIADSアンケートを行った[8]．その結果，PIADS平均はベースラインである0に比べて有意に増加しており（$p<0.001$，マンホイットニーU検定），心理的QOLがかつらによって改善することが同じように証明された．さらにそのようなQOLの改善は，効力感，積極的適応性，自尊感の3因子においても示され（図3），PIADS合計，効力感，積極的適応性，自尊感のいずれもかつら装着時の見た目への満足度を評価したVASスケールと正に相関していた（$p<0.05$，スピアマンの順位相関係数，図4）．また，PIADS合計，効力感，積極的適応性はNorwood-Hamilton分類によるAGA重症度と正に相関した（$p<0.05$，スピアマンの順位相関係数，図5）．他方，自尊感はAGA重症度と相関しなかった．かつら装着時の見た目への満足度は7.75 ± 1.34（0：完全に不満足，10：完全に満足）で高い満足度であった．

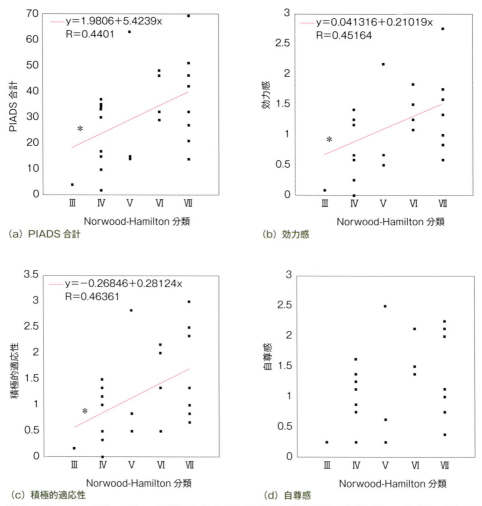

図5 Norwood-Hamilton 分類による AGA 重症度と PIADS の相関（*$p<0.05$，スピアマンの順位相関係数）
  PIADS 合計，効力感，積極的適応性は Norwood-Hamilton 分類による AGA 重症度と正に相関した。QOL への影響は見た目の変化の大きさによって増強することが示唆された。しかしながら，自尊感は AGA 重症度と相関しなかった。
  (Inui S, et al: Effect of wigs on perceived quality of life level in androgenetic alopecia patients. J Dermatol 40: 223-225, 2013 より一部引用)

AGA 患者においても，かつらの心理的効果を得るには，整容的満足度が重要であった。さらに，重症度の高いかつら使用者ほど大きな心理的効果を得ていたことから，見た目の変化の大きさが心理的効果に影響していることが示唆された。

3) 女性型脱毛症

かつらを使用している女性型脱毛症患者20人にPIADSアンケートを行った[9]。重症度は標準となる脱毛症の臨床写真と比較し，1～6点で採点する田島スコア[10]を用いて評価した。結果は2点が2人，3点が3人，4点が3人，5点が7人，6点が5人であった。かつら装着時の見た目への満足感はVAS8.02±1.43で，十分な満足感が得られていた。PIADS平均，効力感，積極的適応性，自尊感の3因子はともにベースラインである0に比べて有意に増加していた（$p<0.001$，マンホイットニーU検定，図6）。円形脱毛症およびAGAのいずれにおいても，PIADS合計，効力感，積極的適応性，自尊感がかつら装着時の見た目への満足度を評価したVASスケールと正に相関していたが，女性型脱毛症ではこれらの相関は見出せなかった。さらにPIADS合計，効力感，

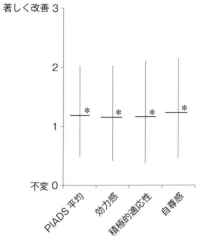

図6 女性型脱毛症患者におけるかつらのPIADS平均および各指標（$n=20$, *$p<0.001$, マンホイットニーU検定）
PIADS平均点,効力感,積極的適応性,自尊感の3因子はいずれもベースラインである0に比べて有意に増加した（$n=20$）。
(Inui S, et al: Effect of hairpieces on perceived quality of life in female pattern hair loss patients: questionnaire based study. J Dermatol 40: 671, 2013より作成)

積極的適応性は田島スコアとの相関もなかった。女性型脱毛症における心理的ストレスが脱毛の重症度以外の因子によっても複雑に影響されているのであろうか。

III 今後の展望

以上のことから，かつらは脱毛症患者のQOLを改善するというエビデンスに基づいた医療アイテムであることが示された。したがって，実地臨床において確かなエビデンスに基づいて脱毛症患者にかつらを勧めることができる。事実，2017年末に改訂されたガイドライン[11) 12)]では，円形脱毛症に対して推奨度B：使用するよう勧める，男性型および女性型脱毛症に対しては，C1：着用を行ってもよいと評価されるに至った。しかし，「医療用かつら」という表現はよく使用されているが，実際には医療材料として認可されていない。したがって，患者はかつらを購入する費用について公的に補助を受けることができていない。

スウェーデンなどの北欧では，かつらは医療材料として健康保険の適用がある。ガイドライン[1)]も，わが国でもかつらは医療法上認知されるべきであると述べている。円形脱毛症患者支援団体である日本円形脱毛症コミュニケーション（Japan Alopecia Areata Communication：JAAC）は，患者のかつら購入費用の負担軽減を求める請願書と署名を2013年6月に厚生労働省に提出した。次いで，かつらメーカーの多くが組織している日本毛髪工業協同組合を中心とした活動を経て，経済産業省は医療用かつらに必要な外観，性能，試験方法などを規定する日本工業規格（JIS）を2015年に制定した（http://www.meti.go.jp/press/2015/04/20150420001/20150420001-3.pdf）。かつらの医療材料としての認定や公的補助への道が開かれてきたといってよいであろう。

引用文献

1) 荒瀬誠治, 坪井良治, 山﨑正視ほか：日本皮膚科学会円型脱毛症診療ガイドライン 2010. 日皮会誌 120：1841-1859, 2010
2) 坪井良治, 板見智, 乾重樹ほか：男性型脱毛症診療ガイドライン（2010年版）. 日皮会誌 120：977-986, 2010
3) 中島荘吉, 中山雅史：「かつら」と患者の心理；Q.O.L. を考える. 日香粧品誌 26：28-32, 2002
4) Messenger AG, McKillop J, Farrant P, et al: British association of dermatologists' guidelines for the management of alopecia areata 2012. Br J Dermatol 166: 916-926, 2012
5) Day HY, Jutai J, Woolrich W, et al: The stability of impact of assistive devices. Disabil Rehabil 23: 400-404, 2001
6) 井上剛伸, 石濱裕規, 数藤康雄ほか：福祉用具心理評価スケール（PIADS 日本語版）の開発 2. 国リハ研紀 21：54, 2001
7) Inui S, Inoue T, Itami S: Psychosocial impact of wigs or hairpieces on perceived quality of life level in female patients with alopecia areata. J Dermatol 40: 225-226, 2013
8) Inui S, Inoue T, Itami S: Effect of wigs on perceived quality of life level in androgenetic alopecia patients. J Dermatol 40: 223-225, 2013
9) Inui S, Inoue T, Itami S: Effect of hairpieces on perceived quality of life in female pattern hair loss patients: questionnaire based study. J Dermatol 40: 671, 2013
10) Tajima M, Hamada C, Arai T, et al: Characteristic features of Japanese women's hair with aging and with progressing hair loss. J Dermatol Sci 45: 93-103, 2007
11) 日本皮膚科学会円形脱毛症ガイドライン作成委員会：日本皮膚科学会円形脱毛症治療ガイドライン 2017 年版. 日皮会誌 127：2741-2762, 2017
12) 男性型および女性型脱毛症診療ガイドライン作成委員会：男性型および女性型脱毛症診療ガイドライン 2017 年版. 日皮会誌 127：2763-2777, 2017

第Ⅳ章

再生医療

第Ⅳ章 再生医療

1 毛根鞘細胞培養

(株)資生堂リサーチセンター再生医療開発室　岸本 治郎
出田 立郎

はじめに

　ヒトの頭髪は体毛と異なり，長く太い。なぜだろうか？　この疑問は毛髪科学の研究者として常に頭の片隅に存在した。「髪の毛がなくても命に別状はないではないか」とはよく言われるところであるが，頭髪が薄い，無いという症状は，明らかに人々のQOLに影響を及ぼす。なぜかヒトは髪の毛が無くなるのを恐れる。さまざまな社会的・文化的背景から生ずる圧力がこういった意識を生み出すのだろうが，それはまた「毛髪を再生させる研究」に価値を与え，研究を前に進める力でもある。

　毛髪再生研究の主役は従来，毛乳頭細胞であったが，毛乳頭培養細胞による臨床研究はいまだ実用レベルの成果を生み出すには至っていない。しかし，今世紀に入り新たに毛球部毛根鞘細胞が毛髪再生医療のターゲットとして着目されるようになり，研究は新たなステージに入った。

　本稿では，毛根鞘細胞の基礎と臨床的な意義について現在得られている知見を述べたいと思う。

Ⅰ 毛包の構造と毛周期

　ヒトをはじめとする哺乳類の毛は皮膚の付属器官であり，主としてケラチン線維からなる長さ数mm〜数mに至る，皮膚から外界へ突出した構造体である。哺乳類のほとんどは体表に毛をもち，それゆえ「ケモノ」とも呼ばれる。毛の機能は，主に防寒，体表面の保護，装飾，特殊な機能として哺乳動物の一部が顔面にもつ「ひげ（whisker）」の空間把握のための感覚器官としての機能がある。

　ヒトも体表に毛をもつが，頭部と男性の顔面，陰部，腋などを除いては軟毛の産毛（vellus hair）である。頭部に生える毛は硬毛（terminal hair）であり，頭皮内に数mm〜1cmほど入り込んだ毛包（hair follicle）と呼ばれる小器官から産生され，外界へ伸長する。皮膚表面から外へ出ている部分を毛幹（hair shaft）と呼び，皮膚内に存在する部分を毛根（hair root）と呼ぶ。毛根の最下部にやや膨らんだ部分があり毛球部（hair bulb）と呼ばれているが，そこに毛の産生と成長をコントロールする主要な器官がそろっている[1]。

　哺乳類の毛は通常，一定期間伸長し続けた後に伸長を停止し，いったん毛包全体が退縮した後に新しい毛が再生することを繰り返す，毛周期（hair cycle）と呼ばれる成長パターンをもつ。毛周期は成長期（anagen），退行期（catagen），休止期（telogen）の3期に分けられ，ヒトの場合では成長期は数年に及び，数週間の退行期と数カ月の休止期を経て毛再生を繰り返しているが，その毛周期の根源となる司令塔の役割をもつ毛乳頭（dermal papilla：DP）が毛球内には存在している。胎児期の毛の発生時には，毛乳頭と上皮組織の間でいわゆる上皮-間葉系相互作用（epidermal-mesenchymal interaction：以下，EMI）が働くことで毛包器官が発生期より形成されるが，成人した後もEMIによる増殖と退縮を繰り返す。これが毛周期である[2]。

Ⅱ 毛包間葉系細胞とその機能

　毛包の組織は主に外胚葉由来の上皮系組織である毛母細胞（matrix），内毛根鞘（inner root sheath），外毛根鞘（outer root sheath）の細胞

と，中胚葉由来のいわゆる間葉系細胞に由来する毛乳頭や真皮毛根鞘（dermal sheath：DS）などの細胞で構成されている．それに加えて，毛母中には色素細胞（melanocyte）が存在し，毛幹にメラニン色素を供給している．毛（髪）としての機能は，毛母細胞が最終分化し角化が非常に進んだ毛幹（hair shaft）と呼ばれる組織が担っているが，毛包上皮の角化の度合いや毛周期など，毛母細胞の分化と増殖のバランスを指示する司令塔の役割を担っているのは，毛球部に位置する毛乳頭である．

1．毛乳頭細胞

毛球の下端部分から結合組織が毛細血管とともに陥入し，毛球の内部にタマネギ状の結合組織の塊を形成するが，これが毛乳頭と呼ばれる，機能的に周囲の上皮組織と区別される領域である．毛乳頭は間葉系細胞に属する毛乳頭細胞と血管内皮細胞，大食細胞，細胞間基質から構成される[1]．毛乳頭はその周囲を取り囲むように存在する毛母細胞と基底膜を介して接しており，複数の増殖因子や抑制因子を介して毛母細胞の分裂増殖を促し，毛成長の周期をコントロールしている．成長期には毛球部は大きく発達しているが，同時に毛乳頭も大きくなっており，毛周期が移り変わるに連れて毛乳頭の大きさも変化する．一般に，太い毛幹をもつ毛は毛球も大きく，人為的に毛乳頭にダメージを与えるようにコントロールされたトランスジェニックマウスでは，毛乳頭の細胞数が多いほど太い毛幹の形状を示し，細胞数を人為的に減少させると，細く，曲がった形状になることが示されている[3]．毛乳頭は単離された毛包組織から極細の鑷子と針を用いて解剖することにより単離することが可能で，適切な培養条件に置くことで毛乳頭細胞を分裂・増殖させることが可能であり，古くから研究に用いられている．

2．真皮性毛根鞘細胞

毛包は，毛幹を中心として内毛根鞘と外毛根鞘が同心円柱状に層状に包むような構造を有している[1]が，そのさらに外側を，基底膜構造を介して間葉系細胞と膠原線維や弾性線維などの結合組織からなる真皮性毛根鞘，あるいは結合織毛根鞘（connective tissue sheath：以下，CTS）と呼ばれる組織が取り囲んでいる．真皮性毛根鞘は血管や神経も含んでおり，毛包の最外層を保護し，毛

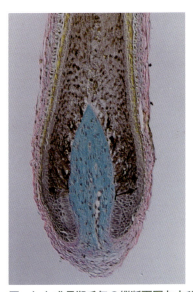 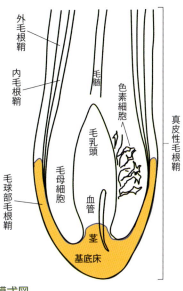

図　ヒト成長期毛包の縦断面図および模式図
結合組織中の酸性ムコ多糖類が青く染色されている．真皮性毛根鞘中の膠原線維はピンク色に染色されている．茶色の部分はメラニン色素である．真皮性毛根鞘の下部および毛球部周辺が毛球部毛根鞘（DSC）である（オレンジ色で図示）．

周期が新たに始まる時の毛包の成長をガイドする役目を果たすと考えられてきた[4]。しかし，最近ではそれだけではなく，少なくとも一部のCTSには，毛周期が移り変わる時の毛乳頭細胞の供給源（毛乳頭の前駆体細胞）としての役割があることが明らかになってきた[5]。

3．毛球部毛根鞘細胞

真皮性毛根鞘は形態的に一様に毛包全体を取り囲んでいるように見えるが，毛球部の下端に位置する部分は毛乳頭に物理的に接続している。接続部は血管や神経が通った太い茎（stalk）になっており，毛球の最下部にある結合組織からなる基底床（basal plate）と毛乳頭を結んでいる（図）。

α平滑筋アクチン（α smooth muscle actin：以下，αSMA）の発現により，組織中の毛乳頭と真皮性毛根鞘の免疫組織学的弁別が可能になるが，真皮性毛根鞘の上部と下部を比較すると，より下部で抗αSMA抗体の染色性が強い傾向があり，ヒトの頭髪の毛包では時に毛乳頭と外側の毛根鞘をつなぐ茎部分に強い発現が見られる[6]。毛包の下部領域でも，特にこの茎部や基底床を含んだ毛球部を取り囲んでいる毛根鞘細胞は毛乳頭細胞への分化誘導性が指摘されており，McElweeら[7]は毛球部毛根鞘細胞（dermal sheath cup cell：DSCC）と呼んで他の領域と区別している。毛包を実体顕微鏡下で微細解剖（microdissection）して毛球を切り離し，内部の毛母細胞やメラノサイトなどの上皮系組織を取り除いた後に残った毛球部の間葉系組織は，ちょうど軟式のテニスボールを半分に切ったような「カップ状」の形状をしているためこのように呼ばれる。毛乳頭を取り出す際，しばしばこの「カップ」を裏返して毛乳頭を露出させる手順を取ることが多いが，この際同時に毛球部毛根鞘，特に毛乳頭の直下の茎と基底床に相当する部分を単離することができ，毛球部毛根鞘細胞も毛乳頭と同様，適切な培養条件下で分裂・増殖させることが可能である[7]。

III 毛根鞘細胞研究の歴史

古くは1966年に，Oliver[8]がラットの上唇部を切開し，頬ひげの毛球の中の毛乳頭のみを切除し，または下端部をさまざまな長さで切除して，毛根鞘を含む残りの部分を残したまま観察を続けた。その結果，毛乳頭のみを除いた場合は毛乳頭が再生し，毛周期も回復することと，毛包の下部1/3以下を切除した場合でも毛乳頭が再生することが確認された。電顕レベルの観察により，毛乳頭以外の周囲の間葉系細胞が再生毛乳頭の元となっている可能性が示唆された[9]。この現象は，Oliverと同じグループのJahodaら[9]により，ラットの頬ひげを用いたより詳細な実験で確かめられた。頬ひげの下部の毛球部毛根鞘の部分だけを取り出し，それをひげ毛包の上半分の上皮性外毛根鞘から毛幹を取り除いた空隙の中に詰めて移植すると，毛乳頭が再生し，頬ひげ自体の新生も起こるのである[10]。真皮性毛根鞘の上部にも毛包を再生する活性があることがMatsuzakiら[11]によって確かめられているが，再生する毛包の形態はひげのサイズではなく体毛レベルの小さなものであった。Oliverらの実験でも，毛乳頭のみを切除した場合は元とほぼ同じ大きさの毛乳頭が再生するのに対して，毛包の下端部を切除した場合では再生する毛乳頭のサイズが小さいことから，真皮性毛根鞘による毛乳頭の再生能は，位置的に毛乳頭に近い細胞がより高い再生能力を有しているように思われる。

ラット以外の動物では，マウスについてはラットと同様，ひげの毛球部を切除しても毛乳頭を含む毛球が再生することがMcElweeら[7]によって確かめられた。ヒトでは毛包を含んだ皮膚組織および単離毛包を用いて，同様の知見が得られている。1996年Jahodaら[12]は，ヒトの鼠径部から皮膚ごと毛包を採取し，毛球部と毛幹を取り除いた後に残りの皮膚をヌードマウスの背部に移植する方法，およびヒト各部から採取・単離した毛包から毛球部と毛幹を除いてヌードマウス皮下に移植する方法のどちらからも，およそ3割の割合で

毛球部と毛乳頭の再生，さらに毛幹の皮膚外への伸長を認めた．Jahodaらのグループはさらに1999年に，ヒト-ヒト間の毛球部毛根鞘による毛包の再生実験という野心的な試みの結果について，Nature誌に報告している[13]．男性の頭皮から採取された毛包から毛球部毛根鞘を切り離し，女性の上腕内側部の皮内に移植したのである．移植された女性の皮膚からは明らかに周囲の産毛とは異なる硬毛が再生し，その毛の色は女性本来のものではなく，採取部である男性のものであった．再生した毛包は組織学的にも完全な頭髪の毛包の性状をもっており，男性の染色体を維持していた．同時に移植された毛乳頭からはこのような毛の再生は見られず，ヒトにおいても毛球部毛根鞘が移植により毛乳頭，毛包および毛幹を再生する能力を有することが証明されたのである[13]．

Ⅳ 培養毛球部毛根鞘細胞の毛包誘導能

現在，脱毛症に対する外科的なアプローチとして主流をなす遊離毛包移植術は，後頭部や側頭部から採取した毛根を含む毛髪を脱毛部に移し替える術式で，手術によって移植された毛髪は採毛部の性質を受け継ぎ，正常な毛周期を保ち成長する[14]．この方法は結果が即時的で大変効果的であるが，採取部となる毛包の数には限界がある．組織としての毛球部毛根鞘が失われた毛乳頭を再生し，毛包から毛を伸長させる能力があることが，げっ歯類とヒトで実験的に示されていることは前述のとおりであるが，臨床応用の観点からは，課題は遊離毛包移植と同様である．やはり採取部の毛包数に依存してしまい，進行してしまった脱毛症患者に対するケアとしては不十分である．そのため，培養増殖させた細胞を用いた毛包の作成・再生が研究の俎上に上がることとなる．毛乳頭の細胞は体外での培養により増殖可能であり，培養した毛乳頭細胞は組織内で新たな毛乳頭を形成し毛を新生させることが可能であることから[15]，当然，脱毛症により失われた毛髪を培養した細胞を注入することにより補うことが考えられるが，残念ながら毛乳頭細胞は継代により急速に毛包誘導能が失われてしまうことが知られている[16]．そこで毛球部毛根鞘細胞を用いて毛乳頭の機能を補うアプローチが考えられる．

McElweeらは，GFPラベルしたマウスのひげに由来する毛包の間葉系組織を，毛乳頭と毛球部毛根鞘細胞およびそれ以外の毛根鞘部分（上部毛根鞘部分）の3つに分離し，別々に培養して，最大2回継代した後にマウスの耳介および足蹠に注入した．その結果，上部の毛根鞘に由来する細胞からは発毛が見られなかったが，毛乳頭と毛球部毛根鞘に由来する培養細胞からは毛包が発達し，発毛が見られた．特に耳介では，毛球部毛根鞘細胞を移植した部位は毛乳頭細胞を注入した部位より多くの太いひげ様の硬毛が見られ，発毛の分布や向き（角度）もより自然に近いとされている．また，GFPラベルした毛球部毛根鞘細胞を移植した耳介では，GFPによる緑色蛍光を発する細胞と，ホストマウスにもともと存在したと思われる非蛍光細胞が混在した毛乳頭と，GFPによって光る細胞のみで構成される毛乳頭が観察された．このことから，培養した毛球部毛根鞘細胞が毛球部に入り込んで毛乳頭細胞の前駆体として働くことが示されている．これには2つの作用機序が考えられる．1つは，注入された細胞が休止期，あるいは軟毛に相当する細い毛（ミニチュア化毛包）の毛乳頭に入り込んで毛の成長に寄与するというものであり，もう1つは，注入された毛球部毛根鞘細胞そのものが近傍の上皮系細胞との相互作用により新たな毛乳頭を形成するというものである[7]．

Yamaoら[17]は，継代を約60代繰り返すことによって毛包誘導能力を喪失したラットひげの毛乳頭培養細胞が，継代数の少ない培養毛根鞘細胞と同時に存在することで毛包誘導能が回復することを示している．毛根鞘細胞単独でも若干の毛新生が見られるが，2種類が同時に存在する場合，はるかに成績が良い．この際に用いている毛根鞘細胞は毛根鞘全体に由来するものと考えられ，毛球部毛根鞘に特異的なものかどうかは示されていないが，他の研究結果と合わせて考察すると，毛球部毛根鞘細胞が毛乳頭細胞の活性化を通じて毛

乳頭の再生と毛新生に寄与している可能性が高いと考えられる。

V 毛根鞘細胞に由来する毛乳頭細胞形成

1. 組織学的解析による検証

　McElweeら[7]によって示されたスキームは，外部から毛乳頭の中へ毛球部毛根鞘細胞が入り込むというものであったが，これは実験的環境下における現象であり，創傷治癒に伴う炎症反応に惹起される現象である可能性がある。では実際にin vivoでも，毛周期の過程，特に成長期初期にそのような現象が起こるのだろうか？　毛乳頭の細胞は長い間，あまり増減しない休止状態（stable, quiescentな状態）にあると考えられてきたが，近年はマウスを使った実験により毛周期と連動し，細胞数や位置を変化させることがわかってきた。マウスの体毛はまとめて抜去することにより毛周期をリセットできる。

　この方法を用いたTobinら[18]の観察によると，毛乳頭細胞は毛周期の初期に一部の細胞が増殖を開始するが，その割合はあまり多くはなく，それに先立ち近傍の毛根鞘細胞が分裂を開始する。また，分裂する細胞の数は成長期中期（Anagen IV）に最大に達するが，全体に対する分裂細胞の割合は，毛根鞘細胞に比べて毛乳頭細胞ははるかに少ない。Rahmaniら[5]の見積もりによれば，成長期初期には毛根鞘細胞のうち分裂しているものの割合は38％であるのに対し，毛乳頭細胞はわずか0.76％しか分裂していない。成長期中期には分裂細胞の割合はさらに減少する。しかし，毛乳頭細胞自身の数は成長期中期には増大している。毛乳頭の細胞自体があまり分裂しない性質であるとするならば，毛乳頭細胞は周囲にある間葉系細胞から補われている可能性が考えられる。組織観察では，抜去直後（毛周期開始時）に分裂を開始しているのは毛根鞘細胞であり，毛乳頭細胞はその後で分裂を開始する。抜去後3日には毛乳頭細胞の数が増えているが，毛乳頭の最下部にある茎から毛乳頭の「入り口」といえる部分に毛根鞘由来と考えられる押し潰されたような細胞が存在し，これらが毛乳頭細胞になる[18]。

　成長期後期（Anagen VI）に毛乳頭のサイズは最大になり，それに伴い接している毛母細胞の分裂活性も最大になるが，毛乳頭細胞も毛根鞘細胞もほとんど分裂していない。毛乳頭は退行期に入ると急速に体積を減少させる。その際は細胞数も減少するが，毛乳頭内部ではアポトーシスはほとんど起こっていないことが報告されている[18]。したがって成長期初期とは反対に，毛乳頭から周囲の毛根鞘へ細胞が移動している可能性が示唆される。一方で，細胞の移動だけでは退行期の急速な毛球の体積減少を説明しきれず，毛根鞘組織の中でアポトーシスが起こっていることが考えられ，そのような画像も観察されている[18]。

2. 細胞系譜解析による検証

　Tobinらは高解像度顕微鏡と電顕によるintactなマウスの体毛の観察を通じて前述の仮説を導き出したのであるが，近年急速に発達したトランスジェニックマウスを用いた細胞の組織特異的な蛍光観察技法を用いた，より直接的な報告が，2014年Rahmaniら[5]によりなされている。彼らはまず，毛根鞘細胞に比較的特異的に発現しているとされるαSMAプロモーター下流に赤色蛍光蛋白を接続したトランスジェニックマウスを作成した。このマウスから，同じくαSMA陽性である血管内皮細胞を内皮特異的表面抗原マーカーで分離・除去した後，セルソーターを用いて毛根鞘細胞の分画を単離し，レンチウイルスでGFPを導入した後に，マウス皮膚下に上皮系細胞とともにパッチアッセイ法と呼ばれる移植術式で注入し，毛包の再生を確認した。再生毛包中では，GFPに由来する緑色蛍光は毛乳頭内部にも毛根鞘にも存在することが確認された。さらに彼らはCre-flox系を用いて，αSMA陽性の毛根鞘細胞をタモキシフェン誘導的に光るように細工し，抜去により毛周期を同調させた後，成長期初期にタモキシフェンを投与すると，蛍光が初期には毛乳頭に存在せず，中期から後期成長期には毛乳頭の下部から毛乳頭内部に移動し，退行期から休止期にか

けて毛乳頭の周囲に押し出されるという画像を得ている。さらに，抜去を繰り返すなどして毛周期を重ねると，GFP蛍光でトレースした毛根鞘細胞はより高頻度に，繰り返し毛乳頭の内部で観察された。特に退行期から休止期にかけてGFP陽性細胞は毛乳頭の近傍に存在し続ける。彼らはこの細胞を毛包真皮性幹細胞（hair follicle dermal stem cell：hfDSC）と名付け，休止期には毛乳頭の外に存在し，成長期には毛乳頭細胞と自らの（毛球部）毛根鞘細胞双方の供給源になるbipotentな細胞であることを多色ラベルしたa SMA陽性細胞の実験を用いて示している[5]。

このように，少なくともマウスの体毛においては，毛乳頭細胞と毛球部毛根鞘細胞には，毛周期を通じて双方向的に移動して毛乳頭のサイズを調節する機構の存在が示唆される。この機構が毛周期に伴う毛乳頭サイズを通じて毛幹の太さをコントロールし，さらに二次性徴期の体毛の太毛化や男性型脱毛症（androgenetic alopecia：AGA）における毛のミニチュア化についても関与している可能性が提唱されている[19]。

VI 毛球部毛根鞘細胞の実臨床応用の可能性

1. 国内の細胞治療を取り巻く環境

毛乳頭細胞や毛根鞘細胞など，真皮線維芽細胞などの皮膚間葉系に属する細胞は，上皮系細胞と比較して，体外における培養が比較的容易であり，前述のようにこれらを用いた毛包再生研究が行われてきたのは必然的といえる。単離培養した毛包由来の上皮系細胞と，間葉系細胞を組み合わせて毛包発生初期におけるEMIを再現することにより，機能的な毛包の原基を作成する研究が進んでいる[20]。しかし，これらは非常に複雑な技術を背景にしており，またすべてを$in\ vitro$で，生体外で形作るまでには至っておらず，実臨床レベルで治療に用いるにはコストを含め多くのハードルが予想される。

ヒトの脱毛症に対して，前述した一定期間培養が必要な毛乳頭細胞や毛球部毛根鞘細胞などを用いた治療を試みるには，クリニックなどの医療機関ではすべての工程を賄うのは現実的ではないと思われる。現在の法制下では医療機関が，基準を満たした細胞培養加工施設（cell processing center：以下，CPC）に委託製造することが可能となっている。CPCでは，厳密に工程管理され，品質が保証された細胞加工物を製造することが可能で，高品質な細胞が医療機関に提供されることが可能となっている[14]。

2. 海外の臨床研究の実施状況

細胞を用いた脱毛症に対する臨床研究は欧米において先行しており，執筆時点（2016年2月）では下記の1例が報告されている[21]。

McElweeら[21]は毛球部毛根鞘細胞による毛髪再生効果を期待して，欧州で培養した毛球部毛根鞘細胞の自家移植の第I相/前期第II相臨床試験を行った。AGAの男女19人の非脱毛部位の毛包組織から培養した培養毛球部毛根鞘細胞の懸濁液を本人の脱毛部に注入し，定期的に安全性・有効性を評価した。その結果，12カ月後までに被験者の約3割で注入部位にわずかな局所性有害事象が認められたが，いずれも軽度で全身性副作用は見られず，培養自家毛球部毛根鞘細胞の注入による局所性および全身性・安全性プロフィールは良好であると報告した。副次的評価項目としての毛成長評価では，6カ月後時点で5%以上毛髪密度が増加した被験者が解析対象16人中10人（63%）を占め，統計的有意差が認められた。また，毛球部毛根鞘細胞注入部位の改善率が高い傾向があり，培養自家毛球部毛根鞘細胞注入が毛成長に好ましい影響を及ぼす可能性が示唆された[21]。

彼らの設立したレプリセル社（http://replicel.com）は，これらの結果をもとに男女のAGAに対する新たな治療法として培養ヒト自家毛球部毛根鞘細胞を用いる細胞治療の研究をさらに進めることの妥当性が得られたとして，第II相臨床試験を開始する予定としている[14]。

■ おわりに

　培養細胞を用いて脱毛症の治療を行うには，単離毛包による外科的な処置に替わる人工毛原基を大量に作成して，何もないところに植毛するというアプローチと，脱毛症状により弱体化してはいるが，残存し毛周期を維持している毛包内の縮小・退縮した毛乳頭を再活性化するアプローチの2種類が考えられる．現在の知見と法的規制下において近い将来に実現化が見込まれるのは後者のアプローチであると考えられ，そのための材料としては，これまで論述してきた毛球部毛根鞘に由来する培養細胞が最も現実的な選択肢と思われる．

　毛髪への治療に限らず，細胞および細胞加工物を用いた再生医療には，前述の品質が保証されたCPCの存在はもちろんのこと，実際に患者に接する医師による施術技術，患者の診断，治療に対する適不適の判断，インフォームドコンセントと術後管理などの医療機関による管理が必須である．

　「夢」として語られてきた培養細胞による治療が「現実」になってきた現在，医療機関と企業によるCPCが綿密に連携して臨床知見を蓄積し，細胞による治療を「医療」として確立していくことが，今後の最も重要な課題と考えられる．

引用文献

1) 板見智：毛髪の疾患．最新皮膚科学体系 17 付属器・口腔粘膜の疾患，玉置邦彦編，pp 2-14，中山書店，東京，2002
2) Montagna W（荒尾龍喜訳）：毛包，毛とその成長．毛の医学，小堀辰治ほか監，pp15-37，文光堂，東京，1987
3) Chi W, Wu E, Morgan BA: Dermal papilla cell number specifies hair size, shape and cycling and its reduction causes follicular decline. Development 140: 1676-1683, 2013
4) 荒尾龍喜，武藤公一郎，小野友道：結合織性毛包．毛の医学，小堀辰治ほか監，pp61-81，文光堂，東京，1987
5) Rahmani W, Abbasi S, Hagner A, et al: Hair follicle dermal stem cells regenerate the dermal sheath, repopulate the dermal papilla, and modulate hair type. Dev Cell 31: 543-558, 2014
6) Jahoda CA, Reynolds AJ, Chaponnier C, et al: Smooth muscle alpha-actin is a marker for hair follicle dermis in vivo and in vitro. J Cell Sci 99: 627-636, 1991
7) McElwee KJ, Kissling S, Wenzel E, et al: Cultured peribulbar dermal sheath cells can induce hair follicle development and contribute to the dermal sheath and dermal papilla. J Invest Dermatol 121: 1267-1275, 2003
8) Oliver RF: Histological studies of whisker regeneration in the hooded rat. J Embryol Exp Morphol 16: 231-244, 1966
9) Jahoda CA, Horne KA, Mauger A, et al: Cellular and extracellular involvement in the regeneration of the rat lower vibrissa follicle. Development 114: 887-897, 1992
10) Horne KA, Jahoda CA: Restoration of hair growth by surgical implantation of follicular dermal sheath. Development 116: 563-571, 1992
11) Matsuzaki T, Inamatsu M, Yoshizato K: The upper dermal sheath has a potential to regenerate the hair in the rat follicular epidermis. Differentiation 60: 287-297, 1996
12) Jahoda CA, Oliver RF, Reynolds AJ, et al: Human hair follicle regeneration following amputation and grafting into the nude mouse. J Invest Dermatol 107: 804-807, 1996
13) Reynolds AJ, Lawrence C, Cserhalmi-Friedman PB, et al: Trans-gender induction of hair follicles. Nature 402: 33-34, 1999
14) 中沢陽介，佐藤敬，佐藤征嗣ほか：ヒト細胞・組織を利用した毛髪再生医療の基礎と臨床応用．レギュラトリーサイエンス会誌 6：91-99，2016
15) Jahoda CA, Horne KA, Oliver RF: Induction of hair growth by implantation of cultured dermal papilla cells. Nature 311: 560-562, 1984
16) Kishimoto J, Ehama R, Wu L, et al: Selective activation of the versican promoter by epithelial-mesenchymal interactions during hair follicle development. Proc Natl Acad Sci USA 96: 7336-7341, 1999
17) Yamao M, Inamatsu M, Ogawa Y, et al: Contact between dermal papilla cells and dermal sheath cells enhances the ability of DPCs to induce hair growth. J Invest Dermatol 130: 2707-2718, 2010
18) Tobin DJ, Gunin A, Magerl M, et al: Plasticity and cytokinetic dynamics of the hair follicle mesenchyme: implications for hair growth control. J Invest Dermatol 120: 895-904, 2003
19) 松崎貴：真皮毛根鞘細胞の機能と毛包再生技術．毛髪再生の最前線；Advanced technology of hair follicle regeneration，前田憲寿監，pp93-100，CMC出版，東京，2013
20) Toyoshima KE, Asakawa K, Ishibashi N, et al: Fully functional hair follicle regeneration through the rearrangement of stem cells and their niches. Nat Commun 3: 784, 2012
21) McElwee KJ, Panich D, Hall D, et al: Toward a cell-based treatment for androgenetic alopecia in men and women: 12-month interim safety results of a phase 1/2a clinical trial using autologous dermal sheath cup cell injections. J Invest Dermatol 133: 1401, 2013

第IV章 再生医療

2 毛包上皮性・間葉性幹細胞による毛包器官再生

国立研究開発法人理化学研究所
多細胞システム形成研究センター 辻 孝
㈱オーガンテクノロジーズ

■ はじめに

　毛幹（毛髪）は，紫外線や外部侵害からの保護作用やカモフラージュ，知覚機能，体温調節などの機能を有しており，社会性や成体の恒常性維持の役割を有している[1]。先天性毛包形成不全や瘢痕性脱毛などの毛幹欠損，あるいは男性型脱毛症などの疾患に対する治療方法は，毛髪代替物による人工的な治療や自家植毛であり，毛幹の欠損や毛種の転換による問題を抜本的に治療する技術開発が期待されてきた[2]。

　毛包は，胎児期に上皮・間葉相互作用により誘導される器官の1つであり，ほとんどすべての器官の発生様式と同じである[3,4]。しかし，他の器官が胎児期の誘導により形成されるのみであるのに対し，毛包はヘアサイクルを有して一定期間ごとに毛包再生を繰り返す器官である。それゆえ，毛包を再生するための上皮性・間葉性幹細胞が成体になっても取得できる唯一の器官である。そのため毛包の再生は，再生医療の中でも次世代器官再生医療に位置付けられている。

　再生医療では，組織や器官の修復のために組織幹細胞を移入する「幹細胞移入療法」が進められており，幅広い疾患において臨床研究が進められている[5]。さらに第二世代再生医療として，単一の細胞種からなる組織を再生する技術開発が進んでおり，細胞シート工学や，吸収性/非吸収性の人工担体と細胞とを組み合わせた組織形成技術の開発が進められ，日本発の再生医療製品として重度熱傷に対する皮膚シートや軟骨欠損のための再生軟骨が上市され，臨床応用が始まっている[6,7]。一方，再生医療の大きな目標は，疾患や外傷，エイジングにより機能不全に陥った器官を，再生した器官と置き換える「器官再生医療」である[8]。これまでに，組織工学の研究領域において，器官を構成する複数種の細胞とその足場となる担体を組み合わせた三次元的な細胞操作のアプローチが進められてきたものの，人為的に高度な組織構造を再構築することは達成されておらず，いまだ実用化段階には至っていない。一方，幹細胞生物学の進展により，生物の発生の仕組みを利用して，胎児の時期にできる器官のもととなる器官原基を再生して移植する器官再生の戦略から，歯や毛包などの器官再生に向けて長らく研究開発が進められてきた[9〜12]。われわれは2007年に，世界に先駆けて，三次元的な細胞操作技術である「器官原基法」の開発に成功し，歯や毛包，外分泌腺の機能的な再生が可能であることを概念実証してきた[13,14]。

　本稿では，器官再生医療として，成体の体性幹細胞からの毛包再生研究について，われわれの研究成果を中心に解説したい。

I 器官発生からの毛包再生の戦略

　ほとんどすべての器官は，胎生期のボディプランによる器官誘導の場の決定により，活性化因子と抑制因子の発現のバランスにより器官原基誘導の位置決定がなされ，その部位の未分化な上皮性幹細胞と間葉性幹細胞の相互作用によって，その場に適した器官原基が誘導される（図1-a）[1,4]。

　毛包では，表皮基底細胞が間葉細胞側に陥入し，間葉細胞の集塊である真皮細胞集塊を形成し（毛芽期：図1-b），毛芽は次第に間葉組織側へ伸長して真皮細胞集塊を包み込む（毛杭期）。真皮細胞集塊を包み込んだ毛杭上皮下端部は毛母を形成し，毛杭側面の上皮が隆起してバルジ領域と

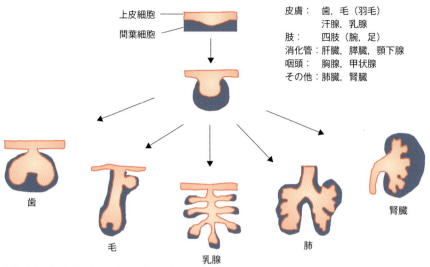

(a) 上皮・間葉相互作用による器官の発生

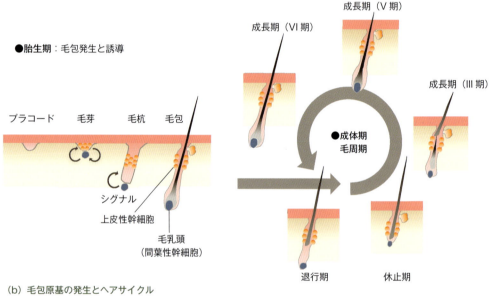

(b) 毛包原基の発生とヘアサイクル

図1　器官の発生とヘアサイクル

皮脂腺の原基となることが知られている（毛杭期後期）。真皮細胞集塊は毛乳頭を形成して毛母の分化を誘導し，内毛根鞘と毛幹を形成する。またバルジ領域は，神経線維の誘引，接続と立毛筋との接続を誘導し，毛包は構造的かつ機能的に完成する[4)15)16)]。

ほぼすべての器官原基は，胎児期に一度しか誘導されない[9)]。例えば，歯のもととなる歯胚は，ヒトでは胎児期に乳歯と永久歯の原基として2つ誘導され，これらを喪失すると歯が再び生えてくることはない。一方，器官の中でも毛包は，胎児期に誘導され，毛包が完成した後には，バルジ領域には上皮性幹細胞ニッチが，毛乳頭には間葉性幹細胞ニッチ，色素幹細胞ニッチなど，さまざまな幹細胞ニッチが形成される（図2）。このニッチで維持される幹細胞群によって，毛包の可変部である毛球部を含む毛包下部領域が周期的に再生し，毛幹が周期的に生え変わるヘアサイクルを形

2-毛包上皮性・間葉性幹細胞による毛包器官再生

成することから，器官誘導能を有する上皮性・間葉性幹細胞が成体になっても存在する唯一の器官である（図1-b）[17)~19)]。

この毛包に特有のヘアサイクルを制御する毛包幹細胞を用いて，毛包再生することができれば，毛包による毛幹および毛髪の再生が可能となると考えられ，これまで30年以上にわたり研究が続けられてきたものの，臨床での治療につながるレベルの再生技術は開発できていなかった。

II 幹細胞操作技術の開発による毛包原基の再生

毛包再生を実現するには，毛包から採取した上皮性，ならびに間葉性の幹細胞を用いて，三次元的な細胞操作により器官原基を再生する細胞操作技術が必要である（図2）[12)20)]。さらに，この再生器官原基を成体の毛包喪失部位へ同所性移植して，生着・機能するかどうかを実証し，再生器官原基移植による器官再生のコンセプトを示すことが大きな課題である（図3）[14)]。細胞の三次元的な細胞操作技術や，その細胞凝集塊に栄養供給する三次元器官培養技術の開発は十分進んでおらず，毛包器官再生には大きなブレークスルーが必要だと考えられてきた。

1. 毛包再生のこれまでの取り組み

器官発生には，上皮性，ならびに間葉性幹細胞が必要であることは知られており，毛包再生研究では新生仔皮膚が用いられてきた[21)~23)]。この皮膚を酵素処理によって得られる単一化細胞には，毛包の上皮性，ならびに間葉性幹細胞である毛乳頭細胞が含まれており，この細胞群を凝集させると，細胞凝集塊内部にランダムに毛包が誘導されることが示された[21)22)]。この現象は，歯胚の発生

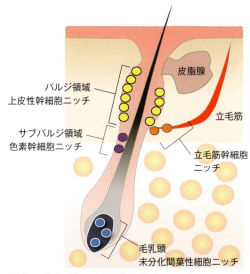

図2　成体毛包の幹細胞とそのニッチ

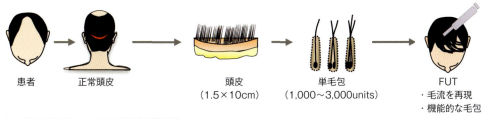

（a）脱毛症治療としての自家単毛包植毛術

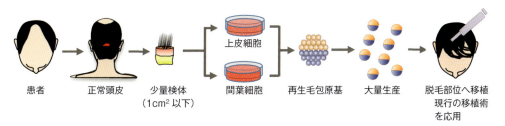

（b）自己毛包細胞による毛髪再生療法

図3　自己毛包植毛術と毛髪再生医療

においても再現され，歯胚を酵素処理により単一化して細胞凝集させると，まず上皮性幹細胞が凝集し，その後，間葉性幹細胞が凝集して組織化し，歯胚がランダムに形成される[24)25)]。これらの方法では，再生器官原基の方向や大きさを制御できないことから，再生技術としては十分な到達度と考えられていない。

また，これまでの毛包再生においては，毛包と皮膚の表皮細胞と接続して毛穴を作ることができなかったため，表皮を除去したパッチ法が開発され，研究レベルでは有用であるものの，毛包再生医療の技術レベルとしては克服すべき課題が数多く残されていた[26)27)]。さらに本書の他稿にあるように，毛包の外毛根鞘細胞を利用して毛包を賦活する再生方法や，iPS細胞からの毛包再生技術も確立されつつあり，幅広いアプローチによる毛包再生医療の技術開発は進みつつある。

2. 器官原基法の開発

われわれは，まず器官再生医療の実用化に向けて，上皮性と間葉性の幹細胞から安定的に器官原基を再生する技術開発に取り組んだ（図4）。2007年に，マウス胎児由来の歯胚や毛包原基から分離した上皮性，並びに間葉性幹細胞を，コラーゲンゲル内において，高細胞密度で区画化して配置することにより，効率良く上皮・間葉間相互作用を誘導して正常な歯や毛包を再生することを可能とした。この三次元的な細胞操作技術を「器官原基法」と名付けた[13)]。この器官原基法により再生された歯や毛包の器官原基は，正常な組織構造を有する歯や毛包へと発生することから，幅広い器官再生の研究に道を拓いた（図4）[13)14)28)〜32)]。

Ⅲ 機能的な毛包再生

器官再生治療の中でも，毛包は，毛包器官原基を喪失部位に移植して成長させ，機能化させる方法が適用可能である（図3）。毛包再生においては，毛の喪失部位に適した種類の毛幹（毛種）を再生すること，持続的な毛包再生を繰り返す毛周期を有すること，毛色の制御および周辺組織と連携した機能的な毛包再生が期待されてきた。

1. 再生毛の皮膚からの萌出

毛包再生の臨床応用のためには，再生毛包の上皮組織が皮膚の上皮細胞と正常に連結して毛穴を形成し，そこから再生毛を萌出させることが重要な課題である。これまでの移植では，皮膚内に移植した上皮細胞は表皮と連結できず，ケラチン化

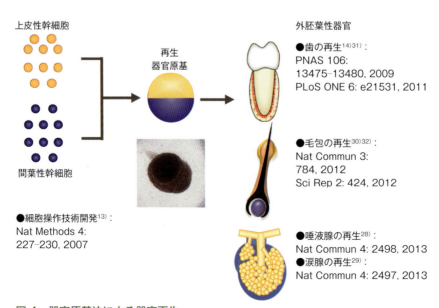

図4 器官原基法による器官再生

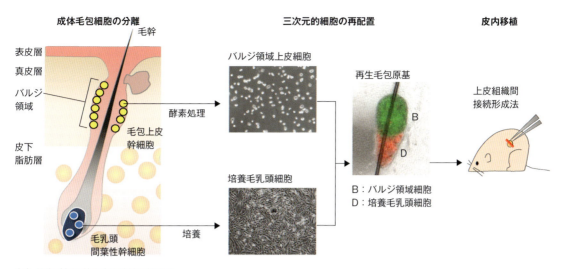

(a) 再生毛包原基の皮内移植の模式図.
成体毛包由来の上皮幹細胞と毛乳頭細胞より毛包原基を再生し,ヌードマウスへ皮内移植する。

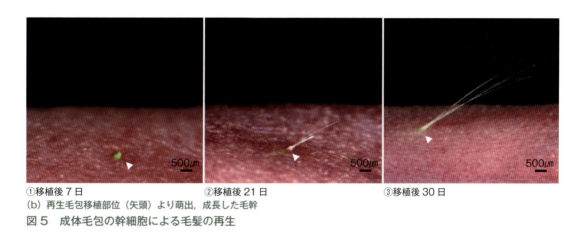

①移植後7日　②移植後21日　③移植後30日
(b) 再生毛包移植部位（矢頭）より萌出,成長した毛幹
図5　成体毛包の幹細胞による毛髪の再生

したシストを形成するため,毛を萌出させることは困難であった。

われわれは,器官原基法を利用して,マウス成体の頬ひげの毛包に由来する毛包上皮性幹細胞10,000万個と,間葉性幹細胞である培養毛乳頭細胞3,000個から頬ひげ毛包原基を再生した（図5-a）。この再生毛包原基に,毛穴を形成させるためにナイロン糸を通し,このナイロン糸を表皮から突出させてヌードマウスの皮膚内に移植することによって,再生毛包の上皮性幹細胞と表皮の連結を可能とし,再生毛を萌出させることに成功した（図5-b）[30]。この方法により,移植後21日には,ヌードマウスに再生毛を70%以上の頻度で生やすことを可能とした。これらの技術によ

り,再生毛包原基移植による毛包再生医療への応用可能性が示された[30]。

2. 毛種の運命決定とその制御

毛幹には頭髪や各種体毛（ひげ,眉毛,睫毛,性毛）など,部位や機能に応じて多様な種類があり,太さ,長さ,硬さ,形状および色などが異なっている[33]。これらの毛種の違いは,それぞれの機能を効果的に果たすほか,人種や年齢など社会性を特徴付けている。マウスには,太くて硬い毛である頬ひげと体毛があり,体毛には太さと変曲点の異なるAwl,Guard,Zigzagの毛種が知られている。将来のヒトにおける毛髪の再生には,頭髪のみならず眉毛や睫毛,体毛などの毛を

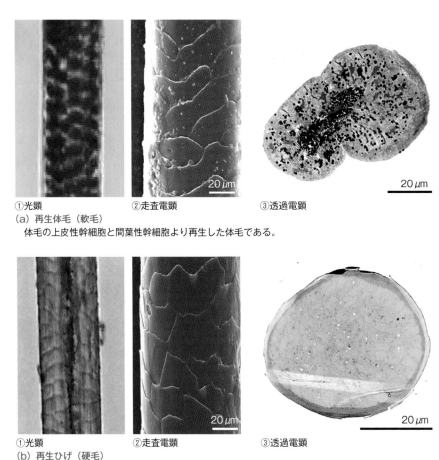

①光顕　②走査電顕　③透過電顕
(a) 再生体毛（軟毛）
体毛の上皮性幹細胞と間葉性幹細胞より再生した体毛である。

①光顕　②走査電顕　③透過電顕
(b) 再生ひげ（硬毛）
成体ひげ毛包由来のバルジ上皮性幹細胞と毛乳頭細胞より再生したひげである。

図6　毛種の制御

作り分け，再生部位に適した毛種を制御した再生技術が期待されている。

これまでの器官発生の先行研究により，例えば切歯や臼歯といった歯の種類をはじめとして，器官種ごとに胎児期の位置情報の決定過程ですでに運命づけられていることが知られている[13]。そこでわれわれは，マウスをモデルとして，頬ひげと体毛の毛包から採取した幹細胞から毛包原基を再生し，マウス皮膚内に移植したところ，再生した毛の種類は，幹細胞を採取した毛包の毛幹種と一致した。このことから，再生する毛の種類は人為的に制御できることが示された（図6）[30]。

3. ヘアサイクルを有する毛包再生

毛包は，器官発生期に幹細胞ニッチを形成し，生涯にわたって幹細胞を維持するとともに，周期的に毛包（可変部位）を再生する[17)34)35]。毛包再生医療の実用化には，成体由来細胞より再生した毛包原基から同所的に再生毛が発毛するだけでなく，幹細胞ニッチを再現して永続的な毛周期機能を維持することが求められる。

われわれは，成体マウス頬ひげ毛包より採取した上皮性幹細胞と，培養毛乳頭細胞より再生した頬ひげ原基から発生した毛包の幹細胞，およびそのニッチについて解析した。再生毛包には，上皮性幹細胞マーカーであるCD34陽性CD49f陽性細胞や，Sox2陽性の毛乳頭細胞が天然毛包と同様に含まれており，毛周期を経てもその割合は変化しないことから，毛包幹細胞ニッチが再構成されていることが示された[30]。さらに，萌出した再生頬ひげの毛周期を長期観察したところ，天然頬ひげと同等の，周期的な毛幹成長期間と退行・脱

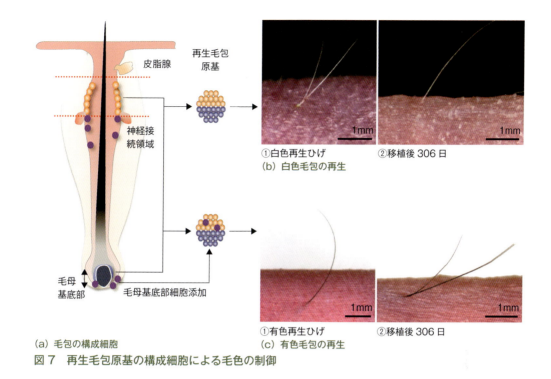

図7 再生毛包原基の構成細胞による毛色の制御
(a) 毛包の構成細胞
(b) 白色毛包の再生 ①白色再生ひげ ②移植後306日
(c) 有色毛包の再生 ①有色再生ひげ ②移植後306日

毛を繰り返し，永続的な毛周期を再現することが可能であった[30]．これらのことから，再生毛包原基移植により永続的な毛周期を有する機能的な毛包の再生が可能であることが示された．

4. 色素幹細胞による毛色の制御

毛包発生過程では，神経堤細胞由来の色素幹細胞が毛包内に遊走して，バルジ領域下部（サブバルジ領域）に色素幹細胞ニッチを形成することが知られている[36]〜[38]．色素幹細胞は，メラノサイト前駆細胞へと分化しながら毛球部の毛母基底部（proximal hair matrix：PHM）領域へ移行し，毛母領域においてメラニンを毛幹へ移行させ，毛色を制御している（図7-a）[37]．毛髪の再生においては，毛包そのものを再生させる治療法に加え，同時に毛色の制御などの可能性が期待されている[37]．

器官原基法により，成体マウス頬ひげのバルジ領域（サブバルジ領域を含まない）の上皮性幹細胞と培養毛乳頭細胞を用いて再生毛包原基を作製し，皮膚内に移植すると白色毛が萌出した（図7-b）[30]．そこで，この再生毛包原基に，200個の色素幹細胞ニッチ由来の細胞を混入することにより，再生毛を黒色化させることができ，その毛色は複数回以上のヘアサイクルを経ても維持された（図7-c）[28]．また，毛幹が黒色化した毛包について，色素幹細胞，または未分化細胞マーカーである dopachrome tautomerase（Dct）を発現した細胞が適切な位置に分布していることが判明した[30]．

これらのことから，再生毛包原基には上皮性幹細胞と毛乳頭細胞に加え，色素幹細胞を添加することにより，色素幹細胞ニッチの再構築も可能であり，毛包再生医療の実用化に有用であると考えられる．

5. 毛包の立毛機能の再生

毛包は，立毛筋ならびに神経線維が接続することにより立毛応答や感覚器として機能する[15][16][39][40]．毛包発生において，毛包バルジ領域の上皮性幹細胞が与えるニッチにより立毛筋接続位置が決定され，毛包上皮性幹細胞ニッチの構築には感覚神経が重要な役割を果たしていることが知られている[15][41]．

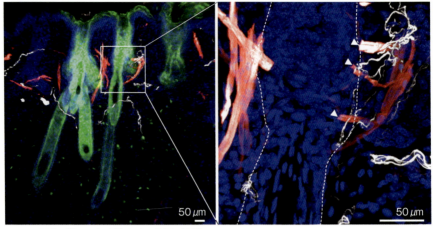

図8　再生毛包の立毛筋および神経接続
再生毛包（緑），細胞核（青），立毛筋（Calponin染色：赤），神経線維（Neurofilament-H：白）の免疫組織染色像

体毛の再生毛包原基を皮膚内に移植すると，再生体毛のバルジ領域には平滑筋からなる立毛筋が接続し，そのバルジ領域外毛根鞘および立毛筋に神経線維が接続した（図8）。一方，頬ひげの再生毛包原基移植では，横紋筋が再生毛包に接続することから，毛包の種類に選択的な筋接続が起こることが判明した[30]。さらに，体毛の再生毛包の移植部位にアセチルコリンを投与すると，再生体毛の立毛が観察されたことから，再生毛包移植による再生技術は，立毛筋および神経などの周辺組織との接続を伴う正常な毛包が再生可能であり，毛包の機能的な再生ができることが示唆された。

IV 臨床応用化に向けた再生技術の高度化への取り組み

器官原基法によって再生した毛包原基を移植することにより，機能的な毛包再生が可能であることは，これらの研究成果により実証された。現在われわれは，この技術をヒトへ臨床応用するために，さらなる再生技術の高度化に取り組んでいる。

1. 再生毛包密度の制御

ヒトの頭髪は，1つから複数の毛包が毛穴を共有して生えており，1cm²あたりの毛髪量は約100本であることが知られている[33]。ヒトの毛髪の再生医療を実現するには，再生する毛髪の密度を制御する技術が期待される。これまでに開発されていた細胞凝集による再生では，毛包がランダムに形成され，またシスト内に毛幹が生えるために，毛幹の萌出や均質な密度での毛包再生は困難であると考えられてきた[26)27)]。われわれが開発した器官原基法による再生毛包原基移植では，原基移植の密度を任意に調節することが可能であることから，臨床応用化に適していると考えられる。

発生過程における毛包誘導は，その場における活性化因子と抑制因子による典型的なturingモデルによって説明され，一定の間隔で毛包が形成されることが知られている[42]。われわれの器官原基法による上皮・間葉相互作用では，任意に上皮・間葉相互作用の反応面積を制御できることから，活性化因子と抑制因子の拡散波の数を調節できると予測した。そこで，毛包形成において，器官原基法により上皮性幹細胞数と毛乳頭細胞数を変えて上皮・間葉相互作用面積を制御すると，これらの細胞数に依存して毛包数（毛幹数）を制御できることが判明した（図9-a）[30]。この再生毛包原基から発毛する本数を制御する技術を利用して再生毛包原基の移植数を調節すると，1cm²あたり124本というヒト頭髪と同等である毛密度での再生が可能であった（図9-b）。

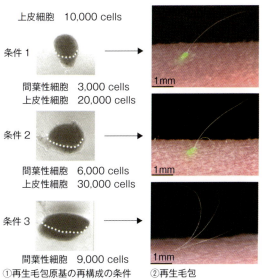
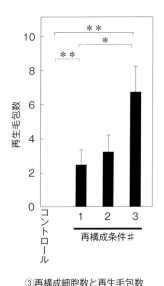

(a) 幹細胞数を各種条件で変化させた時の発毛数

① 再生毛包原基の再構成の条件　② 再生毛包　③ 再構成細胞数と再生毛包数

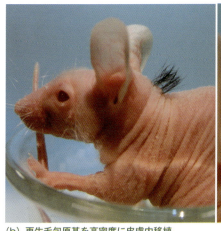

(b) 再生毛包原基を高密度に皮膚内移植
　　毛密度は 124 本/cm² である。

図 9　再生毛包数の制御

2. 成熟毛包器官の再生

　再生器官原基移植による治療では，成熟器官への成長や機能化に時間が必要である．例えば，機能不全の臓器に対する移植治療では移植後の即時機能化が要求されることから，器官再生医療をより実現可能なものとするには，再生した器官原基から成熟器官にまで成長させた再生器官を移植して，即時機能させる必要がある[31]．毛包においても，再生毛包原基のサイズは小さく（0.1〜0.2mm），適切な方向性をもった移植に加え，毛包の上皮接続のための移植技術および発生期間を考慮すれば，現在の自家毛包移植のように成熟した毛包を移植する治療技術開発が可能ではないかと考えられる．

　われわれは，これまでに歯において基本的な技術開発を進めてきた[13)14)]．歯は，歯とそれを支持する歯根膜や歯槽骨を含めて1つの機能ユニットとしてみなすことができ，これらの組織はすべて歯胚から発生・分化する[31]．これまでにわれわれは，再生歯胚から完成した再生歯と，歯の周囲に歯根膜・歯槽骨を伴う再生歯ユニットを作りだす

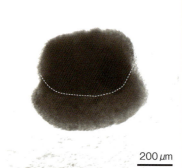 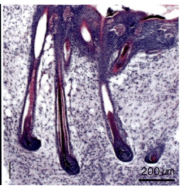

(a) 再生毛包原基　　(b) 腎皮膜下移植後 14 日
　　　　　　　　　　① マクロ　　② HE 染色像

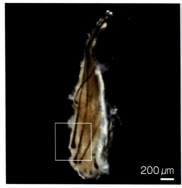 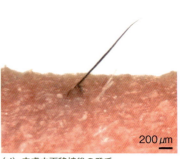

(c) 再生毛（毛群）の切り出し　　(d) 皮膚内再移植後の発毛
① マクロ　② 強拡大マクロ（右図枠内）　　（再移植後 35 日）

図 10　再生毛包の皮内移植による毛髪再生

ことに成功した。この再生歯ユニットを，対合歯と咬合関係を成立させて移植をすると，再生歯ユニットが骨性結合を介して移植床歯槽骨に生着し，歯根膜や神経機能が回復することが示された[31]。そこで，再生毛包原基を腎臓皮膜下で異所的に発生させると，成熟した再生毛包が得られる。この再生毛包を分離し，ヌードマウスに移植したところ，毛包幹細胞ニッチを維持して毛周期を有し，さらに皮膚内で正常に周囲組織と接続して神経刺激にも応答する毛包再生が可能であることが判明した（図 10）[32]。

これらのことから，再生毛包原基移植術に加え，再生毛包器官原基を成熟させ，完成した再生毛包を選択的に成体へ移植させて即時機能化させる治療技術の概念も示され，毛包再生医療の実現に大きな進展が示された。

V　今後の課題と展望

器官再生のコンセプトが提唱されてから，長きにわたり進められてきた技術開発は，この数年間に多様な技術開発によって大きな進展を見せており，ようやく毛包再生治療法のコンセプトが実証された[31)32)]。器官原基の再生には，器官を誘導できる上皮性ならびに間葉性幹細胞が必要である。しかし，器官誘導は胎児期に起こり，その後，組織の修復のために組織幹細胞は一定の頻度で残されるものの，ほとんどの器官では器官誘導能のある幹細胞は知られていないため，毛包再生医療が器官再生医療の先駆けになることが期待される。

今後，毛包再生医療の実現に向けて，日本の高い技術力を駆使して，安定した品質を有する毛包原基の自動製造技術の開発を進めるとともに，医

療機関と共同研究体制を構築して医学的な見地から臨床研究を進め，その品質管理と安全性を確保するとともに，新たに制定された再生医療推進法に準拠した臨床開発を進めることが必要であろう．毛髪は，生体の恒常性維持のみならず，患者の生活の質の維持・向上においても重要であり，高齢化社会を迎えるわが国において，国民健康や健康長寿の実現に向けて貢献することが期待される．

引用文献
1) Chuong CM: Molecular Basis of Epithelial Appendage Morphogenesis. pp3-13, R.G.Landes, Austin, 1998
2) 大島秀男：毛の悩みに答える皮膚科診療；毛髪最前線．板見智ほか編，pp27-35, 南山堂，東京，2006
3) Fuchs E: Scratching the surface of skin development. Nature 445: 834-842, 2007
4) Hardy MH: The secret life of the hair follicle. Trends Genet 8: 55-61, 1992
5) González F, Boué S, Izpisúa Belmonte JC: Methods for making induced pluripotent stem cells: reprogramming à la carte. Nat Rev Genet 12: 231-242, 2011
6) Priya SG, Jungvid H, Kumar A: Skin tissue engineering for tissue repair and regeneration.Tissue Eng Part B Rev 14: 105-118, 2008
7) Nishida K, Yamato M, Hayashida Y, et al: Functional bioengineered corneal epithelial sheet grafts from corneal stem cells expanded ex vivo on a temperature-responsive cell culture surface. Transplantation 77: 379-385, 2004
8) Sharpe PT, Young CS: Test-tube teeth. Sci Am 293: 34-41, 2005
9) Pispa J, Thesleff I: Mechanisms of ectodermal organogenesis. Dev Biol 262: 195-205, 2003
10) Bianchini C, Pelucchi S, Galassi G, et al: Use of autologous dermal graft in the treatment of parotid surgery wounds for prevention of neck scars: preliminary results. J Otolaryngol Head Neck Surg 37: 174-178, 2008
11) Hoffman RM: The pluripotency of hair follicle stem cells. Cell Cycle 5: 232-233, 2006
12) Chuong CM, Wu P, Plikus M, et al: Engineering stem cells into organs: topobiological transformations demonstrated by beak, feather, and other ectodermal organ morphogenesis. Curr Top Dev Biol 72: 237-274, 2006
13) Nakao K, Morita R, Saji Y, et al: The development of a bioengineered organ germ method. Nat Methods 4: 227-230, 2007
14) Ikeda E, Morita R, Nakao K, et al: Fully functional bioengineered tooth replacement as an organ replacement therapy. Proc Natl Acad Sci USA 106: 13475-13480, 2009
15) Fujiwara H, Ferreira M, Donati G, et al: The basement membrane of hair follicle stem cells is a muscle cell niche. Cell 144: 577-589, 2011
16) Peters EM, Botchkarev VA, Botchkareva NV, et al: Hair-cycle-associated remodeling of the peptidergic innervation of murine skin, and hair growth modulation by neuropeptides. J Invest Dermatol 116: 236-245, 2001
17) Oshima H, Rochat A, Kedzia C, et al: Morphogenesis and renewal of hair follicles from adult multipotent stem cells. Cell 104: 233-245, 2001
18) Rendl M, Polak L, Fuchs E: BMP signaling in dermal papilla cells is required for their hair follicle-inductive properties. Genes Dev 22: 543-557, 2008
19) Greco V, Chen T, Rendl M, et al: A two-step mechanism for stem cell activation during hair regeneration. Cell Stem Cell 4: 155-169, 2009
20) Chuong CM, Cotsarelis G, Stenn K: Defining hair follicles in the age of stem cell bioengineering. J Invest Dermatol 127: 2098-2100, 2007
21) Weinberg WC, Goodman LV, George C, et al: Reconstitution of hair follicle development in vivo: determination of follicle formation, hair growth, and hair quality by dermal cells. J Invest Dermatol 100: 229-236, 1993
22) Kishimoto J, Ehama R, Wu L, et al: Selective activation of the versican promoter by epithelial-mesenchymal interactions during hair follicle development. Proc Natl Acad Sci USA 96: 7336-7341, 1999
23) Lichti U, Anders J, Yuspa SH: Isolation and short-term culture of primary keratinocytes, hair follicle populations and dermal cells from newborn mice and keratinocytes from adult mice for in vitro analysis and for grafting to immunodeficient mice. Nat Protoc 3: 799-810, 2008
24) Duailibi MT, Duailibi SE, Young CS, et al: Bioengineered teeth from cultured rat tooth bud cells. J Dent Res 83: 523-528, 2004
25) Young CS, Terada S, Vacanti JP, et al: Tissue engineering of complex tooth structures on biodegradable polymer scaffolds. J Dent Res 81: 695-700, 2002
26) Stenn K, Parimoo S, Zheng Y, et al: Bioengineering the hair follicle. Organogenesis 3: 6-13, 2007
27) Zheng Y, Du X, Wang W, et al: Organogenesis from dissociated cells: generation of mature cycling hair follicles from skin-derived cells. J Invest Dermatol 124: 867-876, 2005
28) Ogawa M, Oshima M, Imamura A, et al: Functional salivary gland regeneration by transplantation of a bioengineered organ germ. Nat Commun 4: 2498. doi: 10.1038/ncomms 3498, 2013
29) Hirayama Y, Ogawa M, Oshima M, et al: Functional lacrimal gland regeneration by transplantation of a bioengineered organ germ. Nat Commun 4: 2497. doi: 10.1038/ncomms 3497, 2013

30) Toyoshima KE, Asakawa K, Ishibashi N, et al: Fully functional hair follicle regeneration through the rearrangement of stem cells and their niches. Nat Commun 3: 784. doi: 10.1038/ncomms1784, 2012
31) Oshima M, Mizuno M, Imamura A, et al: Functional tooth regeneration using a bioengineered tooth unit as a mature organ replacement regenerative therapy. PLoS One 6: e21531, 2011
32) Asakawa K, Toyoshima KE, Ishibashi N, et al: Hair organ regeneration via the bioengineered hair follicular unit transplantation. Sci Rep 2: 424. doi: 10.1038/srep00424, 2012
33) Unger WP, Shapiro R, Unger R, et al: Surgical planning and organization. Hair Transplantation (5th ed), pp106-192, CRC Press, Florida, 2010
34) Stenn KS, Paus R: Controls of hair follicle cycling. Physiol Rev 81: 449-494, 2001
35) Blanpain C, Lowry WE, Geoghegan A, et al: Self-renewal, multipotency, and the existence of two cell populations within an epithelial stem cell niche. Cell 118: 635-648, 2004
36) Nishimura EK, Jordan SA, Oshima H, et al: Dominant role of the niche in melanocyte stem-cell fate determination. Nature 416: 854-860, 2002
37) Nishimura EK, Granter SR, Fisher DE: Mechanisms of hair graying: incomplete melanocyte stem cell maintenance in the niche. Science 4: 720-724, 2005
38) Kunisada T, Yoshida H, Yamazaki H, et al: Transgene expression of steel factor in the basal layer of epidermis promotes survival, proliferation, differentiation and migration of melanocyte precursors. Development 125: 2915-2923, 1998
39) Sato A, Takeda A: Evaluation of efficacy and safety of finasteride 1 mg in 3177 Japanese men with androgenetic alopecia. J Dermatol 39: 27-32, 2012
40) Grant RA, Mitchinson B, Fox CW, et al: Active touch sensing in the rat: anticipatory and regulatory control of whisker movements during surface exploration. J Neurophysiol 101: 862-874, 2009
41) Brownell I, Guevara E, Bai CB, et al: Nerve-derived sonic hedgehog defines a niche for hair follicle stem cells capable of becoming epidermal stem cells. Cell Stem Cell 8: 552-565, 2011
42) Cai J, Cho SW, Kim JY, et al: Patterning the size and number of tooth and its cusps. Dev Biol 304: 499-507, 2007

3 iPS細胞 ―薄毛治療にiPS細胞は必要なのか―

杏林大学医学部皮膚科学教室 　大山　学

■ はじめに

　山中伸弥教授がiPS細胞の作成に成功しノーベル賞を受賞したことなどがきっかけとなって，それを活用した「再生医療」が注目されている。実際にiPS細胞から再生した網膜の移植治療が行われ，毎月のように「iPS細胞から何々臓器の再生に成功」といった報道が世間を賑わしている今，近い将来どのような臓器でも「iPS細胞」があればすぐに作れてしまうような印象をもつ人が多いのではないか。

　さまざまなメディアで流される情報の量を見るまでもなく，毛髪，特に薄毛対策に対する関心は高く，理研CDBが最近発表したiPS細胞から毛髪を作成する基礎的技術などの印象も相まって，いよいよ薄毛も再生医療で解決できる時代となったという認識が広がりつつある。

　本稿では，ヒトiPS細胞を用いた薄毛の再生医療の可能性について述べたいと思う。

I なぜiPS細胞が脚光を浴びるのか？

1. 毛包再生の基礎知識

　毛を作り出す器官は，皮膚に埋まったように存在する「毛包」と呼ばれる細胞でできた筒のような構造である。毛包の根元には毛乳頭と呼ばれる特殊な間葉系由来の細胞の塊があり，これがその上にある上皮系の毛母細胞を分裂させ，毛髪が伸長する仕組みとなっている[1]。

　1990年代にマウス，次いでヒトで毛包上皮幹細胞（毛の本体を作る大元になる細胞）が，毛を立てる働きをもつ筋肉＝立毛筋が毛に付着する「バルジ」と呼ばれる部分に存在することが明らかにされた。それ以来，われわれの毛を作り出すメカニズムに対する理解は大きく進んだ[2,3]。マウスでは，毛包の細胞を取り出し，培養操作で大きく数を増やしたうえで免疫不全マウスに移植することで毛を再生できることがわかり，最近では，ヒトでも胎児など幼若な細胞を使えば同様の原理で毛包を作ることが可能であることが示されている[4,5]。

　毛包本体を形作る上皮系の細胞と，毛乳頭に代表される毛を誘導する能力をもつ間葉系細胞をいかにうまく相互作用させるかが毛包再生の成功の鍵を握る[1]。毛包は生涯にわたり生え変わりを繰り返す。つまり自己再生する器官である。その中には再生を支える大元になる細胞＝幹細胞が必ず存在すると考えられる[2,3]。理論的には，上皮系・間葉系の毛包幹細胞を取り出し，その特性を失わせることなく培養して数を増やし，胎児期の体内のように器官形成に適した環境に置くことができれば，多くの再生毛包を作ることが可能であるように思われる。

　しかし，特にヒト毛包の再生を考えると多くの問題が残されているのも事実である。

2. ヒト毛包幹細胞利用の限界

　前述のように，ヒト毛包においても，毛包本体をなす上皮系細胞の幹細胞は立毛筋が付着する「バルジ」に存在することが明らかとなった[3]。バルジ幹細胞を他の細胞と区別するための真に特異的なマーカーはいまだ同定されていないが，いくつかの候補が知られている。これらのマーカーを使えば，ヒトバルジ細胞を生きたまま分離することができる。実際にCD200という細胞表面マーカーを使ってヒト毛包のバルジ細胞を分離・

培養することが技術的に可能であることが示された[3]。ならば，分離されたこれらのバルジ細胞に多く含まれると考えられる幹細胞を使えば，ヒト毛包がすぐにでも実現できるのではないかと思われても不思議ではない。

しかし，ここには確固たる技術的ハードルが存在する。確かにヒト毛包からこのマーカーを用いて目的の細胞を分離することはできるが，得られる細胞の数が圧倒的に少ないのである。再生医療の美点は「1をとって100を得る」ことであり，「100をとって1しかできない」のでは意味がない。数が少ないのであれば培養して増やせばよいのではないかと思われたが，そううまくはいかなかった。培養環境は極めて人工的であり，その条件下で強制的に細胞の数を増やすと「幹細胞」としての特性が失われてしまうのである[1]。

毛を誘導する側の毛乳頭細胞，そしてその前駆細胞あるいは幹細胞を含むとされる結合組織鞘の間葉系細胞も，ヒトでは分離可能な細胞の数は限られる[1]。また，毛包幹細胞と同様に，培養操作にて特性，特に毛包再生に最も重要な毛誘導能が失われることが明らかになった[6]。つまりヒト毛包に内在する幹細胞を利用して薄毛の再生医療を試みることは，少なくとも現在の技術では極めて難しい。

ここにおいて，理論的には無限ともいえる増殖能力をもち，何にでも分化する能力をもつiPS細胞の利用が脚光を浴びることとなったのである[7]。

Ⅱ 毛包とiPS細胞の良い関係

オリジナルのiPS細胞は，*KLF4*, *OCT4*, *SOX2*, *c-MYC*の4因子を真皮線維芽細胞に導入し初期化することにより作成された[8]（図1）。前述のように，毛包は大きく，上皮細胞であるケラチノサイト，毛乳頭，結合組織鞘細胞をはじめとする間葉系細胞に加えて，毛髪に色をつけるメラノサイトから成り立っている。毛包は抜毛することで容易に採取可能である。抜毛した毛包からiPS細胞が作成できれば大変有利な細胞供給源となり得

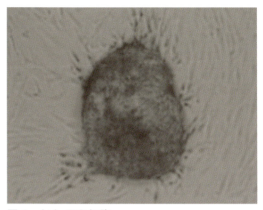

図1 ヒトiPS細胞
中央の塊がiPS細胞である。周囲の紡錘形の細胞はiPS細胞の増殖を支えるフィーダー細胞である。

る[7]。実際に，毛包のケラチノサイトやメラノサイトなどの毛包を構成する細胞からiPS細胞が作成されている。特に，抜毛したケラチノサイトからiPS細胞が作成されたことは大変興味深い。さらに毛乳頭細胞は，*SOX2*などの因子をもともと発現しており，ヒトでは再現できていないが，マウスの毛乳頭細胞は*Oct4*単独導入でiPS細胞化することができる[9]。

つまり，毛包を構成する細胞はiPS細胞作成の材料として利用可能である。もしiPS細胞からの毛包の再生技術が確立されるならば，iPS細胞化を利用した毛包の自己再生サイクルが実現されるかもしれない。

Ⅲ ヒトiPS細胞を利用した毛包再生の基本原理

単離した細胞を使って毛包を再生するためにさまざまな方法が考えられているが，いずれも前述のように毛包の本体を構成するケラチノサイトと毛誘導能をもつ間葉系細胞を混合し，免疫不全マウスに移植するという原理を用いている。この原理をiPS細胞を用いた毛包再生にも適応するならば，上皮系・間葉系などの毛包を構成する個々のコンポーネントをiPS細胞から作成し，それらを組み合わせたうえで生体内に移植するということになる。

ここでは，現在試みられているヒトiPS細胞か

ら毛包構成コンポーネントへの分化誘導について紹介したい。

1. ケラチノサイト

iPS細胞からケラチノサイトへの誘導は，胚性幹細胞からケラチノサイトへの誘導法を応用して実現した。現在最も広く用いられている誘導法は，レチノイン酸を用いて外胚葉（上皮，神経）系に誘導しつつBMP4を用いて神経系への分化を抑制し，上皮系への分化を促進する方法である[10]。方法にもよるが，ヒトiPS細胞をケラチノサイト培地中に置き，約1カ月の分化誘導でケラチノサイトのマーカーであるケラチン14を発現するケラチノサイトを作成することができる（図2）。さらにケラチノサイト用の培地で継代することで，より均質なケラチノサイトを得ることが可能である[11]。作成したケラチノサイトは，ケラチン以外にも細胞接着分子などの特異的なマーカーを発現し，また三次元の培養皮膚を再構成することも可能であることから，完全ではないにせよ機能も再現していることがわかる[11]。

しかし，前述のように毛包再生に必要な上皮-間葉間相互作用を惹起するためには，完全に分化させたケラチノサイトよりはむしろ，個体発生の途中に見られるような可塑性に富んだケラチノサイト前駆細胞を作成する方がよいのではないかという考え方も成り立つ[1]。iPS細胞からケラチノサイトに分化誘導する途中の細胞を用いることで，こうした細胞を得ることが可能である。実際に過去の報告[4]からも，ヒト胎児，あるいは新生児のケラチノサイトを用いると毛包構造を再現可能であるが，成人のものでは作成が困難との報告もあり，この考え方を支持するものである。

われわれはこの利点に着目し，短期間の分化誘導プロトコールで誘導したケラチノサイト前駆細胞を作成した[10]。得られた細胞は，*in vitro*の環境で正常成人ヒトケラチノサイトよりも良好にヒト毛乳頭細胞と相互作用した。さらに，毛誘導能をもつマウスの幼若線維芽細胞と混合し免疫不全マウスの皮下に移植した。興味深いことに，数週後，移植部には毛包の構造が確認された（図3）。

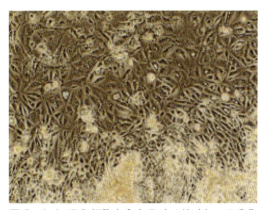

図2　ヒトiPS細胞からケラチノサイトへの分化誘導
図下の細胞凝集塊は，分化誘導の途中で死滅しつつあるiPS細胞である。図中央から上部にかけて多角形の細胞が，ケラチノサイトに変化しつつある細胞である。

実験で得られた毛包を解析すると，その一部にではあるが，ヒトの細胞に特異的なマーカーの発現が検出されたことから，少なくともヒトiPS細胞から分化誘導させたケラチノサイト前駆細胞が毛包の一部を再生していることが明らかになった。さらに，レチノイン酸，BMP4に上皮増殖因子を加えることで，より実際の毛包上皮幹細胞に近い特性をもつ細胞の作成に成功したという報告もなされた[12]。この研究で作成された細胞は，ケラチン15やCD200などバルジ幹細胞のマーカーを発現するのみならず，高いコロニー形成能と，毛包と表皮を再生する多分化能を有していた[12]。さらに，われわれの作成したケラチノサイト前駆細胞と比較して，より効率良く毛包構造を再現したとされる[12]。この結果から，今後もさらにiPS細胞からの分化誘導法を改善することで，毛包再生により最適化されたケラチノサイトを作成できる可能性が示された。

2. 毛乳頭細胞

毛乳頭は特殊な間葉系細胞からなる細胞塊であり，毛包の根元に存在している。毛乳頭と毛包幹細胞・毛母細胞の相互作用により，毛髪の伸長や毛周期（毛包の周期的な自己再生）が制御されている[6]。したがって，毛乳頭細胞は毛包再生には不可欠である。細胞表面のマーカーが同定されて

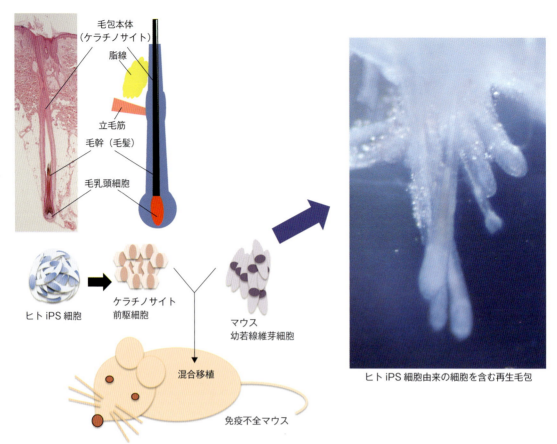

図3 ヒト毛包の基本コンポーネントの説明とヒト iPS 細胞から誘導したケラチノサイト前駆細胞を用いた毛包再生実験
ヒト iPS 細胞から前駆細胞を誘導し，毛誘導能をもつマウスの幼弱な線維芽細胞と混合し，免疫不全マウスに移植すると毛包構造が再現される（慶應義塾大学プレスリリースより引用改変）。

いるため大量調整が可能なマウスの毛乳頭細胞とは事情が異なり，ヒト毛乳頭細胞を得るには，実体顕微鏡下で毛乳頭を分離する操作が必要となる。このため，量を確保することが極めて難しい。また，ヒト毛乳頭細胞は培養すると毛誘導能を失う。したがって，毛包再生に十分な数の毛乳頭細胞を準備することは困難である[6]。ヒト iPS 細胞から毛乳頭細胞を分化誘導することができれば，iPS 細胞を用いたヒト毛包再生に向けての大きな一歩となる。

ヒト iPS 細胞から間葉系細胞への分化誘導については，アスコルビン酸と TGF-β2 を用いて線維芽細胞を作成した報告がある[13]。またわれわれは，間葉系幹細胞培地を用いた方法で多分化能を有する間葉系細胞を作成し，われわれが開発した毛乳頭細胞の特性を回復する培養条件でさらに誘導することで，毛乳頭細胞の特性を有する細胞への誘導法の確立を試みている（図4）。これらの手法に，発生の過程で，毛乳頭の前駆体である間葉系細胞塊の形成に重要な役割を果たす遺伝子である Tbx18 を導入するなどの工夫[14]を加えることで，ヒト iPS 細胞から毛乳頭細胞の作成が可能になるかもしれない。

また，頭頸部の毛包の毛乳頭細胞は神経堤細胞由来であることが示されている。ヒト iPS 細胞から神経堤細胞への分化誘導は可能であるため，これを利用して毛乳頭細胞を作成することも可能であろう。

以上より，ヒト iPS 細胞から完全な機能を有する毛乳頭細胞への分化誘導はまだ実現してはいな

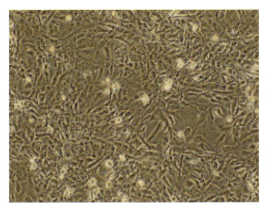

図4 ヒトiPS細胞から誘導した間葉系幹細胞
これをさらに分化誘導し，毛乳頭細胞の特性を獲得させる。

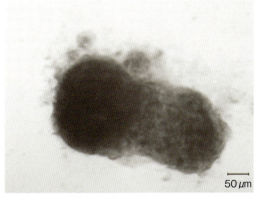

図5 ヒト毛乳頭細胞とヒトケラチノサイトを用いた毛包様立体構造の再構成
図左の細胞塊がヒト毛乳頭細胞から再構成した細胞塊である。図右がケラチノサイトから再構成した毛包本体を模倣した円柱状構造（試行過程で作成したもの）である。

いものの，方法論はある程度確立されていることから，今後のさらなる研究の発展が期待される。

3. メラノサイト

ケラチノサイト，毛乳頭細胞が作成できればある程度毛包構造が再現可能な可能性はあるが，これらの構成要素だけでは毛髪に色をつけることはできない。色素を産生する細胞であるメラノサイトは毛包に必須ではないが，完全な毛包再生を目指すなら重要なコンポーネントであるといえるだろう。ヒトiPS細胞からエンドセリン3，WNT3A，stem cell factor，FGF2などを用いてメラノサイトはすでに作成されている[15]ので，ケラチノサイトや毛乳頭細胞と組み合わせて使用することが可能となっている。

IV 毛包構造をいかにして再現するか

ケラチノサイトと毛乳頭細胞を免疫不全マウスに混合移植し毛包を再生する実験では，細胞同士が自律的に相互の位置関係を規定することで自然に毛包の立体構造が再現されていた。しかし，マウスの毛包と比較してヒト毛包ははるかに大きく，何らかの工夫を加えなければその立体構造を再現することは困難であることが予想される。

この課題の克服のヒントは，理研CDBのグループの研究結果にあるかもしれない[16)17)]。1つは，あらかじめ準備した上皮系・間葉系の細胞を，コラーゲンゲルを用いて毛包の立体構造を再現した形で配置する方法である。本法ではコラーゲンを人工的に収縮させることで上皮-間葉系細胞の相互作用を惹起しつつ，毛包構造を再現する[17]。

もう1つの可能性のあるアプローチは，最近，同グループから報告された手法であり，ヒトiPS細胞塊に毛包の形成を促す分子を作用させ，免疫不全マウスに移植し，毛包を数多く含む一種の過誤腫のような構造を作成し，毛包を分離し移植する方法である[16]。

われわれも，培養液の水滴の中で重力の作用で自然に立体構造をとらせる方法などの手法を利用して立体構造の再現を試みてはいるが，いまだ決定的な方法は確立できていない（図5）。

代表的な脱毛症である男性型脱毛症（AGA）などでは，「薄毛」は毛包構造が失われたために生じるのではなく，毛包が「ミニチュア化」することにより生じる[18]ことを考えると，脱毛症の再生医療には，新しく毛包を作り出すというよりはむしろ既存の構造を利用して十分な大きさを確保した毛包を再生することが重要ともいえ，今後取り組むべき課題といえる。

引用文献
1) Ohyama M, Veraitch O: Strategies to enhance epithelial-mesenchymal interactions for human hair follicle bioengineering. J Dermatol Sci 70: 78-87, 2013
2) Cotsarelis G, Sun TT, Lavker RM: Label-retaining cells reside in the bulge area of pilosebaceous unit: implications for follicular stem cells, hair cycle, and skin carcinogenesis. Cell 61: 1329-1337, 1990
3) Ohyama M, Terunuma A, Tock CL, et al: Characterization and isolation of stem cell-enriched human hair follicle bulge cells. J Clin Invest 116: 249-260, 2006
4) Thangapazham RL, Klover P, Wang JA, et al: Dissociated human dermal papilla cells induce hair follicle neogenesis in grafted dermal-epidermal composites. J Invest Dermatol 134: 538-540, 2013
5) Thangapazham RL, Klover P, Li S, et al: A model system to analyse the ability of human keratinocytes to form hair follicles. Exp Dermatol 23: 443-446, 2014
6) Ohyama M, Kobayashi T, Sasaki T, et al: Restoration of the intrinsic properties of human dermal papilla in vitro. J Cell Sci 125: 4114-4125, 2012
7) Ohyama M, Okano H: Promise of human induced pluripotent stem cell in skin regeneration and investigation. J Invest Dermatol 134: 605-609, 2013
8) Takahashi K, Yamanaka S: Induction of pluripotent stem cells from mouse embryonic and adult fibroblast cultures by defined factors. Cell 126: 663-676, 2006
9) Tsai SY, Bouwman BA, Ang YS, et al: Single transcription factor reprogramming of hair follicle dermal papilla cells to induced pluripotent stem cells. Stem Cells 29: 964-971, 2011
10) Veraitch O, Kobayashi T, Imaizumi Y, et al: Human induced pluripotent stem cell-derived ectodermal precursor cells contribute to hair follicle morphogenesis in vivo. J Invest Dermatol 133: 1479-1488, 2013
11) Itoh M, Kiuru M, Cairo MS, et al: Generation of keratinocytes from normal and recessive dystrophic epidermolysis bullosa-induced pluripotent stem cells. Proc Natl Acad Sci U S A 108: 8797-8802, 2011
12) Yang R, Zheng Y, Burrows M, et al: Generation of folliculogenic human epithelial stem cells from induced pluripotent stem cells. Nat Commun 5: 3071, 2014
13) Itoh M, Umegaki-Arao N, Guo Z, et al: Generation of 3D Skin equivalents fully reconstituted from human induced pluripotent stem cells (iPSCs). PLoS One 8: e77673, 2013
14) Grisanti L, Clavel C, Cai X, et al: Tbx18 targets dermal condensates for labeling, isolation, and gene ablation during embryonic hair follicle formation. J Invest Dermatol 13: 344-353, 2012
15) Ohta S, Imaizumi Y, Okada Y, et al: Generation of human melanocytes from induced pluripotent stem cells. PLoS One 6: e16182, 2011
16) Takagi R, Ishimaru J, Sugawara A, et al: Bioengineering a 3D integumentary organ system from iPS cells using an in vivo transplantation model. Sci Adv 2: e1500887, 2016
17) Toyoshima KE, Asakawa K, Ishibashi N, et al: Fully functional hair follicle regeneration through the rearrangement of stem cells and their niches. Nat Commun 3: 784, 2012
18) Inui S: Trichoscopy for common hair loss diseases: algorithmic method for diagnosis. J Dermatol 38: 71-75, 2011

第 V 章

知っておくべき毛の基礎

1 頭部の解剖

北里大学医学部解剖学　小川 元之

■ はじめに

　頭蓋骨の形状，毛髪の生え方，毛髪の質などの組み合わせが個々人の外見上の印象を決める因子として重要な役割を果たしている。それゆえ，われわれは毛髪にトラブルが生じた場合は早期に解決したいと願う。毛髪のトラブルに対し，治療・再生を行ううえで，頭皮および毛髪の解剖学的および組織学的構造を知ることは重要である。また，美容上，毛髪の色・太さは重要であり，これらの違いを生み出している因子を理解することも大切である。

　本稿では，これら毛髪の基本事項について図説する。

I 頭蓋の特徴

　人骨から民族を推定する際に，一番特徴が現れるのは，頭蓋骨の中でも顔面部である（図1）[1]。

　前頭骨と鼻骨の境界点（nasion）と上側歯槽の最前点（prosthion）とを結ぶ直線が耳眼平面（眼窩の下縁と外耳孔の上縁によって形成される平面）となす角を全側面角という。その大きさによって，突顎（79.9°未満），中顎（80.0～84.9°），正顎（85.0°以上）に分類する（図1）。

　人種の顔面の傾斜を比較した全側面角の比較では，日本人が84.5°，アフリカ人が78.3°，スイス人（ヨーロッパ系）が87.4°といわれている。

1. アジア系

　アジア系は，顔面部は凹凸が少なく平坦であり，アフリカ系に比し軽度の歯槽性突顎が認められる。また，頭長（頭の前後の長さ）は短く，頭長幅指数（頭幅÷頭長×100）が中（75.0～79.9）～短頭型（80.0～84.9）をとるのが特徴である。この形状は，寒冷適応した結果と考えられる。

2. アフリカ系

　アフリカ系は，顔面部において歯槽性突顎が認められる。また，頭長は長く，頭長幅指数も長頭型（70.0～74.9）をとるのが特徴である。この形

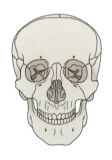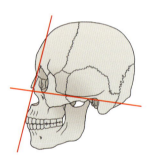

(a) アジア系

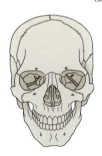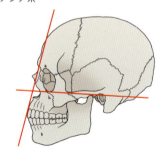

(b) アフリカ系

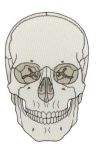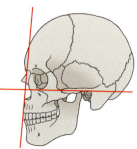

(c) ヨーロッパ系

図1　民族別の頭蓋骨の形態

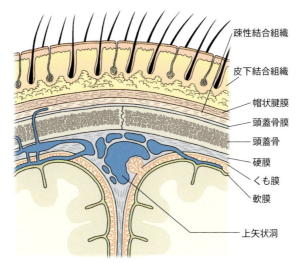

図2　頭皮の構造

状は，熱帯適応した結果と考えられる。

3．ヨーロッパ系

　ヨーロッパ系は，顔面部において鼻が高く，歯槽部が後退している。また，頭長はアジア系とアフリカ系の中間で，頭長幅指数も長〜中頭型をとるのが特徴である。さらに，額や鼻が前方に位置している。

II 頭　皮

1．構　造

　頭皮は以下の5層からなり，おのおのの頭文字から「SCALP」と覚えるとよい（図2）。

　S（skin；皮膚）：ここから頭髪が生える。血管が非常に発達している。

　C（connective tissue；皮下結合組織）：脂肪組織を含む密性結合組織である。皮膚と帽状腱膜を強く結合する。ここにも血管が豊富に存在する。

　A（aponeurosis；腱膜）：帽状腱膜と呼ばれる。前後には前頭筋と後頭筋をつなげ，また左右の側頭筋をつなげる中間腱膜である。頭皮，皮下結合組織と帽状腱膜は密に結合する。

　L（loose areolar connective tissue；帽状腱膜下結合組織）：上3層（S, C, A）と頭蓋骨膜を緩

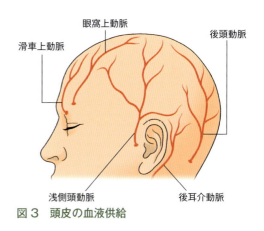

図3　頭皮の血液供給

く結合させている疎性結合組織である。そのおかげで，頭皮は頭蓋骨に対して大きな可動性をもつことができる。この層および頭皮には主要な血管が豊富にあるが，静脈には弁が存在しない。そのため，感染が生じた場合，感染巣はこの静脈から導出静脈（頭皮の静脈と静脈洞を連絡）に広がり，さらには頭蓋内へ広がってしまう。また，帽状腱膜の損傷時（頭部外傷や吸引分娩）には大量に出血する。

　P（periosteum；頭蓋骨膜）：頭蓋骨の骨膜であり，骨に栄養を送り，骨折などの損傷時の修復を可能にさせている。そのため，外傷などにより骨膜が骨から剥離すると，骨は壊死を来たすことがある。

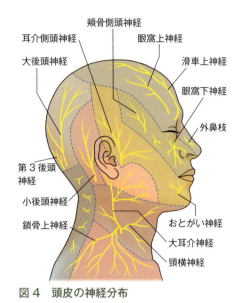

図4 頭皮の神経分布

2. 血液供給

頭皮への血液供給は左右5対の動脈から行われる。うち2対は内頚動脈から，3対は外頚動脈由来のものである（図3)[2]。

1）内頚動脈系

(1) 滑車上動脈

眼動脈（内頚動脈の枝）の2終枝のうちの1本で，眼窩上縁の前頭切痕から眼窩外に出て，前頭部を上行する動脈である。

(2) 眼窩上動脈

眼動脈（内頚動脈の枝）の2終枝のうちのもう1本で，眼窩上縁の眼窩上孔（切痕）から眼窩外に出て，前頭部を上行する動脈である。

2）外頚動脈系

(1) 浅側頭動脈

外頚動脈の終枝である。耳介の前方を上行し，頬骨弓の上で皮下に現れ（ここで脈が触れる），前頭枝および頭頂枝に分岐する。

(2) 後頭動脈

後頭骨の上項線のところで僧帽筋と胸鎖乳突筋の間から皮下に現れ，後頭部から頭頂部に向かって走行する。

(3) 後耳介動脈

乳様突起の外側から耳介の後ろを後上方に走行する。

3. 神経分布

頭皮に分布する感覚・運動神経は以下のとおりである（図4)[2]。

1）耳介前方

(1) 滑車上神経および眼窩上神経

三叉神経の眼神経に由来する。滑車上神経は前頭切痕を，眼窩上神経は眼窩上孔（切痕）を通り，前頭部から頭頂部に分布する。

(2) 頬骨側頭神経

三叉神経の上顎神経に由来し，頬骨側頭孔を通り，側頭部に分布する。

(3) 耳介側頭神経

三叉神経の下顎神経に由来する。耳介の前方で浅側頭動脈の後方を上行し，側頭部に分布する。

2）耳介後方

(1) 大耳介神経（C2, 3）

胸鎖乳突筋の後縁の中ほどから現れ，前枝は耳介前部，後枝は耳介後外側の皮膚に分布する。

(2) 大後頭神経（C2）

後頭部を後頭動脈と伴行し，後頭部と頭頂部に分布する。

(3) 小後頭神経（C2, 3）

胸鎖乳突筋の後縁に沿って上行し，耳の後部と後頭部に分布する。

(4) 第3後頭神経（C3）

大後頭神経の枝として，大後頭神経の内下方（正中に近い）にあり，後頭部に分布する。

Ⅲ 毛 髪

1. 組織学的構造

毛髪は大きく皮質と髄質に分けられる。皮質の細胞は角化し，メラニン顆粒を豊富に含んでいる。一方，髄質の細胞は角化の程度は低く，メラニン顆粒に乏しいが，空気を多く含んだ構造になっている。皮質の表面には，毛小皮（cuticle）と呼ばれる構造がある。毛小皮は，強く角化した扁平な細胞で，鱗状に重なっている（図5）。

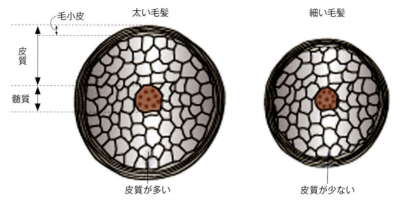

図5 太い毛髪と細い毛髪の断面の比較
　毛髪は，1日に0.3〜0.5mm，1カ月で約1.2cm，1年では約15cm伸びる。毛髪の寿命は約4〜6年なので，理論上は約60〜90cm伸びることになる。
（花王ホームページより転載）

　毛髪の太さや硬さは，毛髪の大部分を占める皮質（コルテックス）の厚さで決まる。皮質の量が多いと毛髪は太くなり，少ないと細くなる。また，太い毛髪は細い毛髪より曲がりにくいので，硬く感じられる。

　また，毛髪の太さは人種によっても異なる。日本人女性の毛髪の太さは平均約0.08mmで，欧米人の平均は約0.05mmである。つまり，日本人の毛髪は欧米人に比べ，平均1.5倍の太さであるが，これは皮質の厚さの違いによるものである。また，太さだけでなく形状も人種による違いが見られ，一般に欧米人の毛髪の断面は楕円形であるのに対し，アジア人の毛髪は断面が真円に近い形をしている（図6）。

　毛髪は，1日に0.3〜0.5mm，1カ月で約1.2cm，1年では約15cm伸びる。毛髪の寿命は約4〜6年なので，理論上は約60〜90cm伸びることになる。毛母基からの細胞が分化・増殖し，毛髪と毛髪を包む鞘（内根鞘）を形成する。毛母基には，毛髪にメラニン色素を供給しているメラノサイトが局在している。メラノサイトは樹状突起をもった大型の細胞で，毛乳頭に接する付近に多くある。

　毛髪を包む鞘は，毛母基から分化・新生する内根鞘，表皮の延長からなる外根鞘，さらにその外側の結合組織性毛包からなる。

　内根鞘は同心円状の細胞層からなる。毛に近い

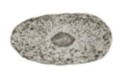

図6 毛髪断面の比較
（花王ホームページより転載）

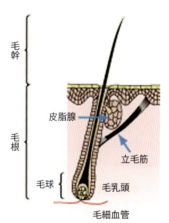

図7 頭皮鉛直断の模式図
（花王ホームページより転載）

内側から，根鞘小皮→Huxley層→Henle層となる。根鞘小皮は毛小皮と密着しており，毛小皮と同様に鱗状構造をとるが，鱗状構造の方向が毛小皮とは逆になっており，双方の鱗状構造が折り重なる構造になっている。Huxley層は丸い数層の

第Ⅴ章 知っておくべき毛の基礎

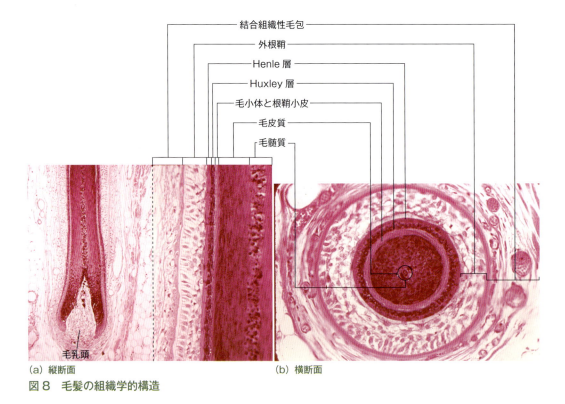

図8 毛髪の組織学的構造

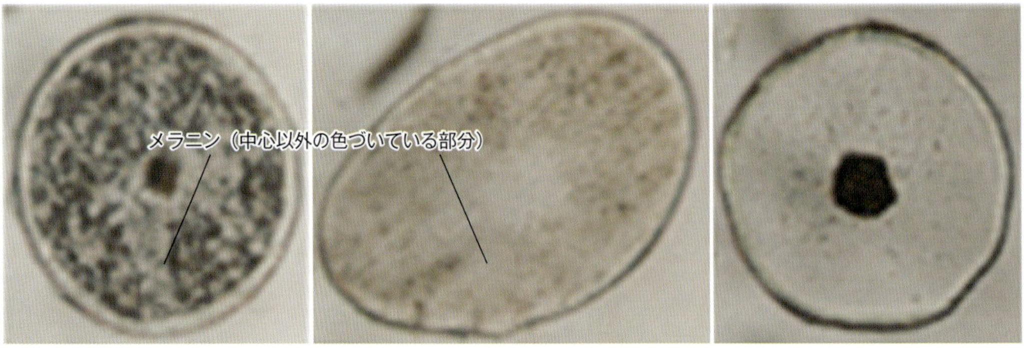

(a) 黒髪の断面　(b) ブロンドの断面　(c) 白髪の断面
図9 毛髪の色調による断面の違い

細胞からなり，Henle層は扁平な一層の細胞からなる．内根鞘は表皮に近づくにつれて薄くなり，皮脂腺の開口部付近では消失している．

外根鞘は表皮の延長なので，表皮に近い表層では表皮と同様の組織学的構造をとるが，深部に行くにしたがい，層は薄くなり，毛乳頭付近では1層の扁平な細胞からなる．

結合組織性毛包は内輪外縦の膠原線維からなり，毛細血管も豊富である．

皮脂腺は毛包に附属するため，頭皮には皮脂腺が多く発達している．皮脂腺は，導管に近い部位では細胞自体が変性・崩壊し，全分泌の様式をとる．また，脂腺細胞はアンドロゲン受容体をもち，テストステロンにより分泌亢進，エストロゲンにより分泌が抑制される．分泌された皮脂は頭皮および毛髪の表面を覆い，紫外線などから保護している（図7，8）．

2. 毛周期

　毛髪は成長期→退行期→休止期のサイクルを繰り返す。このサイクルは約4～6年であり，髪は1本1本ヘアサイクルが異なるので，通常は一度にまとめて抜けることはない。平均的な日本人の毛髪の本数は約10万本，欧米人は約14万本前後なので，1日の抜け毛は，日本人で50～100本（10万/4～6年×365日），欧米人で70～140本（14万/4～6年×365日）となる。

3. 毛髪の色

　メラニン色素は，メラノサイト（色素細胞）で作られる。メラノサイトは毛母細胞と隣接し，毛球部に局在している。毛母細胞が細胞分裂する際に，メラノサイトからメラニン色素を受け取り，髪に色がつく。

　毛髪の色はさまざまであるが，これは皮質に主に存在するメラニン色素の種類と量によって決まる。メラニン色素の種類は，ユーメラニン（黒褐色系）とフェオメラニン（黄赤色系）の2つがある。一般的にメラニンの総量が多いのが黒髪，メラニンの総量が少ないのが金髪（ブロンド），その中間が栗色になる。赤色系の毛髪には，フェオメラニンが多く含まれている。また，いずれのメラニンもほとんど含まないのが白髪である。メラノサイトの機能が低下し，メラニン色素の供給が低下すると白髪になる。メラニン色素の少ないブロンドや白髪が光って見えるのは，色素の少ない皮質を通して，髄質の空気層の光が反射することによるものである（図9）。

引用文献 1) 埴原和郎：日本人の顔；小顔・美人顔は進化なのか．pp19-28，講談社，東京，1999
2) 伊藤隆：解剖学講義（改訂第2版），pp538-541，南山堂，東京，2001

2 毛包の構造と毛周期

北里大学医学部皮膚科　天羽 康之

■ はじめに

ヒトの毛器官は掌蹠，陰部の一部を除く全身の皮膚に分布しており，生命の維持にとても重要な役割を果たしている。毛髪は正常の毛周期に応じた生理的な脱毛と発毛を繰り返し，毛の密度を一定に保っている。この毛周期の生理的な周期に障害が生じ，毛が欠如しているか疎になった状態を脱毛症という。後天性に発症する脱毛症には，円形脱毛症や壮年性脱毛症のほか，内分泌異常，膠原病などのさまざまな全身疾患を伴うものがあり，毛髪の異常は全身状態を反映する極めて重要な臨床症状の1つである。

I 毛器官の特徴

前述のように，毛器官は体温維持，体表面の保護など，生命の維持にとても重要な役割を果たしており，ヒトの毛器官は掌蹠，陰部の一部を除く全身の皮膚に分布する。毛器官は硬毛と軟毛および胎生毛に分けられ，頭毛，眉毛，髭，睫毛，腋毛，陰毛や体部の粗大毛包は硬毛であり，硬毛の分布しない体表面を覆う細く短く軟らかい毛が軟毛である。胎生毛は胎生期の軟毛や硬毛になる前の毛器官であり，構造は軟毛とほぼ同じである。

頭毛は成人1人あたり平均約10～15万本である。成長期，退行期，休止期の2～6年の毛周期を繰り返しており，ヒトの頭毛では約85～95％が成長期毛である。1日に休止期の毛髪が50～100本近く抜け落ちるが，発毛により体表面の毛器官の密度はほぼ一定に保たれている。この毛周期の維持には毛包幹細胞が重要な役割を果たしている。

II 毛器官の構造

成長期にある毛器官の構造を説明する。毛器官の最深部には毛球が存在し，血管を伴う結合組織が入り込み毛乳頭を形成する。毛乳頭の周囲には毛母が存在し，毛球から上方に向かって毛幹，内毛根鞘，外毛根鞘の各層に分化する前駆細胞やメラノサイトが分布する。毛母細胞間のメラノサイトは，生成したメラノソームを毛髄や毛皮質の細胞に供給する。毛乳頭は毛母細胞と基底膜を境として乳頭状を呈する間葉系の組織で，線維芽細胞様の毛乳頭細胞，毛細血管，細胞間基質などで構成されている。毛幹は毛髄，毛皮質，毛小皮からなる。毛母から毛幹を中心に伸びる内毛根鞘および外毛根鞘を毛包と呼ぶ（図1-a，b①）。内毛根鞘は内側から内毛根鞘小皮，Huxley層，Henle層の3層に分けられる。これらは毛包中央部で融合し，毛包峡部で消失する（図1-a，b②）。さらに上方には，立毛筋が付着してやや隆起する膨隆部に毛隆起（バルジ領域）があり，その上に毛脂腺が付着する（図1-a，b③）。

III 毛周期

1．毛周期と疾患

毛器官は，組織再生と退縮を繰り返すという特徴をもっており，これを毛周期と呼ぶ。成長期に毛母を中心に細胞が増殖し，その後の退行期には細胞増殖が停止してアポトーシスによる退行が起こる。さらに休止期には，毛器官は毛隆起付近にまで退縮する。ヒトの頭毛では成長期が約2～6年，退行期が約2～3週，休止期が約3～4カ月で

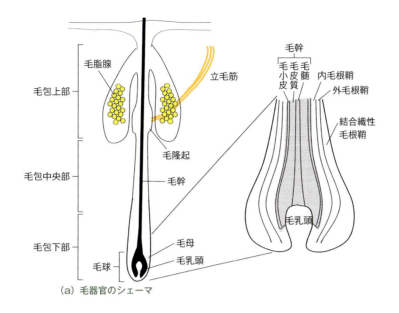

(a) 毛器官のシェーマ

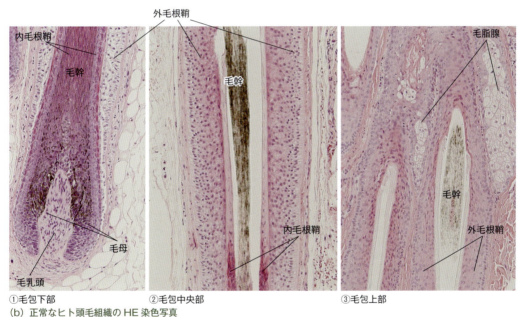

①毛包下部　　②毛包中央部　　③毛包上部
(b) 正常なヒト頭毛組織の HE 染色写真

図1　ヒトの毛器官の構造

あり，頭毛全体におけるそれぞれの期間の毛器官の割合は，成長期が約85〜95％，退行期が約1％，休止期が約10％である．毛髪は正常の毛周期に応じた生理的な脱毛と発毛を繰り返して毛の密度を一定に保っている．同じ硬毛でも，睫毛は成長期が約30〜45日と短く，休止期は約100日である．また，軟毛の成長期毛の比率は約30〜50％で，成長期は約50日である．このように，毛周期は部位やさまざまな生理的・非生理的環境によって変化する．

その生理的な周期に障害が生じ，毛が欠如しているか疎になった状態を脱毛症という．後天性に発症する脱毛症には，円形脱毛症や壮年性脱毛症のほか，内分泌異常，膠原病などさまざまな全身疾患を伴うものがあり，毛髪の異常は全身状態を反映する極めて重要な臨床症状の1つである．

円形脱毛症は自己免疫異常によると考えられている後天性の脱毛症で，先行病変なく突然，頭髪

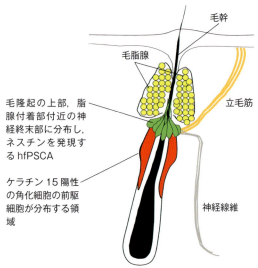

図2　マウスの毛器官における毛包幹細胞の分布
　毛隆起の上部，脂腺付着部付近の神経終末部に存在するhfPSCA（緑部分）には，ネスチンを強く発現し，ケラチン15陰性の多分化能を有する毛包幹細胞が分布する．毛隆起には，ネスチン陰性，ケラチン15陽性のケラチノサイトの前駆細胞が存在する（赤部分）．

をはじめとした毛髪が存在する部位に境界明瞭な直径2～3cmの円形あるいは類円形の脱毛巣を生じる．病理組織学的所見では，発症初期に毛球部周囲へのリンパ球浸潤像（swarm of bees）を認める．浸潤リンパ球はCD4陽性Tリンパ球優位で，CD4：CD8比は約4：1という報告が多い．毛包は成長期毛が減少し，退行期毛と休止期毛（telogen germinal units）が増加する．内毛根鞘細胞の分化が障害されて，毛幹が未成熟で折れやすい"pencil-point" hair shaftを形成する．

　毛周期が変化する代表的な疾患である壮年性脱毛症は男性型脱毛症（androgenetic alopecia：以下，AGA）とも呼ばれ，主に男性の前頭部と頭頂部の頭髪が薄くなり，後頭部と側頭部を残して脱毛が進行する疾患である．前頭部や頭頂部において，テストステロンがII型5α-リダクターゼにより，さらに活性の高いジヒドロテストステロンに変換され，前頭部や頭頂部毛包の男性ホルモン受容体に結合し，毛包サイクルに作用して成長期の短縮および硬毛の軟毛化が引き起こされる．

2. 毛周期における毛包幹細胞の関与

　毛周期を支配するのは毛包幹細胞である．ネスチン遺伝子のプロモーターと第2イントロンの間にGFPを組み込んだトランスジェニックマウス（ネスチン-GFP-Tgマウス）を用いた検討で，皮膚毛包幹細胞にネスチンが発現していることが明らかにされた．皮膚毛包幹細胞は，ケラチン15陽性の角化細胞の前駆細胞が分布する領域である毛隆起の上部，脂腺付着部付近の神経終末部に分布する．ネスチンを発現する領域を毛包幹細胞領域（hair follicle pluripotent stem cell area：以下，hfPSCA）と呼ぶ（図2）[1)～5)]．毛包幹細胞は休止期から成長期に移行するにしたがって，新しい外毛根鞘を形成し，さらに毛包幹細胞の一部は毛母に移動して新しい毛包を形成する（図3）[1)～5)]．

3. 毛包幹細胞と脱毛症の関連

　円形脱毛症では，発症初期に毛球部へのCD4優位のリンパ球浸潤像を認める．本症では直接的には毛包幹細胞は障害されないと考えられるが，毛球部の障害とともに血管網あるいは神経線維への何らかの作用をもたらす結果，間接的にも毛包幹細胞に影響を及ぼし，本症が発症すると考えられる．そして，円形脱毛症では毛包幹細胞機能が保たれているため，血管網の再構築や，グリア細胞，ケラチノサイト，平滑筋細胞，メラノサイトの再生能力が働き，後に萎縮や瘢痕を残さない[6)]．

　一方，lichen planopilaris，円板状エリテマトーデス，脱毛性毛包炎などによる萎縮性脱毛症（pseudopelado）では，毛包幹細胞を含めた毛包上部が炎症細胞の標的となって障害されるため，病巣部に萎縮や瘢痕を残すと考えられる．

4. 毛周期における毛包幹細胞周囲に分布する真皮血管網の関与

　毛隆起上部のネスチンを発現する毛包幹細胞周囲に分布する真皮血管網にもネスチンが強く発現しており，毛周期に伴って血管新生を誘導し，毛

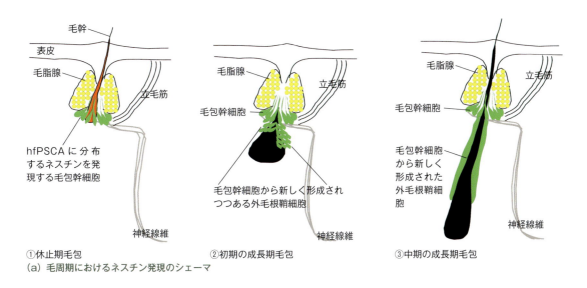

①休止期毛包　　②初期の成長期毛包　　③中期の成長期毛包

（a）毛周期におけるネスチン発現のシェーマ

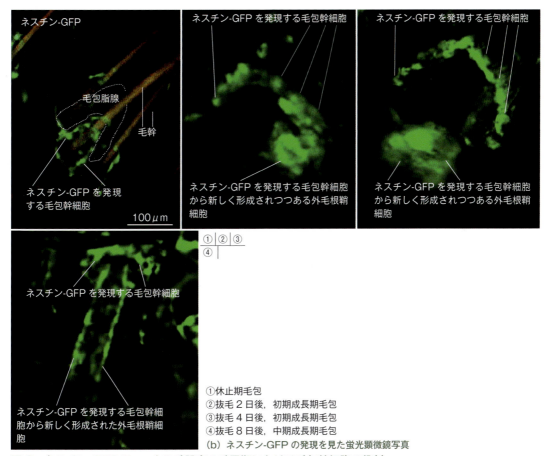

① 休止期毛包
② 抜毛2日後，初期成長期毛包
③ 抜毛4日後，初期成長期毛包
④ 抜毛8日後，中期成長期毛包

（b）ネスチン-GFP の発現を見た蛍光顕微鏡写真

図3　ネスチン-GFP-Tg マウス毛器官の毛周期における毛包幹細胞の役割

休止期から成長期に移行するにしたがって，毛隆起上部のネスチン-GFP を発現する毛包幹細胞から新しい外毛根鞘が形成される。

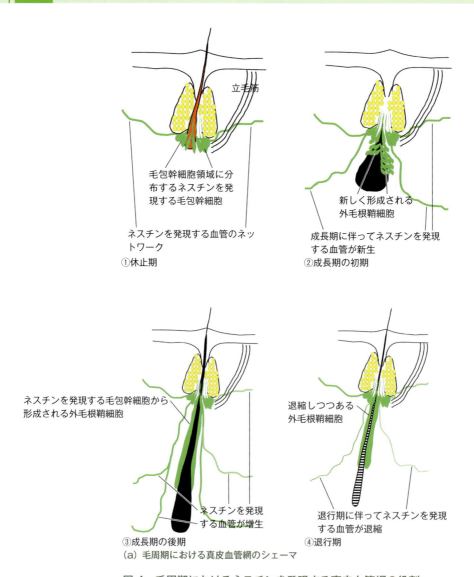

図4 毛周期におけるネスチンを発現する真皮血管網の役割
ネスチン-GFP-Tgマウスの毛隆起上部では，ネスチンを発現する毛包幹細胞周囲に分布する真皮血管網にもネスチンが強く発現しており，毛周期に伴って血管新生を誘導し，毛包再生に重要な役割を果たしている。成長期において，毛隆起上部のネスチンを発現する毛包幹細胞から新しい外毛根鞘が形成されるのと並行して，ネスチンを発現する血管が増生して栄養を補給する。

包再生に重要な役割を果たしていることが明らかにされた（図4）[7)8)]。今まで毛包幹細胞が毛隆起付近にあることは予測されていたものの，特異的なマーカーが明らかにされず，毛包幹細胞の性質には不明な点が多かった。しかし，これらの実験の結果，毛包幹細胞の毛隆起上部のhfPSCAにおける分布と毛包幹細胞による強力な血管新生の制御の仕組みが明らかになった[7)8)]。ネスチンを発現する毛包幹細胞は，生体内では毛包や表皮の再生のほかに，真皮血管網を毛周期に応じて制御していると考えられている[7)8)]。

Ⅳ 毛包幹細胞研究の発展と毛包幹細胞の定義の変遷

毛包幹細胞発見の歴史を述べる。初期の毛包幹細胞の概念の確立に最も重要な役割を果たした研究は，1990年にCotsarelisら[9)]によって行われた。その研究内容は，皮膚毛包に^{3}H-チミジンや

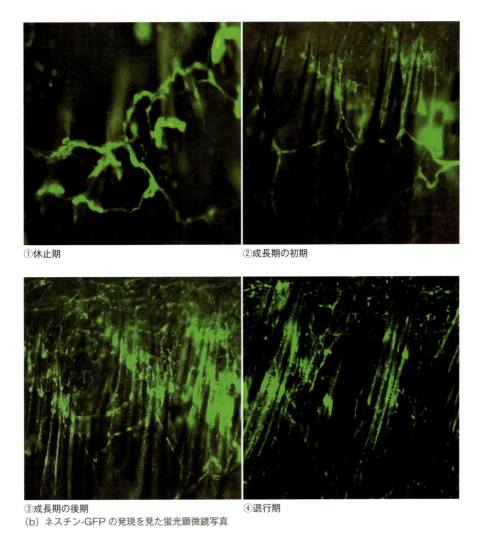

①休止期　②成長期の初期
③成長期の後期　④退行期
(b) ネスチン-GFP の発現を見た蛍光顕微鏡写真

図4

ブロモデオキシウリジン（BrdU）を投与することによって標識される分裂の遅い細胞が，皮膚毛包の毛隆起（バルジ領域）に分布しており，この分裂の遅い細胞がケラチノサイト系の細胞に分化して毛包組織を再生する能力を有することを明らかにしたものである．その後，Morris ら[10]や Blanpain ら[11]は，マウス毛包幹細胞のマーカーの1つである CD34 を用いて，fluorescence-activated cell sorter（FACS）で分離した CD34 に強く陽性を示す細胞をマウス皮膚へ移植し，毛包や毛脂腺に分化，再生することを明らかにした．Morris ら[10]はマウスの毛隆起に分布する毛包細胞のマーカーの1つであるケラチン15を用いて，ケラチン15を発現するケラチノサイトをGFPで標識し分離してマウス皮膚へ移植し，毛包，毛脂腺，毛包周囲の表皮へ分化，再生することを明らかにした．ヒト頭部毛包でも CD200 などをマーカーにして，毛隆起に分布する毛包細胞のコロニー形成能が高いことが報告されている[12]．また，皮膚損傷部での創傷治癒における表皮再生に，毛隆起に分布するケラチン15を発現する毛包細胞から表皮細胞が供給されることも明らかにされている[13]．

2003年ころから，これらの毛包再生能を有する毛隆起に分布する細胞の研究が進むと同時に，毛包幹細胞研究にもう1つの新しい潮流が発生した．それは，毛包ケラチノサイトのみではなく，多系統の細胞に分化する能力（多分化能）を有す

る幹細胞が，皮膚においても明らかにされたことに始まる。皮膚における多分化能を有する幹細胞の存在に初めて気づいたのはToma ら[14]で，彼らは神経細胞，グリア細胞，平滑筋細胞，脂腺細胞に分化し得る，マウス皮膚真皮に分布する幹細胞の存在を明らかにした。幹細胞の詳細な分布はこの時点では明らかにされていなかったが，その後，多分化能を有する毛包幹細胞がネスチンという中間径フィラメントを発現しており，毛隆起の上方に分布することが明らかにされた[1)～5)]。脂腺導管開口部周囲，毛隆起直上のネスチンを発現する細胞が多分化能を有する幹細胞であり，本領域をhfPSCAと命名し，それまで幹細胞領域と定義されていたネスチン陰性，ケラチン15陽性の毛隆起と区別した。hfPSCAに分布するネスチンを発現する幹細胞は，多分化能を有し，毛包周囲の付属組織の再生を行うとともに，毛包角化細胞の分化増殖を制御し，毛包サイクルを支配している。さらに，この多分化能を有する毛包幹細胞は末梢神経や脊髄損傷部を再生する能力を有することも明らかにされた[15)16)]。ほぼ同時期にFernandes ら[17]やSieber-Blum ら[18]も，毛包の毛隆起付近やSox2などの幹細胞マーカーの発現から，毛乳頭に分布する神経堤由来の細胞が多分化能を有することを明らかにし，末梢神経や脊髄損傷部に移植すると，損傷組織の再生能を示すことを証明した。

また，近年のさまざまな成体組織幹細胞の検討から，毛包幹細胞をはじめとする成体組織幹細胞が未分化性を維持するためには，周囲で働く細胞群による微小環境（ニッチ）が重要であり，成体組織幹細胞の維持のために隣接細胞（ニッチ細胞）からのnotch signalingなどのシグナル伝達やギャップ結合からの接着刺激，fibroblast growth factor（FGF），BMP，transforming growth factor-β（TGF-β）などのパラクライン因子による制御機構が明らかにされた。Lin ら[19]は，notch signalingが毛包サイクルにおける毛包幹細胞から毛包細胞への分化と増殖に重要であることを明らかにしている。

また，Snippert ら[20]は，leucine-rich repeat-containing G protein（heterotrimeric guanine nucleotide-binding protein）-coupled receptor[14]（以下，Lgr6）が毛包幹細胞に発現しており，Lgr6陽性の毛包幹細胞が創傷部位における表皮の再生や毛包新生を行うことを明らかにした。Lgr6陽性の毛包幹細胞はネスチン陽性，ケラチン15陰性であり，その毛包における分布も多分化能もネスチン陽性の毛包幹細胞と同様の性質を示すことが明らかにされている[21]。さらに，毛包再生へ向けた研究の中で，胎生期に毛髪が，均一な間隔で規則正しく発生するためには，Wnt/b-catenin，Shh，BMPなどのさまざまなシグナルの働きが必要であり，胎生期の環境が極めて重要であることが明らかにされた[22]。

このように，現在の毛包幹細胞に関する検討は，初めに毛包幹細胞と定義されたケラチン15陽性の毛隆起に分布する毛包細胞を用いた毛包再生に向けた検討と，ネスチンやLgr6などをマーカーにした多分化能を有する毛包幹細胞の検討が並行して進んでいて，毛包幹細胞という言葉が双方に使用されている。前者のケラチン15陽性の毛隆起に分布する毛包細胞も，外毛根鞘，内毛根鞘をはじめとする毛包組織に細胞を供給して，その定常状態を保つために働いているため，幹細胞と呼ぶことは問題ない。これは幹細胞という名前の定義が当初，それぞれの組織に細胞を供給し，その定常状態を保つために働く細胞と考えられていたためである。そのため，組織を維持する起源となっている細胞は，単一の細胞にしか分化できなくても幹細胞と呼ばれてきた。しかし，この考え方は最近一般的となりつつある「自己複製能と多分化能を有する細胞を幹細胞と考える」という新しい幹細胞の定義に置き換えられつつあるのが現状である。

新しい定義に合わせて皮膚毛包の幹細胞を考え直すと，多分化能を有する毛包細胞を毛包幹細胞と呼び，バルジ領域における毛包系のケラチノサイト系細胞への分化が決まっている毛包細胞をケラチノサイト前駆細胞と呼ぶ方が，近年の幹細胞の定義に合致すると考えられる。

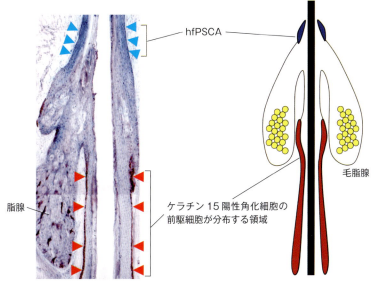

図5 ヒト頭部毛髪の毛器官における毛包幹細胞の分布
脂腺付着部付近に存在するhfPSCA（青矢頭）には，ネスチンを強く発現し，ケラチン15陰性の多分化能を有する毛包幹細胞が分布する．毛隆起には，ネスチン陰性，ケラチン15陽性のケラチノサイトの前駆細胞が存在する（赤矢頭）．

V ヒト頭部の毛包由来幹細胞の分布

Yuら[23]は，ネスチンおよびES細胞の転写因子であるNanogと，Oct-4を発現しているヒト頭部毛包幹細胞を分離した．ヒト頭部毛包幹細胞は，著者らの開発したネスチンを発現する毛包幹細胞の分離法を用いて幹細胞培養液で培養するとコロニーを形成して増殖し，分化誘導後に神経細胞，平滑筋細胞，メラノサイトに分化する．毛包の脂腺付着部の神経終末周囲に分布する毛包幹細胞がネスチンを強く発現している．ヒト頭部毛包のhfPSCAから分離した毛包幹細胞は，βIII-tubulinを発現する神経細胞，S100とglial fibrillary acidic protein (GFAP) を発現するアストロサイト，ケラチン15を発現するケラチノサイト，smooth muscle actin (SMA) を発現する平滑筋細胞などに分化する（図5）[24]．

一方，頭部から引っ張って抜いた毛髪（抜毛毛包）を幹細胞培養液で培養すると，毛包のバルジ領域からケラチン15陽性の角化細胞のみが増殖するが，多分化能を有する細胞は分離できない．このことから，hfPSCAは脂腺などの周囲組織に強く守られていて，抜毛刺激でも損傷を受けずに皮膚に残ることが明らかにされた．

VI 毛包幹細胞による再生能力の役割

皮膚における，多分化能を有する毛包幹細胞は，生命の維持にとても重要な役割を果たしている．哺乳類では寒冷環境下で体温を維持するため，体表面の保護を行うため，さらに鳥類では羽毛に当たるので，特徴的な風切羽を有する翼を形成して空に飛び立つために必須である．毛包幹細胞からメラノサイトを作り出す機能は，動物が自然界で他の動物から身を守るために毛の色調を自然界に適した色に合わせる能力として重要であり，そのために毛包幹細胞から分化したメラノサイトは毛や皮膚のメラニン色素による皮膚の色調を維持するのに必須な細胞である．

また，毛包幹細胞から神経細胞・グリア細胞を作り出す機能は，体毛の感覚器としての役割のため，特に哺乳類の中でイヌ，ネコ，ネズミなどでは口吻に洞毛が存在して鋭敏な触覚器として機能

するなど，毛は重要な感覚器官である．毛包幹細胞の分布している場所に一致して神経終末が分布しており，神経の損傷時に損傷部位を修復するためには，神経を構成する神経細胞・グリア細胞への分化能力が必須である．

さらに，毛を逆立てることは，体温の調節のみでなく動物によっては威嚇のためにも重要である．そのため，立毛筋の損傷時に素早く再生するために，立毛筋を構成する平滑筋細胞になる能力も必要である．このような毛包幹細胞は，成体でも皮膚組織における再生能力を維持して，毛包周囲の組織の損傷時の修復に重要な役割を担っており，そのために成体においても皮膚における修復の起点として多分化能が維持されていると考えられる．

Ⅶ ネスチンを発現する毛包幹細胞領域の発生

ネスチン-GFP-Tg マウスを用いた毛包幹細胞発生の観察では，胎生期，まず初めに毛芽（以下，hair germ）先端にネスチンを発現する細胞が集まる様子が認められる．出生後，ネスチンを発現する細胞は毛乳頭を取り囲むように上方へ増殖して外毛根鞘を形成し，周囲に毛脂腺が形成される．毛脂腺直下に残ったネスチンを発現する毛包幹細胞の細胞集塊は hfPSCA を形成する．その後の第 2 毛周期以降は，前述したように毛包幹細胞が毛周期に関与することが明らかにされている．

ヒトでは胎生 65 日から hair germ の発生が認められる．胎生 85 日を過ぎると下方に伸長して毛杭（以下，hair peg）となり，胎生 105 日ころから hair peg の側面に膨隆部が認められ，bulbous hair peg と呼ばれる．この膨隆部が毛隆起であり，毛包幹細胞は同部に分布する．胎生 135 日以降には毛球部や間葉細胞からなる毛乳頭が形成される．

引用文献

1) Amoh Y, Li L, Katsuoka K, et al: Multipotent nestin-positive, keratin-negative hair-follicle bulge stem cells can form neurons. Proc Natl Acad Sci U S A 102: 5530-5534, 2005
2) Amoh Y, Li L, Katsuoka K, et al: Implanted hair follicle stem cells form Schwann cells which support repair of severed peripheral nerves. Proc Natl Acad Sci U S A 102: 17734-17738, 2005
3) Amoh Y, Kanoh M, Niiyama S, et al: Human hair follicle pluripotent stem (hfPS) cells promote regeneration of peripheral-nerve injury: an alternative to ES and iPS cells. J Cell Biochem 107: 1016-1020, 2009
4) 天羽康之, 田辺健一, 三井純雪ほか: 皮膚原発腫瘍における毛包幹細胞マーカー発現の検討. 日皮会誌 122: 1365-1374, 2012
5) Amoh Y, Li L, Katsuoka K, et al: Multipotent nestin-expressing hair follicle stem cells. J Dermatol 36: 1-9, 2009
6) Amoh Y, Maejima H, Niiyama S, et al: Hair follicle stem cell marker nestin expression in regenerating hair follicles of patients with alopecia areata. Eur J Dermatol 21: 209-212, 2011
7) Amoh Y, Li L, Yang M, et al: Nascent blood vessels in the skin arise from nestin-expressing hair-follicle cells. Proc Natl Acad Sci U S A 101: 13291-13295, 2004
8) Amoh Y, Li L, Katsuoka K, et al: Chemotherapy targets the hair-follicle vascular network but not the stem cells. J Invest Dermatol 127: 11-15, 2007
9) Cotsarelis G, Sun T, Lavker RM: Label-retaining cells reside in the bulge area of pilosebaceous unit: implications for follicular stem cells, hair cycle, and skin carcinogenesis. Cell 61: 1329-1337, 1990
10) Morris RJ, Liu Y, Marles L, et al: Capturing and profiling adult hair follicle stem cells. Nat Biotechnol 22: 411-417, 2004
11) Blanpain C, Lowry WE, Geoghegan A, et al: Self-renewal, multipotency, and the existence of two cell populations within an epithelial stem cell niche. Cell 118: 635-648, 2004
12) Ohyama M, Terunuma A, Tock CL, et al: Characterization and isolation of stem cell-enriched human hair follicle bulge cells. J Clin Invest 116: 249-260, 2006
13) Ito M, Yang Z, Andl T, et al: Wnt-dependent de novo hair follicle regeneration in adult mouse skin after wounding. Nature 447: 316-320, 2007
14) Toma JG, Akhavan M, Fernandes JL, et al: Isolation of multipotent adult stem cells from the dermis of mammalian skin. Nat Cell Biol 3: 778-784, 2001
15) Amoh Y, Li L, Katsuoka K, et al: Multipotent hair follicle stem cells promote repair of spinal cord injury and recovery of walking function. Cell Cycle 7: 1865-1869, 2008
16) Amoh Y, Hamada Y, Aki R, et al: Direct transplantation of uncultured hair-follicle pluripotent stem (hfPS) cells promotes the recovery of peripheral nerve injury. J Cell Biochem 110: 272-277, 2010
17) Fernandes KJ, McKenzie IA, Mill P, et al: A dermal niche for multipotent adult skin-derived precursor cells. Nat Cell Biol 6: 1082-1093, 2004
18) Sieber-Blum M, Grim M, Hu YF, et al: Pluripotent neural crest stem cells in the adult hair follicle. Dev Dyn 231: 258-269, 2004
19) Lin HY, Kao CH, Lin KM, et al: Notch signaling regulates late-stage epidermal differentiation and maintains postnatal hair cycle homeostasis. PLoS one 6: e15842, 2011
20) Snippert HJ, Snippert HJ, Haegebarth A, et al: Lgr6 marks stem cells in the hair follicle that generate all cell lineages of the skin. Science 327: 1385-1389, 2010
21) Nath M, Offers M, Hummel M, et al: Isolation and in vitro expansion of Lgr6-positive multipotent hair follicle stem cells. Cell Tissue Res 344: 435-444, 2011
22) Suzuki K, Yamaguchi Y, Villacorte M, et al: Embryonic hair follicle fate change by augmented beta-catenin through Shhand Bmp signaling. Development 136: 367-372, 2009
23) Yu H, Fang D, Kumar SM, et al: Isolation of a novel population of multipotent adult stem cells from human hair follicles. Am J Pathol 168: 1879-1888, 2006
24) Amoh Y, Kanoh M, Niiyama S, et al: Human and mouse hair follicles contain both multipotent and monopotent stem cells. Cell Cycle 8: 176-177, 2009

3 代表的な脱毛症について

浜松医科大学皮膚科　伊藤 泰介

■ はじめに

脱毛症は，脱毛するという症状は同じであっても原因はさまざまである。治療や経過もそれぞれの原因によって異なるため，脱毛症診療においては臨床診断が極めて重要である。本稿では，日常遭遇する可能性がある代表的な脱毛症疾患について，その症状，病態，検査と診断，治療，鑑別疾患などについて概説する。

I 脱毛症の分類

脱毛症は大きく次のように分けられる。
① 円形脱毛症（自己免疫性脱毛症）
② 男性型脱毛症（パターン脱毛）
③ 原発性瘢痕性脱毛症
④ びまん性脱毛症（薬剤性や症候性など）
⑤ 抜毛症
⑥ 先天性毛髪疾患

II 各疾患の概説

1．円形脱毛症

1）症　状

円形脱毛症は一般に，突然ある部分に自覚症状がほとんどなく斑状に始まる脱毛症状であるが，最初から全頭性に脱毛する場合も少なくない。「円形」という疾患名にこだわる必要はなく，さまざまな形態で脱毛する。病型は脱毛範囲や部位によって，単発型（図1-a），多発型（図1-b），全頭型，汎発型（図1-c），蛇行型，逆蛇行型，acute diffuse and total alopecia（以下，ADTA）に分類される。汎発型は，頭髪のみならず，恥毛や腋毛（図1-d），体毛などすべての毛髪が脱落する。蛇行型は生え際が帯状に脱毛するタイプであり，逆蛇行型は逆に生え際が残り，頭頂部を中心に脱毛するタイプである。ADTAは急性に全頭性に脱毛するが，その後数カ月で自然に回復する[1]。

2）病　態

現時点では，チロシナーゼ関連蛋白など毛包由来の蛋白に対する自己免疫反応であると解釈される。メラニン産生の多い成長期毛において，何らかのきっかけによって細胞傷害性T細胞（CTL）が活性化しインターフェロンγ（以下，IFN-γ）産生が亢進する。その結果，毛包の免疫寛容環境が破綻し，毛包の自己抗原に対して細胞傷害性T細胞が自己抗原を認識することによって脱毛症状を来たすと考えられる[2]。

毛母細胞や近位外毛根鞘のケモカインであるCXCケモカインリガンド10（以下，CXCL10）発現がIFN-γによって誘導されることで，CXCL10に対するCXCケモカイン受容体3（以下，CXCR3）を発現したヘルパーT細胞1（CXCR3$^+$Th1細胞）やCXCR3陽性の細胞傷害性T細胞（CXCR3$^+$Tc1細胞）が毛包周囲に集簇する[3]。これは組織学的にswarm of bees（蜂の群れ）とも形容される。さらにIFN-γそのものによるアポトーシスの誘導も起こる。こうしたことが重なり，脱毛症状へとつながる。

3）検　査

（1）臨床所見

脱毛部位に瘙痒感，疼痛，ぴりぴり感，圧迫感を感じる症例がある。また，脱毛病変の皮膚に白斑や淡い紅斑を見ることがある。慢性期には爪甲の陥凹や爪甲剥離が見られる。

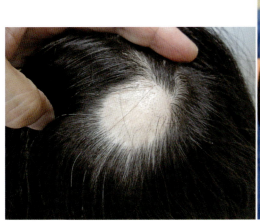
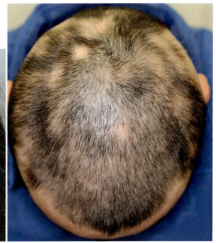

(a) 単発型　　　　　　　　　　　(b) 多発型

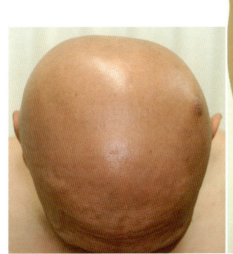
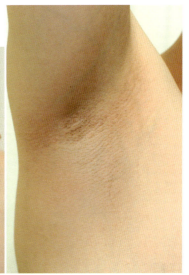

(c) 汎発型　　　　　　　　　　　(d) 汎発型（腋毛の脱毛症状）

図1　円形脱毛症

(2) 牽引試験（hair pull test）

1週間ほど頭を洗わない状態で毛髪を軽く牽引した際に，毛髪の1割以上が抜けてくる場合を病的な脱毛とみなす。円形脱毛症は成長期脱毛であり，毛根が先細りの破壊された成長期毛である dystrophic anagen hair が見られる。

(3) ダーモスコピー検査

急性期では，感嘆符毛，漸減毛，黒点が観察される（図2-a）。慢性期では，毛孔に一致して黄色点が見られる（図2-b）[4)5)]。

(4) 血液検査

合併症の検索のため，甲状腺自己抗体（抗マイクロソーム抗体，抗サイログロブリン抗体），血糖値やHbA1c，抗核抗体，抗DNA抗体などを測定する。

(5) 皮膚生検

脱毛斑の辺縁をパンチ生検する。採取した検体は半切し，縦切片と横切片でHE標本を作成する。横切片は毛漏斗部付近から毛包のやや下くらいまで切り出し，毛包周囲の炎症細胞浸潤を確認する（図3）[6)]。

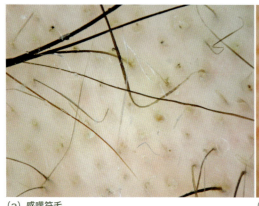
(a) 感嘆符毛
急性期の円形脱毛症に観察される。

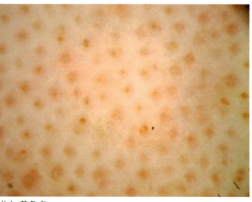
(b) 黄色点
慢性期の円形脱毛症に観察される。

図2　ダーモスコピー所見

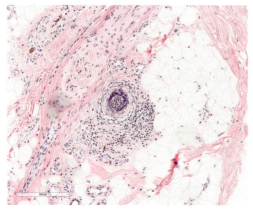
図3　円形脱毛症の病理組織学的所見
毛包周囲に著明なリンパ球浸潤とメラニン色素の脱落を認める。

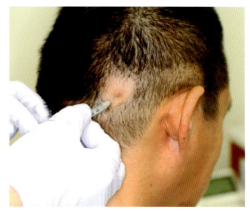
図4　円形脱毛症の治療（ケナコルト局所注射）

4）治　療

日本皮膚科学会より円形脱毛症診療ガイドライン2017が出ている[7]。ガイドラインではステロイド局所注射（16歳以上）と局所免疫療法が推奨Bで最も高く推奨されている。病態から考えれば，治療対象は毛包への自己免疫反応の抑制や変調であり，副腎皮質ステロイド薬は免疫抑制作用，局所免疫療法は免疫変調作用である。

ステロイド局所注射は，トリアムシノロンアセトニド（ケナコルト®：ブリストル・マイヤーズ社，米国）の皮内用・関節腔用を病変部皮膚に5mg/mlの濃度で，0.1mlずつ1cmおきにマイジェクター®（テルモ社，日本）などのインシュリン注射用の29G針など細い針で，月に1回，皮内注射を行う（図4）。副作用として皮膚萎縮や皮膚陥凹がある。また，睫毛に施行する場合には2.5mg/mlとより低い濃度で行い，緑内障の誘発について注意を払う必要がある。

局所免疫療法は，接触皮膚炎を誘導することで病変部においてIFN-γ発現の低下，IL-4発現の亢進などの免疫変調を来たし効果を示す。Squaric acid dibutylester（以下，SADBE），diphenylcyclopropenone（以下，DPCP）が使用される。SADBEの場合，まず1〜2％アセトン希釈液を一部の頭部病変部に外用し感作する。2〜3週後に0.0001％程度で惹起を行う。感作が成立しない場合には薬剤の変更（SADBE⇔DPCP）を行う。以後，週1〜3回程

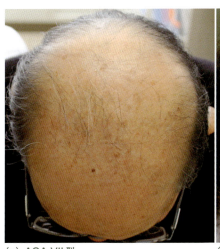
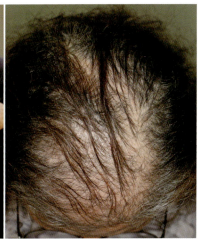

(a) AGA VII 型
　頭頂部から後頭部にかけて広い範囲に脱毛症状を認める。

(b) female pattern hair loss
　女性におけるパターン脱毛である。前頭部生え際は残りやすい。

図5　pattern hair loss

度外用する。事前に very strong 以上のステロイド外用薬を処方しておき，過度の感作成立時や惹起反応の際に使用させる。SADBE は加水分解しやすいため，湿度の高い環境での保管は避ける。DPCP は遮光で保管する。過度の接触皮膚炎やそれに伴うリンパ節腫脹，頭痛，発熱，自家感作性皮膚炎，顔面浮腫などが出現することがある。特に全頭型や汎発型の場合，外用範囲が広いためこれらの副作用が起きやすい。色素沈着や色素脱失を来たした場合には有効率が低下する。アトピー性皮膚炎を合併した患者に行う場合，皮膚炎が悪化する恐れが高い。

　急性期（6カ月以内）の S2 以上の脱毛症状（16歳以上）には，ステロイドハーフパルス療法〔ソル・メドロール®（ファイザー社，日本）500mg/日 × 3日間〕を行う。6カ月程度は副腎皮質ステロイドの外用などで経過を見て，軟毛の発生が乏しければ，局所免疫療法など次の治療を検討する。

　生活指導では，自己免疫反応を悪化させる睡眠不足や疲労，ウイルス感染を避けるよう，体調管理には気を配るよう指示する。

5）鑑別疾患

　梅毒性脱毛やトリコフィトン・トンズランス感染症では，円形脱毛症に類似した斑状の脱毛斑を来たすことがある。瘢痕性脱毛症の中で生え際が脱毛する frontal fibrosing alopecia は，蛇行型円形脱毛症と類似する。

2. 男性型脱毛症（パターン脱毛）

1）症　状

　男性型脱毛症（androgenetic alopecia：以下，AGA）は，前頭部から頭頂部の毛髪の成長期間が短縮し軟毛化することによって薄毛となるもので，AGA のほかに pattern hair loss（以下，PHL）ともいわれるように，遺伝的背景をもとにパターン化した脱毛症状を呈する（図5-a）。この脱毛パターンは，Hamilton 分類やそれをリバイスした Norwood-Hamilton 分類，さらに日本人の脱毛パターンに合わせて，緒方分類に提示されていた type II-early と type VI-intermediate を Takashima ら[8]が type II-vertex としてまとめた modified Norwood-Hamilton 分類で分類される。女性は男性よりも頭頂部から側頭部にかけて比較的広い範囲に薄毛が見られる。一方，前頭部生え際は残りやすい（図5-b）。

　AGA がいったん発症すると自然に軽快することはなく，無治療であれば進行を続ける。日本人における発症頻度は全年齢の平均で，約30％である[8]。

2）病態

AGAの発症には遺伝と男性ホルモンが関与する[9]。遺伝的な背景として、男性ホルモン受容体（以下、AR）遺伝子（*AR*遺伝子）の多型や、常染色体の3q26や20p11に、疾患感受性遺伝子の存在が挙げられる[10]。*AR*遺伝子はX染色体の長腕（Xq11-12）にあり、ゲノム遺伝子は8つのエクソン-イントロン構造からなる。エクソン1はN末端ドメインであり、そこにCAGリピートといわれるグルタミン反復配列が存在している。このリピート数には遺伝子多型が存在し、その数とKennedy症候群、前立腺癌や不妊症およびAGAとの関連が示唆されている[11]〜[13]。AGAでは、健常群と比較してCAG（21以下）とGGC（17以下）のリピート数がともに短い症例が有意に多いという報告がある[14]。

男性ホルモンとの関係では、頭頂部や前頭部の毛乳頭細胞に存在する5α還元酵素Ⅱ型によって、テストステロンからより活性の高いジヒドロテストステロン（以下、DHT）に変換され、毛乳頭細胞に発現するARに結合する。AR発現を特異抗体で検討した研究では、毛乳頭細胞に限局して発現していた。ひげ、腋毛、前頭部で強く発現し、後頭部ではわずかに発現していた[15]。DHTの結合したARは、2量体を形成して核内に入り、標的遺伝子に結合してその遺伝子の発現を調整する。発前頭部や頭頂部ではTGF-βやDickkopf1（Dkk1）などを誘導し毛母細胞の増殖が抑制され、成長期が短縮することで薄毛につながる[16][17]。また、ARコアクチベーターHic-5/ARA55は、男性ホルモン反応性のあるひげや男性型脱毛症の脱毛部位で強発現していることもパターン脱毛の理由である[18]。

3）検査

（1）ダーモスコピー

頭頂部や前頭部において20％以上軟毛化を認める一方で、後頭部や側頭部は軟毛化率が低い。全体的にさまざまな太さの毛髪が混在する状態である（hair diameter diversity）[19]（図6）。また、毛孔周囲はやや褐色調の色素沈着を見る（perifollicular pigmentation/peripilar sign）。こ

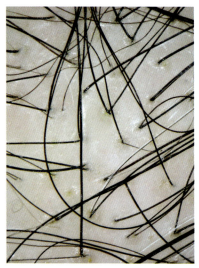

図6　AGAにおけるダーモスコピー初見
さまざまな太さの毛髪が混在する（hair diameter diversity）。

の色素沈着は毛包周囲の炎症細胞浸潤によるものではないかと推測されている[19]。

女性における晩期のPHL（以下、FPHL）では、非常に小さい瘢痕性の脱毛斑（focal atrichia）が見られる。focal atrichiaは早期と晩期のFPHLの鑑別となり得る。この症状は毛包ユニットの減少によるものである[20]。

（2）血液検査

AGAでは、血中のテストステロン量は健常人と比較して変わりはない。一方、早期発症のFPHL患者のエストロゲン濃度は、健常者と比較して低下しているとの報告がある[21]。FPHLを疑う患者においては、その他の薄毛との鑑別のため、血清鉄、血清亜鉛や甲状腺機能および膠原病に関連する項目を計測してもよい。

4）治療

AGAに対する治療は、日本皮膚科学会からの男性型脱毛症診療ガイドライン2017に挙げられている。主にはフィナステリドやデュタステリド、ミノキシジル、植毛である（詳細については、別章「Ⅲ．内科的治療」p.110〜134を参照）。

表1 原発性瘢痕性脱毛症の分類

Lymphocytic
  Lichen planopilaris
    Classic lichenplanopilaris
    Frontal fibrosing alopecia
    Piccardi-Lassueur-Graham Little syndrome
  Pseudopelade of Brocq
  Central centrifugal cicatricial alopecia
  Alopecia mucinosa
  Keratosis pilaris spinulosa decalvans
  Discoid lupus erythematosus
Neutrophilic
  Folliculitis decalvans
  Perifolliculitis capitis abscedens et suffodiens
Mixed
  Acne keloidalis
  Acne necrotica
  Erosive pustular dermatosis of the scalp

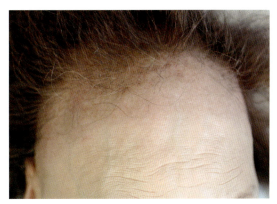

図7　frontal fibrosing alopecia（FFA）
前頭部など生え際が脱毛する。

3. 原発性瘢痕性脱毛症

1）概　略

瘢痕性脱毛には原発性と続発性があるが，本項では原発性について述べる。何らかの誘因によって，おそらくは毛隆起部の組織幹細胞が破壊され，永久脱毛につながっていくものと思われる。

2）分　類

北米毛髪研究学会による原発性瘢痕性脱毛症の分類（2011 年）がある（表1）。これは，活動期の状態において病態形成に中心的な働きをする免疫細胞によって，リンパ球性と好中球性に分類されている。ここでは代表的なものを説明したい。

(1) リンパ球性

i) frontal fibrosing alopecia（FFA）

主に閉経前後の女性や，まれに男性にも見られる[22]。前額から前頭部にかけて対称的に帯状に脱毛する（図7）。時に瘙痒感を伴う症例もあるが，通常自覚症状はない。脱毛部位は萎縮し光沢が見られる。よって蛇行型円形脱毛症との鑑別を要するが，ダーモスコピー観察では毛孔が不明瞭となることから鑑別可能である。病変部辺縁から1〜2cm 入った有毛部では，毛孔一致性の紅斑や角化性病変が見られることがある。また，眉毛，腋毛，恥毛など体毛にも及ぶ例がある。Classic LPP や扁平苔癬を伴う症例もある[23]。脱毛の進行は通常緩徐であり，数年で止まることが多い。軟毛や，終毛と軟毛の中間毛がより選択的に罹患しやすい[24]。治療はステロイド外用が汎用されるが，効果はあまり期待できない。最も有効であるのは，2.5〜10mg/ml トリアムシノロンの月1回の皮内注射である。近年では，フィナステリド（2.5mg/日）内服と 2〜5% ミノキシジル外用の併用を 1〜2 年することで進行が止まった症例もある[25]。

ii) pseudopelade of Blocq（PPB）

pelade とはフランス語で円形脱毛症を意味する言葉である。脱毛病変が円形脱毛症に類似していることから pseudopelade とされた。進行すると footprints（footsteps）in the snow といわれるように，雪の中の足跡のように，毛髪の中にやや陥凹した瘢痕性の脱毛斑が多発した状態になる[26]。いずれも脱毛斑には炎症所見が乏しい。脱毛症状は緩徐に進む。pseudopelade of Blocq の分類については以前より論議があり，lichen planopilaris や discoid lupus erythematosus（DLE）など瘢痕性脱毛症の成れの果てを見ているのではないかとの見方がある。病理組織学的には，早期には密なリンパ球浸潤が毛漏斗部周囲に見られるが，進行期にはリンパ球浸潤は疎になり層状に線維芽細胞の増殖が見られる[27]。

(2) 好中球性（folliculitis decalvans）

原発性瘢痕性脱毛症の中で最もよく遭遇するタ

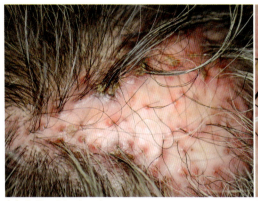
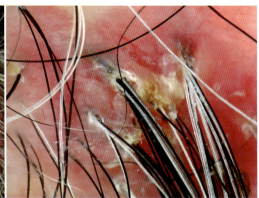

(a) folliculitis decalvans
　周囲に毛包炎や膿疱および痂皮を伴い，病変中央は萎縮して色素脱失や光沢を呈している。

(b) tufted folliculitis
　folliculitis decalvans に見られる。1 つの毛孔から複数の毛髪が出ている。

図 8　folliculitis decalvans

イプである。最初は数 mm 大の出血を伴う痂皮から始まり，徐々に拡大する。周囲に毛包炎や膿疱および痂皮を伴い，病変中央は萎縮して色素脱失や光沢を呈し，毛孔が不明瞭な完全な脱毛斑が形成される（図 8-a）。複数の毛髪が 1 つの毛孔から出る tufted folliculitis が特徴である（図 8-b）。病理組織学的所見では，毛漏斗部に好中球を中心に細胞浸潤が観察されるが，リンパ球や形質細胞が混在することも多い。治療は，黄色ブドウ球菌を対象とした抗生物質の全身投与とステロイド外用や局所注射が併用される[28]。

4. びまん性脱毛症

　頭部全体がびまん性に薄毛になる脱毛症である。特に女性に多く，原因追求が難しいタイプの脱毛症である。また，比較的広範囲に薄毛になりやすい FPHL との鑑別も難しい時がある。頭を整理するために，フローチャートに従って検討するのがよい（図 9）。

1）女性の薄毛の診断フローチャート

頭部の薄毛の領域によって次の 4 パターンに分けるとよい。

（1）Ludwig パターン

　前頭部から頭頂部にかけての薄毛である。思春期前から生じている場合には，先天性脱毛症の Marie Unna 乏毛症を検討する。遺伝子診断で HR 遺伝子変異が見られる[29]。思春期以降は女性における AGA である FPHL である。

（2）不規則な脱毛パターン

　ダーモスコピーで coiled fractured hairs, longitudinally split short hairs, follicular microhemorrhage などが観察された場合には抜毛症である。11 歳くらいの女児から思春期にかけての女性に多い。抜毛症は，「髪を抜きたい」という強迫的な思考が起こり，髪を抜く行為が反復的に行われてしまう衝動制御の障害である。脱毛症というよりも精神的な治療やサポートが必要である。

（3）生え際の脱毛パターン

　前述した蛇行型円形脱毛症や FFA を検討する。

（4）びまん性パターン

　これについては次に詳説する。

2）びまん性脱毛症の診断

　びまん性脱毛症の診断には牽引テストが重要である[30]。牽引テストは，親指，人差し指，中指で 50～60 本程度の毛の根元近くをつかみ，力を込めて，しかし強制的にではなく髪の毛の生えている方向に牽引する。つかんだ毛髪本数の 10% 以上（6 本以上）の毛髪が抜けてきた場合には脱毛症状ありと判定する。この試験を標準化するためには，テスト前 2～5 日間は洗髪しないように患者に指導する。以後は牽引テストの結果によって分類する。

3-代表的な脱毛症について

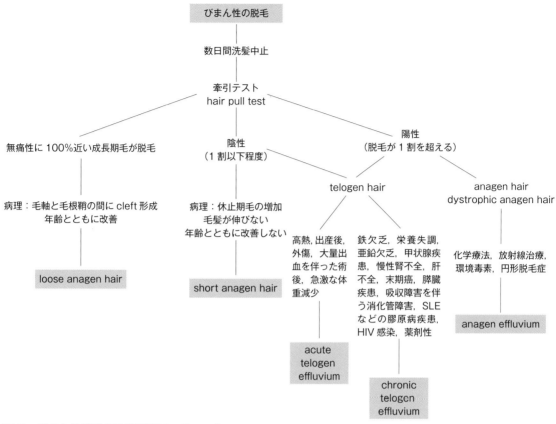

図9 びまん性脱毛症の診断フローチャート

(1) 無痛性に100％近い成長期毛が脱毛

牽引テストによって痛みなく牽引した際に，成長期毛の100％近い毛髪が脱毛してしまう状態である。抜けた毛には毛根鞘が付着しておらず，「floppy sock appearance」という特徴的な脱毛を呈する。病態の詳細は不明であるが，おそらく内毛根鞘のHenle層やHuxlay層における早期角化により起こる内毛根鞘と毛軸の接着不全が原因とされている[31]。こうした接着不全が最も顕著な，成長期Vの毛髪が脱毛しやすい。9割の症例で自然に治癒する。

(2) 牽引テスト陰性

short anagen hairが疑われる。成長期が2年程度に短縮し，休止期毛が増加するため，患者は毛が伸びないことを主訴に来院する[32]。特に小児期に発症し，改善は期待できないが，ミノキシジル外用が試みられている[33]。

(3) 牽引テスト陽性

10％以上の毛髪が脱毛する場合，牽引テスト陽性と判断する。脱毛した毛髪の毛根の形態によって，dystrophic anagen hairによる成長期脱毛とtelogen hairによる休止期脱毛に鑑別される。成長期脱毛には，円形脱毛症や化学療法および放射線治療などによる脱毛が考えられ，診断は比較的容易である。一方，後者の休止期脱毛は最も診断に苦慮する。休止期脱毛はさらに急性と慢性に分けられるが，慢性期には牽引テストは陰性になることも多い。急性休止期脱毛には高熱，出産後，外傷，大量出血を伴った術後，急激な体重減少などによるものが考えられ，慢性の休止期脱毛には鉄欠乏，栄養失調，亜鉛欠乏，甲状腺疾患，慢性腎不全，肝不全，末期癌，膵臓疾患，吸収障害を伴う消化管障害，SLEなどの膠原病疾患，HIV感染，薬剤性等が鑑別に上がる。

表2 毛髪のみに異常を生じる先天性毛髪疾患

疾患名	遺伝形式	原因遺伝子
Atricha with papular lesions	AR	HR
Marie-Unna hypotrichosis	AD	HR
Autosomal dominant monilethrix	AD	KRT81
		KRT83
		KRT86
Localized autosomal recessive hypotrichosis（LAH）1/monilethrix	AR	DSG4
LAH2/woolly hair	AR	LIPH
LAH3/woolly hair	AR	LPAR6
Autosomal dominant woolly hair	AD	KRT74
Hypotrichosis simplex of the scalp	AD	CDSN
Hypotrichosis simplex（generalized form）	AD	APCDD1

AD：autosomal dominant，AR：autosomal recessive

5. 先天性毛髪疾患

現在，先天性毛髪異常の原因遺伝子の多くが解析されており，それをもとにして，症候群に伴う毛髪異常と，毛髪のみの症状であるタイプに分けられている（表2）。本項では，わが国で診断される毛髪のみの症状のタイプの大半を占めている localized autosomal recessive hypotrichosis（以下，LAH）2/woolly hair について概説したい。

● LAH2/WH の原因遺伝子

LIPH または *LPAR6* に変異をもつ患者は，高頻度で woolly hair（以下，WH）を呈する。このうち，*LIPH* に変異をもつタイプを LAH2，*LPAR* に変異があるタイプを LAH3 と分類している。LAH2 や LAH3 の患者が示す特徴としては，①成人まで WH のみで頭髪の密度は正常，②当初は WH のみだったが徐々に脱毛症も合併，③毛髪疾患が主症状で WH は明らかでない，などさまざまである[34]。

LIPH 遺伝子において c.736T>A と c.742C>A が日本人特有の創始者変異と見られている[35]。出生時ははっきりとはしないが，2 歳ころより徐々

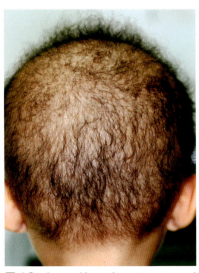

図10 localized autosomal recessive hypotrichosis 2

LIPH 遺伝子変異による乏毛症。写真は c736T>A（p.C246S）変異で生じた。頭部全体が縮毛を呈している。

に頭髪が細く縮れてくる症例が多い（図10）。なお，わが国には約1～2万人に1人の頻度で *LIPH* の変異による毛髪疾患の患者がいると推定されている。

引用文献

1) Sato-Kawamura M, Aiba S, Tagami H: Acute diffuse and total alopecia of the female scalp. A new subtype of diffuse alopecia areata that has a favorable prognosis. Dermatology 205: 367-373, 2002
2) Ito T: Recent advances in the pathogenesis of autoimmune hair loss disease alopecia areata. Clin Dev Immunol 348546, 2013
3) Ito T, Hashizume H, Shimauchi T, et al: CXCL10 produced from hair follicles induces Th1 and Tc1 cell infiltration in the acute phase of alopecia areata followed by sustained Tc1 accumulation in the chronic phase. J Dermatol Sci 69: 140-147, 2013
4) Inui S, Nakajima T, Nakagawa K, et al: Clinical significance of dermoscopy in alopecia areata: analysis of 300 cases. Int J Dermatol 47: 688-693, 2008
5) 伊藤泰介：毛髪疾患の見方を教えてください．皮膚臨床 50：1476-1481，2008
6) 大山学：脱毛症治療のストラテジー．日臨皮医誌 26：28-33，2009
7) 日本皮膚科学会円形脱毛症ガイドライン作成委員会：日本皮膚科学会円形脱毛症診療ガイドライン2017年版．日皮会誌 127：2741-2762，2017
8) Takashima I, Iju M, Sudo M: Alopecia androgenetica-its incidence in Japanese and associated conditions. Hair Research, edited by Orfanos CE, et al, pp 287-293, Springer Verlag, Hamburg, 1981
9) Hamilton JB: Male hormone stimulation is prerequisite and an incitant in common baldness. Am J Anatomy 71: 451-480, 1942
10) Hillmer AM, Brockschmidt FF, Hanneken S, et al: Susceptibility variants for male-pattern baldness on chromosome 20p11. Nat Genet 40: 1279-1281, 2008
11) La Spada AR, Wilson EM, Lubahn DB, et al: Androgen receptor gene mutations in X-linked spinal and bulbar muscular atrophy. Nature 352: 70-77, 1991
12) Quigley CA, De Bellis A, Marschke KB, et al: Androgen receptor defects: historical, clinical, and molecular perspectives. Endocr Rev 16: 271-321, 1995
13) Nakabayashi A, Sueoka K, Matsuda N, et al: Incidental deviation of short and long CAG repeats in the androgen receptor gene for Japanese male inferility. Reprod Med Biol 2: 145-150, 2003
14) Ellis JA, Stebbing M, Harrap SB: Polymorphism of the androgen receptor gene is associated with male pattern baldness. J Invest Dermatol 116: 452-455, 2001
15) Choudhry R, Hodgins MB, Van der Kwast TH, et al: Localization of androgen receptors in human skin by immunohistochemistry: implications for the hormonal regulation of hair growth, sebaceous glands and sweat glands. J Endocrinol 133: 467-475, 1992
16) Inui S, Fukuzato Y, Nakajima T, et al: Androgen-inducible TGF-beta1 from balding dermal papilla cells inhibits epithelial cell growth: a clue to understand paradoxical effects of androgen on human hair growth. FASEB 16: 1967-1969, 2002
17) Kwack MH, Kim MK, Kim JC, et al: Dickkopf 1 promotes regression of hair follicles. J Invest Dermatol 132: 1554-1560, 2012
18) Inui S, Fukuzato Y, Nakajima T, et al: Androgen receptor co-activator Hic-5/ARA55 as a molecular regulator of androgen sensitivity in dermal papilla cells of human hair follicles. J Invest Dermatol 127: 2302-2306, 2007
19) Inui S, Nakajima T, Itami S: Scalp dermoscopy of androgenetic alopecia in Asian people. J Dermatol 36: 82-85, 2009
20) Olsen EA: Androgenetic alopecia. Disorders of Hair Growth: Diagnosis and Treatment, pp 257-283, McGraw-Hill, New York, 1994
21) Vierhapper H, Nowotny P, Maier H, et al: Production rates of dihydrotestosterone in healthy men and women and in men with male pattern baldness: determination by stable isotope/dilution and mass spectrometry. J Clin Endocrinol Metab 86: 5762-5764, 2001
22) Kossard S, Lee MS, Wilkinson B: Postmenopausal frontal fibrosing alopecia: a frontal variant of lichen planopilaris. J Am Acad Dermatol 36: 59-66, 1997
23) Kossard S, Shiell RC: Frontal fibrosing alopecia developing after hair transplantation for androgenetic alopecia. Int J Dermatol 44: 321-323, 2005
24) Lacarrubba F, Micali G, Tosti A: Absence of vellus hair in the hairline: a videodermatoscopic feature of frontal fibrosing alopecia. Br J Dermatol 169: 473-474, 2013
25) Mobini N, Tam S, Kamino H: Possible role of the bulge region in the pathogenesis of inflammatory scarring alopecia: lichen planopilaris as the prototype. J Cutan Pathol 32: 675-679, 2005
26) Photinos P: Les alopecies du cuir chevelu et leur diagnostic differential avec la pseudopelade. Presse Med 456-460, 1930
27) Templeton SF, Solomon AR: Scarring alopecia: a classification based on microscopic criteria. J Cutan Pathol 21: 97-109, 1994
28) Whiting DA: Cicatricial alopecia: clinico-pathological findings and treatment. Clin Dermatol 19: 211-225, 2001
29) Ito T, Shimomura Y, Ogai M, et al: Identification of a novel heterozygous mutation in the first Japanese case of Marie Unna hereditary hypotrichosis. J Dermatol 40: 278-280, 2013
30) 伊藤泰介：女性に見られる脱毛疾患．Aesthet Dermatol 25：291-302，2015

31) Dhurat RP, Deshpande DJ: Loose anagen hair syndrome. Int J Trichology 2: 96-100, 2010
32) Olsen EA: Hair loss in childhood. Disorders of Hair Growth, pp177-238, McGraw-Hill, New York, 2003
33) Van Egmond S, Hoedemaker C, Sinclair R: Short anagen hair nevus: improvement after treatment with 5% minoxidil. Int J Dermatol 46: 757-759, 2007
34) 下村裕：先天性毛髪異常. 日皮会誌 121：1841-1846, 2011
35) Hayashi R, Akasaka T, Ito M, et al: Compound heterozygous mutations in two distinct catalytic residues of the LIPH gene underlie autosomal recessive woolly hair in a Japanese family. J Dermatol 41: 937-949, 2014

第V章 知っておくべき毛の基礎

4 頭髪・脱毛の評価法

北里大学医学部形成外科・美容外科学　佐藤 明男

はじめに

初診時に脱毛症の鑑別診断を行う局所観察法としては，ダーマスコープ法[1]が必須とされている。一方，脱毛症を肉眼的に捉え記録する方法としてはマクロ的観察が優れている。

本稿では主に，脱毛症の診断や治療の経過を観察し記憶する方法として簡便な頭部写真撮影法について述べる。

I 頭髪脱毛の評価法

脱毛症の治療や治験の経過を観察して記録・解析する方法には，頭部写真撮影法，フォトトリコグラム法[2]，頭頂部毛幹直径測定法[3]などがあり，それぞれに長所・短所がある（表1）。

ここでは，一般診療において外来で簡便に準規格写真を撮影し治療経過を比較する方法を中心に解説する。

1. フォトトリコグラム法

頭髪を一定の範囲で刈り上げ，2～4カ月後に同部位を撮影・観察し，毛髪の密度や伸長速度などを評価する方法である。育毛剤などの製品開発の際に用いられることが多い。時間的・経済的な問題に加え，刈り上げることへの同意が得られにくいため，実際の臨床で用いにくい。

2. 頭頂部毛幹直径測定法

両耳の上極を結んだ線と正中線の交点から頭髪を採取し，直径を測定する方法である。皮膚から1cmのところで切断し，約100本ほど採取して評価する。この際，画像寸法測定器（キーエンス社，日本）などが用いられる。

3. 頭部写真撮影法

フィナステリドの治験の際に，メルク社は男性型脱毛症（androgenetic alopecia：以下，AGA）の治療効果を判定する目的でglobal photographic assessment（以下，GPA)[4]という7段階の写真判定法を用いた。これは，額と下顎を機具で固定し一定距離で頭頂部を撮影する方法である。しかし，一般診療では機具や要員および時間的な制約があるため，この方法を採用することは困難である。そこで，著者のグループは頭部写真を撮影する際に簡易な方法を考案した。

使用する機材は，被写界深度が調節できる普通のデジタルカメラ，櫛（大小2種類）である。撮影部位は頭頂部，前頭部（角額部），後頭部の3カ所の組み合わせで被写界深度を深くして撮影する（図1，2）。頭部を器具で固定しなくても同じような距離と角度で撮影ができるように，モニター画面に楕円形のスケールを入れ，頭頂の輪郭

表1 さまざまな頭髪観察法

頭髪観察法	測定時間	再現性	特異性	備考
頭部写真撮影法	1～2分	低	低	外来診療に適する
フォトトリコグラム法	4～8時間	高	高	製品開発に適する 検査費用が高額
頭頂部毛幹直径測定法	採取1分 測定10分	高	中	外来診療に適する 検査費用は安価

第Ⅴ章 知っておくべき毛の基礎

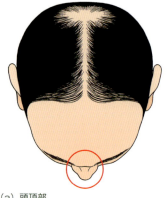

(a) 頭頂部
　櫛で正中に分け目をつくり，ねじれやかたよりがないようにモニター画面で確認する。整髪料の塗布時は不可能である。前額の接線部に鼻尖が見えるようにする。

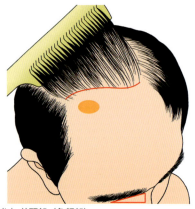

(b) 前頭部（角額部）
　左右どちらかの角額部にかかる髪を櫛で挙上する。眉毛と画像の下縁をそろえて，眉頭と下縁で三角形が少しできるような目安で撮影する。

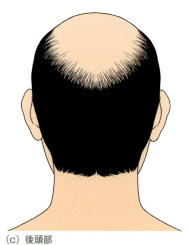

(c) 後頭部
　後方からの写真を記録する。

図1　頭部写真の撮り方と撮影部位（吉竹俊裕先生の作図に基づく）

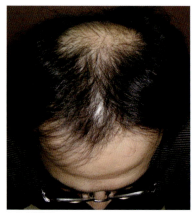

(a) 頭頂部

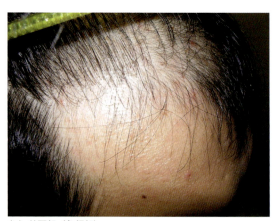

(b) 前頭部（角額部）

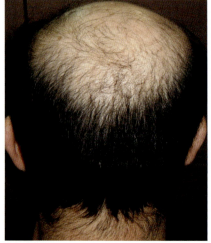

(c) 後頭部

図2　各撮影部位の参考写真

表2 AGAの写真撮影部位

N-H分類		撮影部位		
大分類	小分類	頭頂部	角額部	後頭部
I			○	
II			○	
	a		○	
	v	○	○	
III		○	○	
	a	○	○	
	v	○	○	
IV		○		
	a	○	○	
V		○		
	a	○		○
VI		○		○
VII		○		○

の目安とする。頭頂部の場合は鼻尖の見える位置で角度を調整する。前頭部（角額部）の場合は眉毛の位置で調整する。

AGAの場合はパターン化した脱毛部位を示すので，前頭部，頭頂部および後頭部を撮影すると治療経過を評価するのに好都合である。

AGAのN-H分類の各パターンの撮影部位をまとめた（表2）。GPAは頭頂部のみの撮影のため，前頭部や角額部の観察が不可能だったため，情報量を増やす目的で前頭部や後頭部の撮影を追加した。この方法で治療効果を7段階で判定する方法として，M modified global photographic assessment（MGPA）を考案し，AGAの治療経過を評価している。

引用文献
1) Inui S, Itami S, Murakami M, et al: Dermoscopy of discoid lupus erythematosus: report of two cases. J Dermatol 41: 756-757, 2014
2) Friedel J, Will F, Grosshans E: Phototrichogram. Adaptation, standardization and applications. Ann Dermatol Venereol 116: 629-636, 1989
3) Sato A, Oki K, Komaki M, et al: Comparison of parietal hair diameter in Japanese women with femail pattern hair loss. Skin Surgery 21: 90-94, 2012
4) Finasteride Male Pattern Hair Loss Study Group: Long-term (5-year) multinational experience with finasteride 1 mg in the treatment of men with androgenetic alopecia. Eur J Dermatol 12: 38-49, 2002

5 男性型脱毛症と分類

横浜労災病院皮膚科　齊藤 典充

■ はじめに

　男性型脱毛症（androgenetic alopecia：以下，AGA）とは，男性では前頭部と頭頂部の毛髪が軟毛化し，最終的には前頭部髪際部が後退し，頭頂部の毛髪がなくなってしまう状態のことをいう。病態としては，前頭部や頭頂部などの男性ホルモン感受性毛包の毛乳頭細胞に存在する男性ホルモン受容体に，Ⅱ型5α-リダクターゼによってテストステロンから変換されたジヒドロテストステロン（DHT）が結合した結果，軟毛化が生じることがわかっている。壮年期以降に発症することの多い脱毛症で，発症すると徐々に進行する。日本人男性では加齢とともに発症頻度は増加し，約30％に発症するといわれている。

　AGAは，頭頂部や前頭部毛髪の軟毛化が見られるパターン化した脱毛を確認することにより容易に診断できるが，ダーモスコープでも特徴的な所見が見られる。また，女性においてAGAが生じることがあり，頭頂部の軟毛化を特徴とする。

　本稿では男性のAGAの疫学，病態，分類，鑑別診断について述べ，最後に女性の男性型脱毛症について記述したいと思う。

Ⅰ 男性におけるAGA

1. 疾患概念・疫学

　正常の頭髪は2～6年間の成長期，2～3週間の退行期，3～6カ月間の休止期からなる毛周期の中で伸長・脱落を繰り返している。AGAとは，男性ホルモン（アンドロゲン）の作用により，この毛周期を繰り返していくうちに成長期が短縮し，休止期に留まる毛包が多くなり，成長期の毛髪が次第に細く頼りなくなる状態である（図1）。臨床的には前頭部と頭頂部の毛髪が軟毛化（vellus transformation）し，最終的には前頭部髪際部が後退し，頭頂部の毛髪がなくなってしまう[1]。

　日本人においては20歳代後半～30歳代で発症することが多く，40歳代で顕著となる。25年前のわが国におけるAGAの統計から，日本人男性においては年齢が増すにつれ発症頻度は増加し，全年齢を平均した発症頻度は約30％と報告されている[2]。この発症頻度は現在もほぼ同程度であり，板見[3]の調査では20歳代で約10％，30歳代で20％，40歳代で30％，50歳代以降で40数％と報告されている（図2）。またこの調査では，抜け毛や薄毛を認識している人は全体の約3割で，この割合は加齢とともに上昇する。さらに抜け毛や薄毛を認識している人のうち約6割が現在もしくは将来の毛髪の状態に対して不安をもっており，その割合は若い人ほど高いと報告している[3]。

2. 病態

1）5α-リダクターゼ

　前頭部や頭頂部などの男性ホルモン感受性毛包の毛乳頭細胞には，男性ホルモン受容体が存在する。これらの毛乳頭細胞に運ばれた男性ホルモンのテストステロンは，酵素である5α-リダクターゼによってより活性の高いジヒドロテストステロン（以下，DHT）に変換されて受容体に結合する。アンドロゲンの標的細胞である毛乳頭細胞は5α-リダクターゼの酵素活性を有している。さらにmRNAの発現量はⅠ型5α-リダクターゼが前頭部・頭頂部ばかりでなく，後頭部，ひげ，腋毛

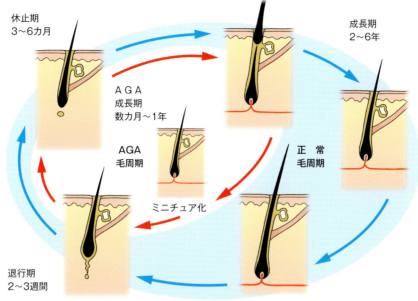

図1 正常毛周期およびAGAにおける毛周期
　　→：正常毛周期，→：AGA毛周期

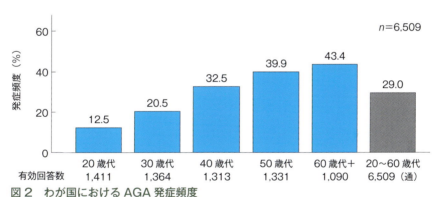

図2 わが国におけるAGA発症頻度
〔板見智：日本人成人男性における毛髪（男性型脱毛症）に関する意識調査．医事新報4209：27-29，2004より引用改変〕

などの毛乳頭に広く発現しているのに対して，II型5α-リダクターゼは前頭部，頭頂部とひげなどのAGAにかかわる領域の毛乳頭細胞にのみ発現している．このことからも，AGAにおける男性ホルモン感受性の調節にII型5α-リダクターゼが重要な働きをしていることがわかる．

2）病態に関与する可溶性因子

Inuiら[4)5)]は，単離培養した毛乳頭細胞にアンドロゲンレセプターの発現ベクターをトランスフェクトしアンドロゲンレセプターを強制発現させ，ケラチノサイトと共培養するという手法を用いて，上皮細胞に抑制的に働く細胞増殖因子であるTGF-β1がAGAの発症のカギとなるメディエーターの1つであるということを明らかにしている．DHTの結合した男性ホルモン感受性毛包において，受容体はTGF-βやDKK1などを誘導し，毛母細胞の増殖が抑制され成長期が短縮するといわれている[6)]．

一方，ひげにも男性ホルモン受容体が存在するが，こちらでは受容体にDHTが結合するとIGF-1が分泌され，細胞成長因子などを誘導し成長期が延長する．このように前頭部・頭頂部の毛

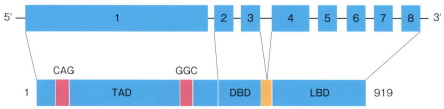

図3 男性ホルモンレセプター遺伝子と蛋白の構造
(Sasaki M, et al: The polyglycine and polyglutamine repeats in the androgen receptor gene in Japanese and Caucasian populations. Biochem Biophys Res Commun 312: 1244-1247, 2003 より引用改変)

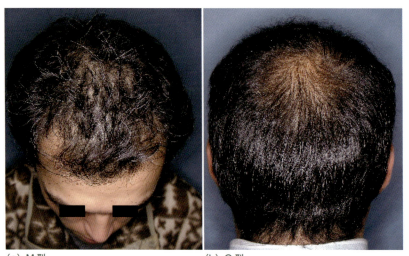

(a) M型
前頭部を主体に軟毛化が見られる。

(b) O型
頭頂部を主体に軟毛化が見られる。

図4 AGA

包とひげとは正反対の反応が起こる。

3. 遺伝学的背景

AGAは以前から多因子性優性遺伝といわれてきたが、最近の研究では、X染色体上の母親由来の男性ホルモンレセプター遺伝子のエクソン1に存在するCAGやGGC (N) リピートの長さが発症と相関すると報告されている (図3)[7]。またGWAS (genome-wide association study) において、常染色体上の3q26や20p11にも疾患関連遺伝子が関連していることが示唆されている[8]。前者においてはPAX1遺伝子周辺の1延期多型 (SNP:rs6137444, rs1998076, rs201571, rs6113419) との相関が報告されている。

4. 臨床症状と分類

AGAは、男性では前に述べたとおり、20～30歳代以降に前頭部あるいは頭頂部およびその両部位の毛髪が徐々に軟毛化し、最終的には脱落することによって生じる脱毛症で、その臨床像は決まったものである。その脱毛の形態から、前頭部髪際部が後退するものをM型 (図4-a)、頭頂部が薄くなるものをO型 (図4-b) と称することもある。わが国ではAGAの分類として緒方[9]の分類が使われてきた。欧米にはNorwoodの分類[10]があり、現在はこの分類が一般的に用いられる。

Norwoodの分類では以下のように脱毛の状態を定義している。

TypeⅠ：角額の後退がない。

5-男性型脱毛症と分類

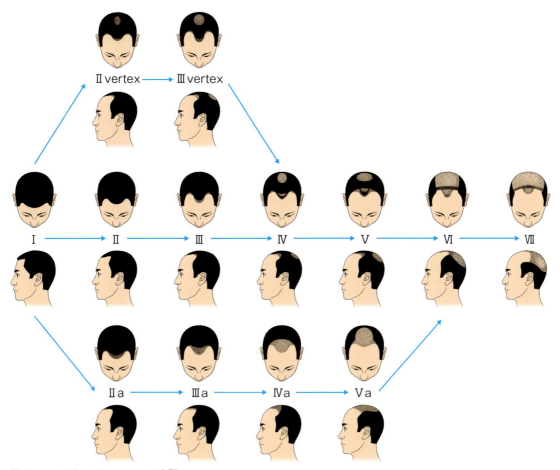

図5　modified-Norwood 分類

Type Ⅱ：角額の後退があるが，耳介上端と頭頂部を結んだ線（cornal line）の2cm前方を超えていない。

Type Ⅲ：角額の後退が cornal line の2cm前方を越えている。ただし頭頂部の脱毛がない。

Type Ⅳ：頭頂部の脱毛があるが，前頭部の脱毛との間は完全な有毛部である。

Type Ⅴ：頭頂部脱毛と前頭部脱毛を分けている有毛部に脱毛が見られるが，完全に融合はしていない。

Type Ⅵ：頭頂部脱毛と前頭部脱毛が完全に融合している。両側頭部有毛部の上縁が山型である。

Type Ⅶ：頭頂部脱毛と前頭部脱毛が完全に融合している。両側頭部有毛部の上縁がほぼ水平である。

　さらに前頭部・角額の毛髪が比較的保たれているのにもかかわらず，頭頂部に脱毛斑を示す例もあり，vertex-variant（Ⅱ vertex，Ⅲ vertex）として定義される。Ⅲ vertex とⅣは区別が難しいが，Ⅲ vertex は頭頂部の脱毛が最初に始まった後に進展したタイプである。また，前頭部のヘアーラインの後退が先んじて生じるタイプはanterior-variant（Ⅱa～Ⅴa）として分類される。現在わが国では，Norwood の分類に Takashima 分類[2]の頭頂部が薄くなる vertex-variant を加えた分類が広く使用されている（図5）。

5. 臨床検査所見

　AGA の診断に有用な血液検査はなく，血中の男性ホルモン値（テストステロン，DHTなど）

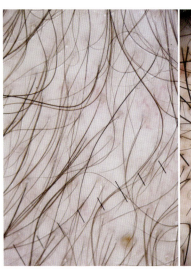
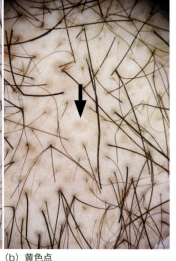
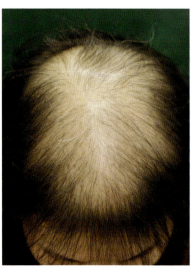

(a) 毛直径の不均一，毛孔周囲色素沈着
20%以上の軟毛化と毛孔一致性の色素沈着あり。

(b) 黄色点
毛孔に黄色点が見られる。

図6　AGAのトリコスコピー所見

図7　FAGA
頭頂部に軟毛化が見られる。

は健常人と変わらない。

6．病理組織所見

通常，AGAの診断に病理組織検査は必要ない。ただし，病理組織では成長期毛が減少する代わりに，休止期毛が増加し，ミニチュア化した毛包を有する軟毛が増える。この際の軟毛は体幹などに見られる本来の軟毛と違い，立毛筋を有し，萎縮していながらも毛細血管網を有している[11]。組織中の毛包の密度はAGAの晩期まで低下しない。健常人に比較して毛包周囲にリンパ球・組織球の浸潤や線維化が観察される[12]。水平断では終毛と軟毛の比が6：1以上から4：1以下へ，成長期毛と休止期毛の比が12：1から5：1にそれぞれ減少している[11]。

7．診断のポイント

問診により家族歴，脱毛の経過などを聞き，臨床的に前頭部の生え際が後退し頭頂部の毛髪が細く短くなっていることを確認できれば診断は容易である。ダーモスコープは色素性病変の診断の一助になることは周知のとおりであるが，毛髪疾患の観察にも有用であることが報告され，トリコスコピー（tricho-scopy）という呼び名が提唱されている[13]。

8．AGAのトリコスコピー所見

乾[14]はAGAにおけるトリコスコピーの所見を以下のように詳しく述べている。

1）毛直径の不均一

AGAの全例において，明らかに他と比べて細い毛髪の割合は20%以上を占める。細い毛髪は軟毛化に相当し，AGAの診断には必須である（図6-a）。

2）毛孔周囲色素沈着

AGAでは66%に観察される。コーカサス人種では，AGAではほぼ全例に見られると報告されている。黄色人種は皮膚色の干渉により，その頻度はコーカサス人種より低いと推測されている（図6-a）。

3）黄色点

本来は円形脱毛症の所見に特異的な所見として報告されたが，AGAの26%に観察される。しかし，円形脱毛症では脱毛斑部では無数に見られるものの，AGAでは脱毛部全体でも1～10個以内しか見つからない（図6-b）。

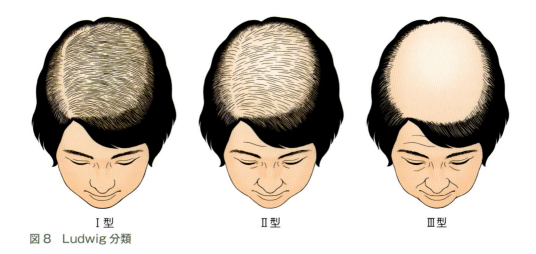

　　　　Ⅰ型　　　　　　　　Ⅱ型　　　　　　　　Ⅲ型
図 8　Ludwig 分類

9. 鑑別診断

　AGA の診断は，徐々に進行することと，脱毛の形態が決まっているため比較的容易であるが，以下の疾患との鑑別が必要である．

1）円形脱毛症

　ゆっくりと進行し頭部全体が疎になるタイプとは鑑別が必要である．AGA は治療を受けなければ徐々に進行するが，円形脱毛症では脱毛部に毛孔が見られ，軟毛も硬毛に戻る．

2）特発性慢性休止期脱毛

　女性に多い脱毛である．休止期に陥った硬毛が脱毛することにより被髪頭部全体の毛髪密度が減少する．軟毛化は見られず，M 型，O 型などの脱毛形態も示さない．

3）瘢痕性脱毛

　毛孔性扁平苔癬やその亜型である frontal fibrosing alopecia では，毛包が消失するので鑑別が必要になるが，毛孔性扁平苔癬は毛孔周囲に炎症があることが特徴である．

Ⅱ 女性における男性型脱毛症

　女性の男性型脱毛症（female-androgenetic alopecia：以下，FAGA）は男性の AGA と異なり前頭部の脱毛や角額の後退はなく，頭頂部の軟毛化・粗毛化が主体となり（図 7），その分類には Ludwig 分類[15]が用いられる（図 8）．Ludwig 分類では脱毛の進行の程度により 3 段階に分類されている．

　FAGA は，卵巣や副腎皮質で産生された男性ホルモンが毛乳頭細胞内で男性ホルモン受容体と結合し，毛母細胞に対して細胞分裂を抑制する因子を産生することにより生じる．これは AGA と同じ機序である．しかし女性では，男性において見られる男性ホルモン（テストステロン）を DHT に変換する 5α-リダクターゼの存在は証明されておらず，男性ホルモン受容体の局在も明らかではない．FAGA では，性ホルモンのバランスが著しく変化する閉経前後に頭頂部の薄毛が顕著となる．日本人の FAGA では血清中のフリーテストステロン値の上昇を認めることはほとんどない．FAGA は加齢による毛髪減少との鑑別を要するが，20 歳代後半〜30 歳代半ばで脱毛を自覚する場合もある．また，出産後の脱毛を契機に FAGA が進行することが知られている．

　FAGA でも男性の AGA と同様に特徴的なトリコスコピー所見が見られる．毛直径の不均一に関しては全例において，明らかに他と比べて細い毛髪の割合が 20% 以上を占める．毛孔周囲色素沈着は 20% に観察された．黄色点は FAGA の 10% に観察される．

引用文献
1) Drake LA, Dinehart SM, Farmer ER, et al: Guidelines of care for androgenetic alopecia. American Academy of Dermatology. J Am Acad Dermatol 35: 465-469, 1996
2) Takashima I, Iju M, Sudo M: Alopecia androgenetica: its incidence in Japanese and associated condition. Hair Research Status and Future Aspects, edited by Orfanos CE, et al, pp287-293, Springer Verlag, Berlin, 1981
3) 板見智：日本人成人男性における毛髪（男性型脱毛症）に関する意識調査．医事新報 4209：27-29，2004
4) Inui S, Fukuzato Y, Nakajima T, et al: Androgen-inducible TGF-β1 from balding dermal papilla cells inhibits epithelial cell growth: a clue to understand paradoxical effects of androgen on human hair growth. FASEB J 16: 1967-1969, 2002
5) Inui S, Itami S: Molecular basis of androgenetic alopecia: from androgen to paracrine mediators through dermal papilla. J Dermatol Sci 61: 1-6, 2011
6) Itami S, Inui S: The role of androgen in mesenchymal epithelial interaction in human hair follicle. J Invest Dermatol Symp Proc 10: 209-211, 2005
7) Sasaki M, Kaneuchi M, Sakuragi N, et al: The polyglycine and polyglutamine repeats in the androgen receptor gene in Japanese and Caucasian populations. Biochem Biophys Res Commun 312: 1244-1247, 2003
8) Hillmer AM, Flaguer A, Hanneken S, et al. Genome-wide scan and fine-mapping linkage study of androgenetic alopecia reveals a locus on chromosome 3q26. Am J Hum Genet 82: 737-743, 2008
9) 緒方知三郎：禿頭の成り立ちについて；研究のヒント覚書（5）．総合臨床 2：101-106，1953
10) Norwood OT: Male pattern baldness: classification and incidence . South Med J 68: 1359-1365, 1975
11) Kligman AM: The comparative histopathology of male pattern baldness and senescent baldness. Clin Dermatol 6: 108-118, 1988
12) Whiting D: Diagnosis and predictive value of horizontal sections of scalp biopsy specimens in male pattern androgenetic alopecia. J Am Acad Dermatol 28: 755-763, 1993
13) Inui S: Trichoscopy for common hair loss disease: algorithmic method for diagnosis. J Dermatol 38: 71-75, 2011
14) 乾重樹：脱毛症研究の最新知見；男性型脱毛症．MB Derma 189：11-17，2012
15) Ludwig E: Classification of the type of androgenetic alopecia (common baldness) occurring in the female sex. Br J Dermatol 97: 247-254, 1977

6 植毛に関する用語の整理

別府ガーデンヒルクリニック
くらた医院　倉田 荘太郎

■ はじめに

　毛髪の研究と臨床で必要な基礎知識は，毛包という小さな器官を相手にしている割には多いと感じるかもしれない。しかし，毛包あるいは毛包脂腺系を1つの器官・臓器と考えるならば，他の体の各器官と同じように，解剖，病理，生理学，内科的治療，外科的治療とまったく遜色のない分野を形成している。

　解剖，組織学については他稿で詳細な解説があるが，本稿においては一部重複することを承知のうえで，自毛植毛に必要と思われる専門用語を解説したい。

I 解　剖

1) 毛髪 (hair)

　毛髪，髪の毛，毛包，毛根とは解剖学的にどの部分を指すのかは意外に説明しにくいと思われるので，図をもって解説する（図1）。

　毛，髪の毛は一般用語として用いられ，毛髪が医学上の解剖学的用語と思われる。その指すところは，毛幹の皮表より外に育成した部分である。時に脱毛した毛幹全体を指すこともある。

　毛幹とは，毛母で作られる毛髄，毛皮質，毛小皮からなる毛髪本体で，多くはメラニン色素をもち，成長期に伸長する部分である。毛髪は毛幹と同義として用いることも多いが，医学では毛包を含む毛器官全体を表すこともある。

　毛器官とは，毛にかかわるすべての組織を表す言葉と理解できる。脂腺をも含めた毛包脂腺系組織の意味として用いることもある。

2) 毛包単位 (follicular unit, hair grouping)

　以前は hair grouping と呼ばれ，1984年に Headington[1] が follicular unit の名称を提唱した毛包の発育形式の表現である。毛包の発育は単独にランダムに存在しているのではなく，主に頭髪においては複数の毛包が接して束状に存在することも多い。日本人では単独毛の毛包も多いが，2

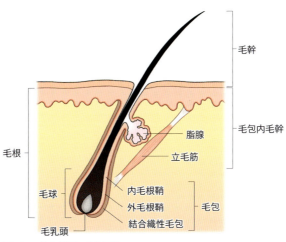

図1　毛の構造（略図）

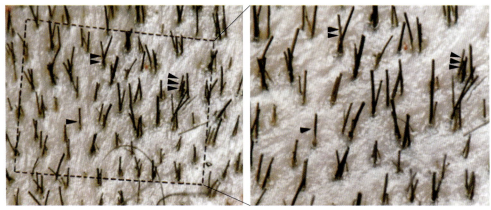

図2　毛包単位（follicular unit, hair grouping）
1本毛：矢頭1つ，2本毛：矢頭2つ，3本毛：矢頭3つ

～3本の束も多く存在し，その平均は1.7本程度といわれている．この毛包の束のことを毛包単位と呼ぶ．また，それぞれの毛包単位は数10～300nm程度の距離を保ち，その領域の毛髪密度をある程度均一に保っている[1)～3)]（図2）．

3）ヘアーライン（hair line）

生え際の意味．男性型脱毛症（androgenetic alopecia：以下，AGA）に対する自毛植毛では，ヘアーラインの決め方ができ映えを左右する．直線的デザインやお椀型，あるいは高度な脱毛の患者に10代のころのヘアーラインを適応するのは，患者の希望があっても不自然になりやすいので要注意である（図3）．

4）前頭部（frontal region）

AGAを来たす頭部エリアの中で，生え際から前方1/3を指す（図3）．

5）mid scalp

AGAを来たす頭部エリアの中で中央の1/3を指す．一般に頭頂部と呼ばれている（図3）．

6）vertex（crown）

AGAを来たす頭部エリアの中でつむじを含む後方の1/3を指す．日本ではvertexを頭頂部と訳すことも多いが，その場合mid scalpとvertexの両方を含んでいる（図3）．欧米人の場合は頭部が前後に長いため，mid scalpの領域が明確に分類されている．

7）角額（fronto-temporal triangle）

前頭部生え際の両サイドを指す．一般にM字

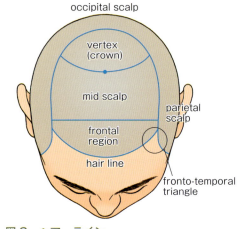

図3　ヘアーライン

と呼ばれる（図3）．

8）後頭部（occipital scalp）

vertexの後方，大後頭隆起付近から項（うなじ）までを指す（図3）．AGAやその他の植毛においてもこの領域を採取部とすることが大半と考えられる．

9）側頭部（parietal scalp）

耳介上方の側頭窩を覆う領域を指す（図3）．

10）大後頭隆起（external occipital protuberance）

後頭筋の付着部の中央に位置し，AGAではこのポイントから下方では脱毛が進行しにくいとされる．したがって，ドナー採取のメルクマールとなる．

11) scalp

頭皮のことである．前頭，頭頂，後頭，側頭の被毛部皮膚の総称である．

12) great auricular nerve

大耳介神経のことである．側頭部の広い範囲の神経ブロック時に利用する．

13) club hair

棍（棒）状毛，休止期に脱落した毛髪の毛根部が棍状になっていること．

14) connective tissue sheath

結合織性毛包のことである．毛包組織を構成する最外層の間葉系組織である．

15) outer root sheath

外毛根鞘のことである．毛幹を包み込む上皮系組織で，上部では表皮基底層と連続する．

16) inner root sheath

内毛根鞘のことである．毛幹を包む組織の最内層にあり，毛包内毛幹を保護する．

17) dermal papilla

毛乳頭のことである．毛球部最内層の間葉系組織で，サイトカインの分泌により毛包の成長（ヘアサイクル）をコントロールする．

18) dermal sheath

真皮毛根鞘のことである．毛包最外層の間葉系組織で，線維芽細胞様の細胞からなる．別名は結合織性毛包（connective tissue follicle）．

19) curly hair

カールした毛髪である．

20) dense packing

高密度の植毛である．

21) hair density

毛包密度である．

II 手 技

1) 毛包単位移植
   （follicular unit transplantation：FUT）

自毛植毛の方法で，毛包単位ごとに移植を行う方法である[4)5)]．必ずしも本来の毛包単位を保つ必要はなく，複数の毛包で成り立っている毛包単位を，さらに分割して移植することもある．2本毛を1本ずつ2つに分割，3本毛を2本と1本に，あるいは3つに分割も可能である．詳細は手術法の項を参照．

2) 毛包単位抽出法／採取法（follicular unit extraction/excision：FUE）

2002年Rassmanら[6)]が提唱した．自毛植毛の方法でFUTに準ずるが，採取部の採取法が異なる．FUTでは主に後頭部より帯状に採取した皮片から毛包を分割するが，FUEでは後頭部からミニパンチ（手動または電動）を用いて毛包を採取する．したがって，縫合の必要がなく，縫合創が残らないという利点がある．採取後の点状の瘢痕は散在するので，高密度の採取を行った場合，採取部の外観上の密度が疎となる．毛包を損傷せずに大量の移植毛包を採取するには熟練を要する．詳細は手術法の項を参照．

3) ドナー（donor）

移植すべき毛包のことである．分離前の採取皮膚全体や，採取部の意味にも用いる．

4) ドナーストリップ（donor strip）

採取した帯状の採取部全体を指す．FUEに対してストリップ法ともいう．

5) 移植床（レシピエント：recipient）

毛包を移植する場所のことである．AGAであれば前頭部，頭頂部などを指す．

6) 株分け（カッティング：cutting）

採取した帯状の採取部を毛包単位に分割する作業である．FUTにおいては各株の表皮を少なくし，付着する脂肪量も最小限にコントロールするのが良い移植株の準備といえる．もちろん毛包そのものの損傷は生着率の低下に直結する．

7) pop up

挿入した毛包が移植孔から飛び出すこと．移植床に毛包を差し込むと，圧力が高くなるため押し出されてしまう現象である．高密度での移植ほどpop upが起きやすく，頭皮が硬い，瘢痕部位に植えるなどの症例では特に注意を要する．

8) ショックロス（shock loss）

植毛術後の既存毛幹の脱落のことである．高密度での植毛を行った場合，主に移植毛包の周囲の残存毛包が一時的に脱毛を起こす．一時的な炎症

や血流障害により発生する現象と思われる。術後2～3週で始まり，3～4カ月続くことがあるが，次第に自然回復する。

9) ドナードミナント (donor dominant)

毛包には場所ごとに固有の性質があり，もともとあった場所（採取部）の性質が移植された場所でも維持されること。後頭部を採取部として頭頂部や前頭部に移植した場合，元来AGAでは男性ホルモンの影響を受けて脱毛症が進行するが，移植された後頭部の毛包は男性ホルモンの影響を受けにくく，脱毛が進行しない。例として，AGAに対して移植された後頭部の毛包が25年，30年経った症例を示す（図4）。白髪で老化による脱毛（毛が細くなる現象）は見られるが，AGAは進行していない。

10) 保存液（または維持液）

株分けした毛包を乾燥から防ぎ，また移植に最適な状態で維持するための液体である。一般には生理食塩水や培養液に準ずる組成をもった保存液を4℃にて使用する。保存液の種類や温度は移植毛の生着率に影響する[7)～10)]。

11) Tumescent 麻酔

Tumescentとは「膨隆した」という意味で，自毛植毛ではドナー採取や移植床の麻酔に，通常の5～10倍希釈の麻酔液を注射する。希釈には一般に生理食塩水を使用する。この麻酔により，毛根を傷つけにくい，出血を減らす，移植しやすいなどのメリットがある。

12) enzyme inhibitor

酵素阻害剤である。テストステロンをDHTに変換する酵素（5-αリダクターゼ）の働きを阻害する。現在，フィナステリドとデュタステリドが国内で認可されている。

13) ミノキシジル (Minoxidil)

1980年代に血圧降下剤として合成されたカリウムチャンネルオープナーで，末梢の血管平滑筋を弛緩させて血圧を下げる作用がある。副作用に多毛が多く起こることから，安全性の高い外用の剤型を目指し，男女ともに使用できる育毛剤として開発され，現在も広く使用されている。しかし，育毛目的で内服薬を処方することには異論も

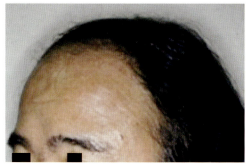

(a) 移植前の所見

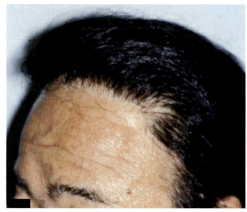

(b) 移植後1年の所見

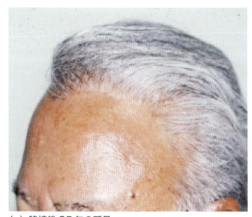

(c) 移植後25年の所見

図4 移植時50歳，男性，AGA

あり，専門医の間では一般的でない。

III 機器

1) Choi式植毛器 (Choi's implanter)

Choiにより開発された手動式の移植器具である。現在では数種類の類似構造の植毛器が販売さ

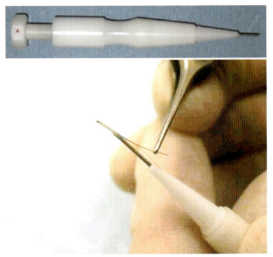

図5　Choi式植毛器（Choi's implanter）

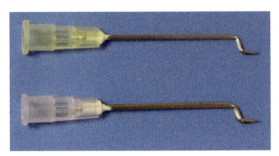

図6　植毛針

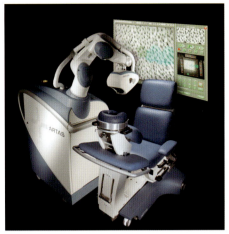

図7　アルタスロボット植毛機（ARTAS® robotic hair transplant）

れている（図5）。

2）植毛針など

移植床に移植孔を空ける針のことである。22～18Gの針を用いて植毛すべき箇所に受け入れ用の孔を空けるために用いる。移植片の長さに応じてストッパーをもたせるため，先端をニッパーで鉤状に加工することもある（図6）。

3）マイクロブレード（micro blade）

移植床の孔を作製する微小メスのこと。グラフトサイズに合わせて術者自らメスの幅を決めて事前に作製することができる。

植え込む毛包のサイズに合わせて，術者の好みのサイズのブレードを準備する。移植孔の作製に用いる。ブレードの幅を規定してカットする専用のカッターも市販されている。

4）アルタスロボット植毛機（ARTAS® robotic hair transplant）

自動植毛機である（図7）。コンピュータ制御の植毛ロボットを使用して行う自毛植毛に使用される。現在のところ主にドナーの採取に使用されている。CCDカメラの画像をコンピュータが判断し，密度，角度，深さなどを自動的に変化させてパンチ方式で採取を行う。採取した株をさらに必要な形状に細工してから植毛すると良い結果が得られる。

IV 研究者および分類

1）ハミルトン（Hamilton）

AGAと男性ホルモンの関係を，去勢による発毛パターンとテストステロン注射による変化を観察して，初めて科学的に証明した毛髪研究者である[11]。

2）Norwood-Hamilton（N-H）分類

1951年Hamilton[11)12)]がAGAのパターン分類を発表し，1975年Norwood[13]がこれを元に改訂を行った分類である（図8）。進行度に応じてI～VII型に分類されている。頭頂部型，角額型（一般にM字型といわれる），同時進行型の分類がある。日本人ではN-H分類に属さない，生え際で脱毛の進行を見ないO型も数％見られる。

第Ⅴ章 知っておくべき毛の基礎

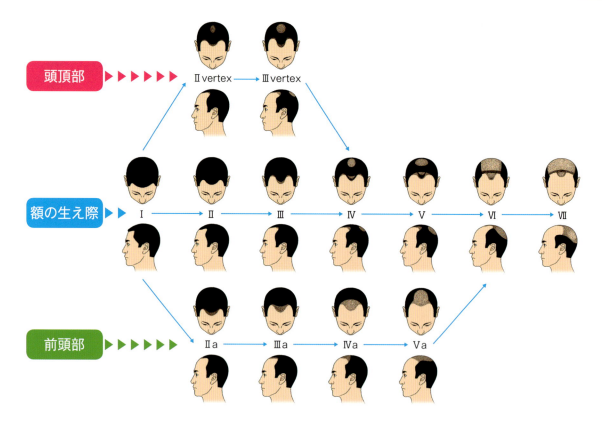

図8　Norwood-Hamilton（N-H）分類

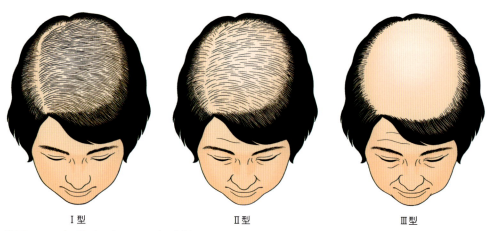

Ⅰ型　　　　　　　　　Ⅱ型　　　　　　　　　Ⅲ型

図9　ルードヴィヒ（Ludwig）分類

3）ルードヴィヒ（Ludwig）分類

Ludwig[14] が女性型脱毛症に対して進行度に応じてⅠ〜Ⅲ型に分類したもの（図9）。

V 脱毛症

1）alopecia または baldness

禿頭，薄毛，脱毛症と訳す。時に hair loss とも呼ばれる。

2）alopecia areata

円形脱毛症を指す。単発，多発あるいは汎発，全身にも起こる脱毛症で，自己免疫疾患と考えられている。

3）5alpha-reductase type Ⅰ

5-α還元酵素1型である。テストステロンをDHTへ変換する酵素で，Ⅰ型は多くの臓器に存在し，主に代謝系路として利用されている。

4）5alpha-reductase type Ⅱ

5-α還元酵素2型である。テストステロンをDHTに変換する酵素で，2型は男性ホルモン標的臓器に存在し，AGAも引き起こす。

5）male pattern hair loss（MPHL）

男性型脱毛症である。5〜7はそれぞれ同じように用いられ，近年は男性ホルモン依存性を明確にする AGA がよく使われている。

6）male pattern baldness（MPB）

男性型脱毛症である。

7）androgenetic alopecia（AGA）

男性型脱毛症である。

8）diffuse pattern alopecia

びまん性脱毛，主に女性において頭頂部を中心に広範囲に広がる脱毛で，まんべんなく毛髪密度が疎な状態を指す。

9）female pattern hair loss（FPHL）

女性型脱毛である。パターンが認識される男性型脱毛症に準じて女性に多く見られる，パターン化した脱毛症を指す。原因は確定していない。

VI ホルモン

1）androgen

男性ホルモン全般を指す。主にテストステロンやデヒドロテストステロン（DHT）を指すことが多いが，副腎性の弱い男性ホルモン〔デヒドロエピアンドロステロン（DHEA），アンドロステンジオンなど〕を含むこともある。他には合成ホルモンがある。

2）antiandrogen

抗男性ホルモンである。男性ホルモンの作用を抑制する意味で，酵素阻害剤が有名。他に男性ホルモン受容体ブロッカーなどがある。

3）androgen receptor blocker

男性ホルモン受容体ブロッカーである。抗男性ホルモン作用の1つで，男性ホルモン受容体が働かないように作用する。

4）dihydrotestosterone（DHT）

デヒドロテストステロンである。男性ホルモン標的臓器において，ホルモン作用を発現する際にテストステロンから5α-還元酵素の働きで生成される強力な男性ホルモンを指す。

5）testosterone

テストステロンである。男性では主に睾丸で生成される代表的な男性ホルモンである。

VII 毛周期（hair cycle：ヘアサイクル）

1）anagen

成長期を指す。毛幹が持続的に成長する期間。頭部の太い毛では2〜7年に及ぶ。

2）catagen

退行期を指す。毛母細胞の分裂が休止して毛根が萎縮し，毛幹の成長が止まる。頭部の太い毛では2〜3週間。

3）telogen

休止期を指す。毛幹の成長が止まり，次の成長期までの期間をいう。頭部の太い毛では3〜4カ月。約10％程度の毛包が休止期である。

4）telogen effluvium

休止期脱毛を指す。休止期にある毛幹が，自然にあるいは外的刺激により抜ける現象である。

5）resting stage

休止期を指す。telogen stage と同意の語である。

引用文献
1) Headington JT: Transverse microscopic anatomy of the human scalp. Arch Dermatol 120: 449-456, 1984
2) Perkins EM Jr, Smith AA, Ford DM: A study of hair groupings in primates. Advances in Biology of skin; Hair Growth, Vol.9, p357, Pergamon Press, Oxford, 1969
3) Pinkus F: Die Druppenstellung der Haare. Jadassohn's Handbuch der Haut-und Geschlechtskrankheiten, p239, Springer Verlag, Berlin, 1927
4) Uebel CO: Micrografts and minigrafts: a new approach to baldness surgery. Ann Plast Surg 27: 476-487, 1991
5) Limmer B: Elliptical donor atereoscopically assisted micrografting as an approach to further refinement in hair transplantation. J Dermatol Surg Oncol 20: 789-793, 1994
6) Rassman WR, Bernstein RM, McClellan R, et al: Follicular unit extraction: minimally invasive surgery for hair transplantation. Dermatol Surg 28: 720-727, 2002
7) Kurata S, Ezaki T, Itami S, et al: Viability of isolated single hair follicles preserved at 4 degrees C. Dermatol Surg 25: 26-29, 1999
8) Jiange Q, Wenzhong L, Guocheng Z, et al: How long can hair follicle units be preserved at 0 and 4 degrees C for delayed transplant? Dermatol Surg 31: 23-26, 2005
9) Krugluger W, Moser K, Moser C, et al: Enhancement of in vitro hair shaft elongation in follicles stored in buffers that prevent follicle cell apoptosis. Dermatol Surg 30: 1-5, 2004
10) Gho CG, Neuman HA: The influence of preservation solution on the viability of grafts in hair transplantation surgery. PLast Reconstr Surg Glob Open 1: e90, 2014
11) Hamilton JB: Male hormone is prerequisite and incitant in common baldness. Am J Anat 71: 451, 1942
12) Hamilton JB: Patterned loss of hair in man. Types and incidence. Ann N Y Acad Sci 53: 708, 1951
13) Norwood TT: Male pattern baldness. Classification and incidence. Sth med J 68: 1359, 1975
14) Ludwig E: Classification of the types of androgenetic alopecia (common baldness) occurring in the female sex. Br J Dermatol 97: 247-254, 1977

7 植毛術の歴史 —奥田庄二先生の業績を中心に—

心斎橋いぬい皮フ科
大阪大学医学部皮膚科学　乾　重樹

■ はじめに

　本書でここまで解説されてきたように，現在では種々の方法や器具を用いた植毛術が行われ，わが国においても優れた技術をもった医師たちによって良好な結果が得られている．しかし，この水準に至るまでには多くの試行錯誤が歴史的になされたことはいうまでもない．その発展の歴史が語られる時，始祖は1959年に punch graft 植毛術を発表した米国の医師 Norman Orentreich 氏[1]であると長く信じられてきた．ところが，驚くべきことにその20年前に日本人医師が同様の punch graft 植毛術を施行し，その臨床的結果と動物実験を中心とした基礎研究を報告していた[2]ことがわかった．その医師は奈良県で眼科医院を開業していた奥田庄二氏であった[3]．彼の業績も Orentreich のものと同様，もしくは，それ以上の価値を与えられるべきである．

　したがって，植毛術は主に米国を中心に発展してきたテクニックと思われがちであったが，実はわが国こそがその発祥地であり，わが国で植毛に携わる医師や毛髪科学研究者はこのことを大いに誇るべきである．

　本稿では奥田の業績と足跡を中心に解説し，読者を鼓舞することができればと思う次第である．

I 記録に残る最古の植毛術

　学術的論文として記載された世界で最古のヒト植毛術は，1822年のドイツの Dieffenbach[4]による実験的な施術である．彼は自分の腕に6カ所の穴を開け，そこに頭皮の毛包を植え込んだのである．2つは乾燥により，また，別の2つは炎症により，脱落し，あとの2つは生着したという．その後，器具の改善により成功率を上げたというが医療機器は未発達な段階であり，テクニックは困難を極め発展しなかった．臨床応用への試みにはほど遠く，残念ながら現代の植毛術の始まりとは評価できるものではなかった．植毛術の潮流の始まりには約100年を待たなければならなかった．

II Orentreich の punch graft 法

　1948年にニューヨーク大学を卒業した Norman Orentreich は1952年，punch graft による植毛術を男性型脱毛症（androgenetic alopecia：以下，AGA）に対して施行し始めた．52例の手術を行い1959年にその成果を論文発表した[2]．Orentreich は，AGA 部に正常な有毛部のグラフトを移植すると，その毛包は発育を続けるが，逆に AGA 部の毛包は有毛部に移植しても退縮していくことを観察し，これを donor dominance という概念として発表した．この考えは，今では毛髪科学の分野では確立した概念としてよく知られている．1970年ころには punch graft 法は多くの国々で行われるようになった．この功績により，彼は「植毛術の父」として知られるようになった．

III 奥田論文の発掘とその構成

　しかしながら，Orentreich の業績に先んじてその20年前，わが国の奥田庄二医師（図1）が punch graft 法による植毛術を行い，詳細な基礎的かつ臨床的検討を加え，1939年，日本皮膚泌尿器科雑誌に発表していた[2]（図2）．1970年にドイツの Friederich がこの奥田論文の存在を見出

図１　奥田庄二先生（1886～1962）
ご令孫奥田隆章先生の提供による。

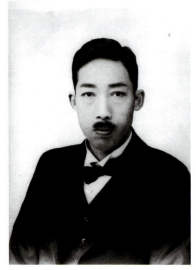

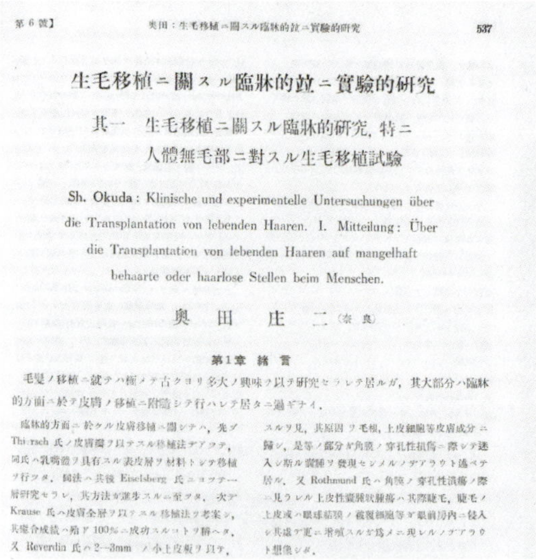

第６號】　奥田：生毛移植ニ關スル臨牀的竝ニ實驗的研究　537

生毛移植ニ關スル臨牀的竝ニ實驗的研究

其一　生毛移植ニ關スル臨牀的研究，特ニ人體無毛部ニ對スル生毛移植試驗

Sh. Okuda: Klinische und experimentelle Untersuchungen über die Transplantation von lebenden Haaren. I. Mitteilung: Über die Transplantation von lebenden Haaren auf mangelhaft behaarte oder haarlose Stellen beim Menschen.

奥　田　庄　二（奈良）

第1章 緒言

毛髮ノ移植ニ就テハ極メテ古クヨリ多大ノ興味ヲ以テ研究セラレテ居ルガ，其大部分ハ臨牀的方面ニ於テ皮膚ノ移植ニ附隨シテ行ハレテ居タニ過ギナイ．

臨牀的方面ニ於ケル皮膚移植ニ關シテハ，先ヅThiersch氏ノ皮膚瓣ヲ以テスル移植法デアツテ，同氏ハ乳嘴體ヲ具有スル表皮層ヲ材料トシテ移植ヲ行ツタ．同法ハ其後Eiselsberg氏ニヨツテ一層研究セラレ，其方法ガ進歩スルニ至ツタ．次デKrause氏ハ皮膚全層ヲ以テスル移植法ヲ考案シ，其癒合成績ハ殆ド100%ニ成功スルコトヲ得ヘタ．又Reverdin氏ハ2–3mmノ小上皮瓣ヲ以テ，

スルヲ見，其原因ヲ毛根，上皮細胞等皮膚成分ニ歸シ，是等ノ部分ガ角膜ノ穿孔性損傷ニ際シテ迷入シ斯ル囊腫ヲ發現セシメルノデアラウト述ベテ居ル．又Rothmund氏ハ角膜ノ穿孔性潰瘍ノ際ニ見ラレル上皮性囊腫狀腫瘍ハ其際睫毛，睫毛ノ上皮或ハ眼球結膜ノ被覆細胞等ガ眼前房内ニ侵入シ其處デ更ニ増殖スルガ爲メニ現レルノデアラウト想像シタ．

図２　1939年日本皮膚泌尿器科雑誌に発表された植毛についての奥田論文

し，punch graft法を“Okuda/Orentreich technique”と表現した[5]。

奥田論文は現代的に表現し直すと「生毛植毛に関する臨床的並びに実験的研究」というタイトルで，51ページにわたって掲載された。論文は5部に分割されており，そのサブタイトルは，其の一：生毛植毛に関する臨床的研究，特に人体無毛部に対する生毛植毛試験，其の二：生毛植毛に関する実験的研究，特に人体試験における組織学的所見，其の三：生毛植毛に関する実験的研究，特に動物実験成績，其の四：生毛植毛に関する実験的研究，特に動物実験における組織学的所見，其の五：生毛植毛に関する実験的研究，特に神経線維の変化，である。

「毛髪ノ移植ニ就テハ極メテ古クヨリ多大ノ興味ヲ以テ研究セラレテ居ルガ，其大部分ハ臨床的方面ニ於テ皮膚ノ移植ニ付随シテ行ハレテ居タニ過ギナイ」（其の一の緒言）のように古文調で書かれているので，以下現代語訳を交えながら，その概要を紹介する。

1．其の一：人体無毛部に対する生毛植毛試験

主要部分の現代語訳を示す。

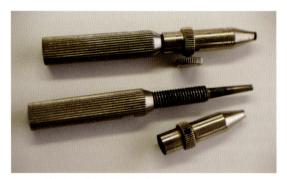

図３　奥田が使用していたトレパン
今川賢一郎先生の提供による。

「著者は約10年前より特殊な方法を案出，生毛の移植試験を行った。頭部瘢痕性脱毛症，外陰部無毛症などの200例の患者に対し施術し，かなり満足できる結果を得た。移植試験において皮膚移植片を採取するに際して特別に製造した特殊な円鋸（トレパン）を用いた。」

奥田が実際に用いていた器具を示す（図３）。以上の記述から奥田の方法がpunch graft法そのものであることがわかる。

移植材料については，以下のように述べている。「移植実験に用いる生毛は頭髪，眉毛，腋毛および陰毛のいずれも使用したが，操作上最も都合がよく，成績が良好なのは頭髪であった。そこ

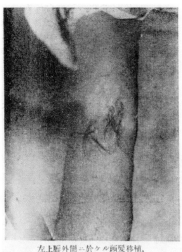

図4　上腕外側に移植された頭髪，術後6カ月
(奥田庄二：生毛移植に関する臨床的並びに実験的研究．日皮泌誌 46：537-587, 1939より引用)

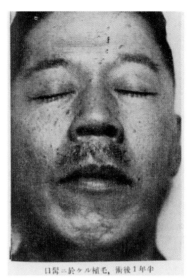

図5　髭への植毛，術後1年半
(奥田庄二：生毛移植に関する臨床的並びに実験的研究．日皮泌誌 46：537-587, 1939より引用)

で，後にはほとんどこれのみを用いた．（中略）採取した皮膚片は，使用したトレパンの径にだいたい一致した円柱となる．1個の皮膚柱の表面における毛髪数は個体によって多少の差はあるが，1mm径の場合，2〜3本含まれていた．しかし，毛乳頭を有し，毛根鞘，毛根，毛が完全に残存している毛嚢に限ると，その本数はこれより少ない．時にはまったく含まれていないこともある．ゆえに多数の完全な毛嚢を得ようとするならば，口径の大きなトレパンを使用しなければならない．しかし実際は，皮膚柱を小さくし，含まれる毛嚢を多くすることが美容上有利で，好結果を得るためには，通常2.5〜4mm口径のトレパンを用いるのが最もよいと思う．」

また，施術について以下のように述べている．

「被髪部の毛髪を短く切り，70％エタノールで消毒，局所麻酔下にトレパンを用いて皮膚を引き抜く．その際，トレパンは真皮全層を貫き，皮下脂肪組織まで達するように挿入する．次いでこれを引き抜き，皮膚小柱をピンセットでつかみ，脂肪組織より引き抜く．あとの皮膚欠損部は出血しなければ，多くは縫合せずにそのまま放置していても瘢痕を残さず治癒する（トレパンの口径が4〜5mmの場合は瘢痕を残すので縫合する）．また，移植部についても前記と同様に消毒し，皮膚移植片の採取に用いたものより少し口径の狭いトレパンを用いて皮下組織に達する皮膚柱を作り，これを引き抜き，皮膚欠損部を作っておく．移植しようと思う毛嚢の数だけ皮膚の孔を作っておく．

次に，この孔の中にすでに切除した皮膚柱をピンセットで挿入する．その際，移植材料の皮膚面と移植部の皮膚面を同一面に置くようにすることが必要である．あるいは，移植部によっては移植片の面を周囲より多少凹ませておく方が美容上良好であることもある．以上の操作を反復して局所に数十から数百の皮膚柱を移植し，その上から0.1％ピオクタニン軟膏を貼用して経過を観察する．その後一定期間の後，その周囲に第2回の移植，3回，4回と繰り返す．これによって所要数量の毛髪移植ができる．」

さらに施術時の注意点を以下のように記載している．

「なお，注意すべきは移植片を得るために用いるトレパンと，移植部に皮膚欠損孔を作るために用いるトレパンの直径の関係である．一般に大き

さの同じトレパンを用いても差し支えないが，著者の経験によれば，前者は後者より大きい方が良い結果が得られると思う。例えば移植片を3.5mmのトレパンで切除し，これを挿入する皮膚孔を作成するトレパンの直径は2.5〜3mmとする。一般に多くの場合は移植皮膚柱の周囲に途中で損傷された毛根が付いていることもある。また，不要な結合組織が付着していることもある。これらは移植しても異物となり，かえって害を及ぼすことが考えられるので，これら不要部分を切除することが必要である。そのため，最初に採取した皮膚柱は移植時にはいくぶんか小さくなる。また，皮膚柱自体が少し縮小するので，最初に少し大きく採取しても皮膚孔にはかなり容易に挿入できる。さらには移植孔周囲の皮膚が収縮することもこれに影響している。」

この後，移植試験成績についての記載が連なる。

「まず予備実験として，健常者5人（男1人，女4人）の頭髪を上腕外側へ自家移植し，良好な結果を得た（図4）。つまり，移植毛髪はいずれも移植部でよく発育し，後にはずいぶん長く成長するに至った。よって，さらに被髪頭部瘢痕性脱毛症，外陰部無毛症などの患者に生毛移植を行った。

そのうち長く経過を観察したのは，眉毛移植2例（慢性に経過した円形脱毛症による脱毛，ハンセン病による脱毛症），種々の原因による瘢痕性脱毛症7例，髭移植例（髭が非常に薄かった者），女子陰部無毛症例20例の合計30例であった。いずれも非常に優秀な成績をあげた（図5）。術後2〜300日目に至るまで詳細な臨床的観察を行った。その結果，移植後20〜30日で一時毛髪が脱落するが，70日後ころより発毛が始まり，日とともに発育成長し，3〜6カ月後になると正常な状態となる。」

さらに他家移植も行っているが，これは生着しなかったと述べている。

「次に他家移植試験も行い，その際特に血族結婚，血液型に注意して移植を行ったが，そのうちにも初期には移植に成功したかに思われる症例もあったが，移植後約30日を経たものでは毛髪がすべて脱落した。」

2. 其の二〜五の概要

また植毛部の組織学的検討では，術後数日は多核白血球の浸潤と血管増生が現れ，10〜14日後には炎症はやや減じるが今度はリンパ球が浸潤してくること，さらに60日後には採取毛包から線維芽細胞が増殖していき周囲の組織へ伸びていくことを記載している。創傷治癒における真皮幹細胞についての現在の研究動向を思うと，奥田のこの観察力には感嘆する。他家移植の場合，炎症はもっと甚だしく，組織壊死に陥っていた。

奥田はさらにウサギなど動物にも実験的植毛を行っている。結果はヒトの場合と酷似していたが，相違したのは移植した毛がいったん脱落するのがヒトよりも早く10〜14日後であり，再び発毛があるのが40〜60日後であったことである。また，動物の毛の色を観察することで，移植した組織の毛はもとにあった部位の毛色を保つことを述べており，後にOrentreichの提唱したdonor dominanceに気づいていたことが窺われる。さらには植毛の30日後に神経再生が起こっていることも観察しており，これは約70年後Satoら[6]によって確認されることとなる。奥田論文が日本語で発表されていたことと，発表後第2次世界大戦が起きたことにより，欧米において長く知られることがなかったのであろう。このことは奥田にとってもわが国にとっても不運であったといわざるを得ない。

IV 奥田の足跡

さて，1970年に奥田論文が見出されたものの，奥田の足跡については不明とされていた。わが国では今川賢一郎医師が奥田論文に興味をもち，その英訳を行っていた（http://www.ishrs.org/content/okuda-papers-0）。論文記載によると，奥田の所属は「奈良」とされていたものの，謝辞などから大阪帝国大学で研究していたことが推測された。そこで著者に今川氏より連絡があり，古

い同門会名簿などを探索した。しかし残念ながら，その名を見つけることができなかった。そこで昭和初期に発行された医籍名簿を検索したところ，奈良県天理市の眼科開業医に奥田庄二医師の名を発見した（図6）。同じ地に奥田眼科（奥田隆章院長）という診療所があり（図7），連絡を取ったところ，快く奥田（庄二）の経歴をお教えいただくことができた[5]。

奥田は1886年12月，奈良県天理市森本町に村井国蔵の次男として生まれ，後に楢町の奥田家に入った。早くから医術を志し，医学書により独学で医学を学んだ。その後，数年間三井慈善病院，順天堂医院において実地修練を行い，試験合格後1912年，楢町の自宅で一般診療を開業した。奥田隆章院長はご令孫に当たられるが，「祖父が植毛術をしていたことは知っていましたが，そんなに有名だったのですか？」と驚かれていたのは印象的であった。また，診療所兼自宅敷地内には動

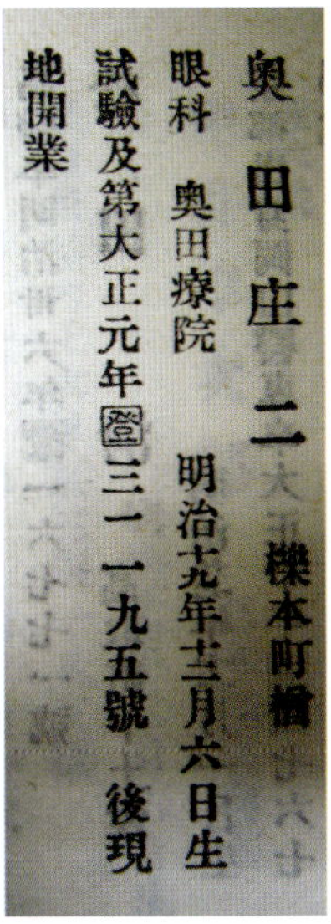
奥田庄二　櫟本町楢
眼科　奥田療院　明治十九年十二月六日生
試験及第大正元年㊮三一一九五號　後現
地開業

図６　医籍名簿にある奥田庄二医師の記載

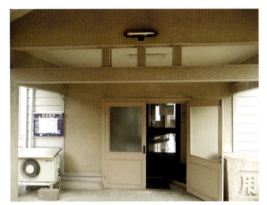

図７　奥田眼科（奥田隆章院長）外観

図８　奥田眼科の院内案内図
奥田が植毛術を行っていたと思われる手術室や動物飼育室と研究室の写真も掲載されている。

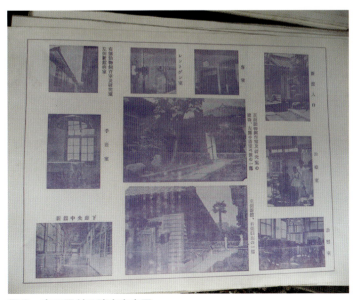

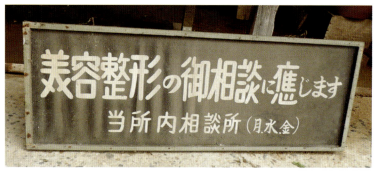

図9 奥田眼科における美容整形相談の看板
奥田は美容整形的な診療も行っていたことが推測される。

物実験施設が建設されていたとのことで，論文の基礎的実験の多くはこの施設で行われたものと思われる（図8）。奥田の専門は，驚いたことに眼科であったが，眼科分野でも睫毛乱生に口唇粘膜移植を行う奥田法を考案し，非常にオリジナリティとアクティビティにあふれた人物像が推測される。さらに眼科医ではあったが，美容整形の相談にも答えていたという（図9）。

2015年のInternational Society of Hair Restoration Surgery (ISHRS) 23rd Annual Scientific Meetingにおいて，奥田（庄二）に対して2015 Manfred Lucas Lifetime Achievement Awardが贈られた。授賞式には同じくご令孫である奥田隆彦先生（近畿大学奈良病院麻酔科教授）が出席された。論文発表[3]から実に76年の月日が過ぎていた。

V 田村の単一毛移植

奥田によるものと同様，長く欧米で知られなかった植毛に関するわが国の業績に，田村一[7]による単一毛移植がある。この業績も1943年に発表され，戦時中であったため，海外に情報が広まらなかったのであろう。ハサミを使って単一毛組織を作成し，移植部には1mm punchや注射針で穴を開けるという方法で，現在行われているmini graftの先駆けといえる。その学会発表抄録（概略）の現代語訳を以下に示す。

「昭和12年以降，陰部無毛症および稀毛症130例，頭部瘢痕性禿髪症4例，眉部瘢痕性脱毛症1例，腋部無毛症1例，計136例に植毛術を試み，単一生毛の移植も可能となり，その成績も満足できるレベルとなった。その術式は頭部から紡錘状に皮膚片を切除し，創面はすぐに縫合する。毛髪は皮膚面から3〜4cmで切るに留める。剃らない方が後の処理が便利である。皮膚片は生理的食塩水で血液などを洗浄し，皮下脂肪を切除して，毛幹の方向にハサミを使って移植する細かい皮膚片に分離する。単一毛移植の場合は1本1本の毛髪に周囲の組織をつけて細分する。これらの有毛細片は生理的食塩水に浸けておく。一方，移植する部分は消毒，麻酔を行った後に1.0〜2.0mm口径のトレパンもしくは太い注射針で円孔を作る。その1つ1つに有毛細片を挿入する。その上に滅菌オリーブ油を浸したガーゼを置いて包帯を巻く。その後は毎日消毒し，オリーブ油を浸したガーゼを交換する。これは1週間〜10日間で十分である。

このように移植した毛は2〜3週で一度脱落するが，その後同所から再生してくる。移植片はできるだけ小さい方がよい。なぜなら大きいと1カ所から刷毛状に発毛して大変不自然である。したがって，最も良好なのは全部単一毛の移植を行うことで，この方法によるとほとんど自然発毛と区別がつかない。ただ，この方法は操作が非常に煩雑であるから，普通は1.0mmトレパンと単一毛移植を併用する。」

VI その後の植毛術

奥田・田村・Orentreich後の展開は読者がよ

く知るところであろう。種々の試みと発展により，現在の種々の植毛術が実用化されるに至った。しかし，その基礎となった punch graft 法にはわれわれ日本人の技術が大いに寄与していたことを銘記しておくことは意義深いことである。

引用文献
1) Orentreich N: Autografts in alopecia and other selected dermatological conditions. Ann N Y Acad Sci 83: 463, 1959
2) 奥田庄二：生毛移植に関する臨床的並びに実験的研究．日皮泌誌 46：537-587, 1939
3) Inui S, Itami S: Dr Shoji Okuda (1886-1962): the great pioneer of punch graft hair transplantation. J Dermatol 36: 561-562, 2009
4) Dieffenbach JF: Nonnulla de regeneratione et transplantatione. Dissertation Inauguralis, p56, Herbipoli, Typis Richterianis, 1822
5) Friederich HC: Indikation und Technik der operativ-plastischen Behandlung des Haarverlustes. Hautarzt 21: 197-202, 1970
6) Sato A, Toyoshima KE, Toki H, et al: Single follicular unit transplantation reconstructs arrector pili muscle and nerve connections and restores functional hair follicle piloerection. J Dermatol 39: 682-687, 2012
7) 田村一：植毛術について．皮性誌 53：76, 1943

索引

和文

い
移植可能な最大密度・37
移植株の採取率・78
移植部位デザイン・43
移植部面積・6
移植毛の採取率・78
インフォームドコンセント・28
陰毛・89

う
薄毛・155

え
円形脱毛症・128, 169, 178

お
奥田庄二・207

か
外傷性脱毛（症）・16
回転皮弁・101
合併症・58
かつら・128
株の保存・42
株分け・41
カモフラージュ・128
幹細胞・155
幹細胞ニッチ・49
感染・60
間葉系幹細胞・158
間葉性幹細胞・143

き
器官系・49
器官原基・47
器官原基法・146
器官発生・47
休止期脱毛・61
均一なサイズの株分け・41

く
グラフト数（移植株）の計算・37
グラフト数の算出方法・37
グラフトの移植（placing）・45
グラフトの配置・43

グラフトの保存・75
グリッドの作成・43
クロスビームレーザー・58

け
毛穴（ラインスリット）の作成・44
結合組織鞘・156
血腫・60
毛の性質・43
ケラチノサイト・156
健康な女性やトランスジェンダーに対する植毛・36
原発性瘢痕性脱毛症・183

こ
口唇粘膜移植・212
酵素阻害剤・202
効力感・130

さ
採取株の細小化・78
採取の範囲・38
採取の方法・38
採取部位のシースルー・78
採取部位の密度計算・38
採取部位の密度の低下・78
採取部デザイン・38
採取部デザイン面積決定・38
採取率・78
再生医療・155

し
支持縫合・57
自尊感・130
実際の FUE 手技・72
自発的パターン形成・47
ジヒドロテストステロン・123
自毛植毛・199
術前診断・32
守秘義務・30
上皮−間葉間相互作用・157
上皮性幹細胞・143
睫毛・96
植毛術の 4 つのプロセス・32
女性型脱毛症・50, 121

女性における男性型脱毛症・197
ショックロス・61
神経堤細胞・158
真皮性毛根鞘細胞・137

す
ストレッチ運動・58
角額・200
スリット・57

せ
成体幹細胞・49
積極的適応性・130
鑷子によるグラフトの把持・44
鑷子による引き抜き・75
切断率・78
前駆細胞・156
前駆体・158
先天性毛髪疾患・186
前頭部男性型脱毛症・10

そ
臓器移植・47
壮年性脱毛症・169
訴訟・30
そのほかの脱毛症に対する植毛・36

た
体毛移植・79
田村一・212
多量植毛・53
単一毛の作成・66
男性型脱毛症・50, 54, 114, 121, 128, 159, 181, 192
男性ホルモンレセプター遺伝子・194

ち
知覚鈍麻・60

て
ティッシュ・エキスパンダー・104
デザイン・67
テスト植毛・16
デュタステリド・117, 123

と
頭蓋の特徴・162
頭皮・163

頭皮の血液供給・163
頭皮の神経分布・164
特殊な植毛術・89
特発性慢性休止期脱毛・197
ドナーエリアの決定・72

な
長井式2段階切開法・39
長井式2段階縫合法・41

に
二次的瘢痕性脱毛症・81

は
ハイポサーマソル®・75
生え際の薄毛・6
ハミルトン・203
バルジ・155
バルジ領域・48, 173
瘢痕性脱毛症・16, 208
瘢痕性脱毛症に対する植毛・36
瘢痕への植毛・81

ひ
ヒアルロニダーゼ・58
皮下脂肪層・49
皮下脂肪組織・50
ひげ・94
肥厚性瘢痕・60
皮膚器官系・47
皮膚柱・210
皮弁法・99
びまん性脱毛症・184
眉毛・92

ふ
フィナステリド・115, 123
複合移植・53
福祉用具社会心理評価スケール・130
プランニング・32
分化・157
分化誘導・157

へ
ヘアーラインのグラフト密度・37
ヘアーライン・200

ほ
放射線性脱毛症・16

ま
麻酔とtumescence・73

み
ミノキシジル・121

む
無毛症・208

め
メラノサイト・156

も
毛芽・176
毛幹の性質の違い・74
毛器官・168
毛球部毛根鞘細胞・139
毛根鞘細胞・138
毛周期・49, 136, 167, 168, 205
毛乳頭・47, 155
毛乳頭細胞・137
毛髪・164
毛髪断面・165
毛髪の色・167
毛包・47, 155
毛包幹細胞・170
毛包間葉系細胞・136
毛包再生・155
毛包周辺組織・47
毛包単位・52, 199
毛包単位移植・201
毛包単位植毛術・47
毛包単位の選定・73
毛包の構造・136
毛包誘導能・139
毛包由来幹細胞・175
毛母細胞・47, 155, 157
モータライズドFUE・76

ゆ
誘導・157
遊離皮弁・103

ら
ラーニングカーブ・78

ラムダ切開・106

り
立体構造・159
臨床応用・141

る
ルードヴィヒ・203

ろ
ロボット植毛・71
ロボット植毛機・203

英文

A
AGA・54, 114, 192
AGAにおける毛周期・193
AGAに対する植毛・32
AGAのトリコスコピー所見・196
AGA発症頻度・193
androgen・205
androgenetic alopecia・54, 114
antiandrogen・205
ARTAS®・77

B
bilobed flap・103

C
Choi式植毛器・63, 202
Choi式植毛術・63

D
DHT・205
DHT阻害薬・114
donor dominance・207
dutasteride・117

F
FAGAに対する植毛・35
finasteride・115
follicular unit・52
follicular unit extraction・53
follicular unit graft・52
follicular unit transplantation・47, 52
FUE・53, 71, 201

FUEの問題点・78
FUE補助ロボット・77
FUT・47, 52, 201

H
HypoThermosol®・58

I
iPS細胞・155

L
Liposomal ATP®・58

M
Mantis顕微鏡・57
Mayerの頭皮伸展度・58
modified-Norwood分類・195

N
Norman Orentreich・207
Norwood-Hamilton分類・54

O
open technique・56

P
pre-made法・57
punch graft・207

Q
quality of life・128

R
re-framing・67

S
scalp micropigmentation・61
scalp reduction・97
single & bundle hair graft・64
single & bundle hair transplantation・63

stick-and-place法・57
strip harvesting・39
strip surgery・53

T
testosterone・205

V
vertex・200
vertexに対する植毛・35

W
William's Medium E®・58

数字

5-α還元酵素・117
5α-リダクターゼ・192

編者紹介

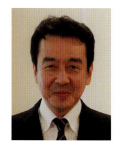

武田　啓（たけだ　あきら）　北里大学医学部形成外科・美容外科学

■略歴
1978年　東京都立国立高等学校卒業
1985年　産業医科大学医学部卒業，北里大学病院研修医
1991年　北里大学医学部　救命救急医学助手
1995年　北里大学医学部　形成外科学講師
2000年　Brigham and Women's Hospital 留学
2002年　横浜市立港湾病院　形成外科医長
2005年　横須賀共済病院　形成外科部長
2009年　北里大学医学部　形成外科学准教授
2014年　北里大学医学部　形成外科・美容外科学主任教授

■称号・資格
日本形成外科学会専門医
日本美容外科学会（JSAPS）専門医
日本創傷外科学会専門医
皮膚腫瘍外科分野指導医
小児形成外科分野指導医
日本がん治療認定機構がん治療認定医
日本再生医療学会再生医療認定医

毛髪
―ガイドライン 2017 を踏まえた治療 update―

2018 年 4 月 11 日　第 1 版　第 1 刷 発行

定価（本体 12,000 円＋税）

編著者　武田　啓
発行者　今井　良
発行所　克誠堂出版株式会社
　　　　〒113-0033　東京都文京区本郷 3-23-5-202
　　　　電話　(03) 3811-0995　振替　00180-0-196804
　　　　URL　http://www.kokuseido.co.jp/
印刷・製本：株式会社シナノパブリッシングプレス

ISBN 978-4-7719-0502-3　C3047　￥12000E
Printed in Japan ©Akira Takeda, 2018

● 本書の複製権・翻訳権・上映権・譲渡権・公衆送信権（送信可能化権を含む）は克誠堂出版株式会社が保有します。
● 本書を無断で複製する行為（複写，スキャン，デジタルデータ化など）は，「私的使用のための複製」など著作権法上の限られた例外を除き禁じられています。大学，病院，診療所，企業などにおいて，業務上使用する目的（診療，研究活動を含む）で上記の行為を行うことは，その使用範囲が内部的であっても，私的使用には該当せず，違法です。また私的使用に該当する場合であっても，代行業者等の第三者に依頼して上記の行為を行うことは違法となります。
● JCOPY〈(社)出版者著作権管理機構　委託出版物〉
本書の無断複写は著作権法上での例外を除き禁じられています。複写される場合は，そのつど事前に（社）出版者著作権管理機構（電話 03-3513-6969, Fax 03-3513-6979, e-mail：info@jcopy.or.jp）の許諾を得てください。